Pembedahan Skoliosis Lengkap

Buku Panduan untuk Para Pasien

Melihat Secara Mendalam dan Tidak Memihak Apa
yang Diharapkan Sebelum dan Selama
Pembedahan Skoliosis

Oleh Dr. Kevin Lau D.C.
Kata Pengantar oleh Dr. Siddhat Kapoor M.D.

KESEHATAN DI
TANGAN ANDA

ΛCΛ Asosiasi Kiropraktek Amerika

Kevin Lau, D.C.

April 17, 2012
Date

Keith S. Overland, DC
President

ACA's PURPOSE
To provide leadership in health care and a positive vision for the chiropractic profession and its natural approach to health and wellness

ACA's MISSION
To preserve, protect, improve and promote the chiropractic profession and the services of Doctors of Chiropractic for the benefit of patients they serve

ACA's VISION
To transform health care from a focus on disease to a focus on wellness

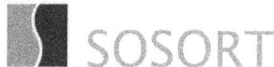

SOSORT

MASYARAKAT INTERNASIONAL UNTUK ORTOPEDIK DAN TERAPI REHABILITASI SKOLIOSIS

Sebagai pengakuan atas sumbangsihnya
dalam perawatan dan terapi konservatif skoliosis,

Kevin LAU, DC,
Singapura

Dengan ini menyatakan
Anggota Asosiasi SOSORT tahun 2012

Stefano Negrini, MD,
Presiden, Itali

Patrick Knott, PhD, PA-C,
Sekretaris Jenderal

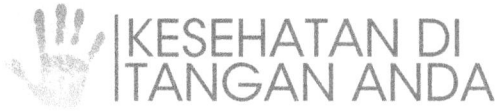

Buku Panduan untuk Para Pasien

Pembedahan Skoliosis Lengkap

Tentang Penulis

Lulusan dari Universitas RMIT di Melbourne, Australia, dan Clayton College Alabama, Amerika Serikat, Dr. Kevin Lau D.C. menggabungkan sebuah pendidikan universitas-nya dengan penerapan seumur hidup akan suatu metode penyembuhan yang alami dan preventif. Pendekatan holistiknya yang sangat sukses dalam penyembuhan skoliosis berupaya untuk membebaskan seluruh pikiran, tubuh serta jiwa Anda dari semua penyakit yang tersisa.

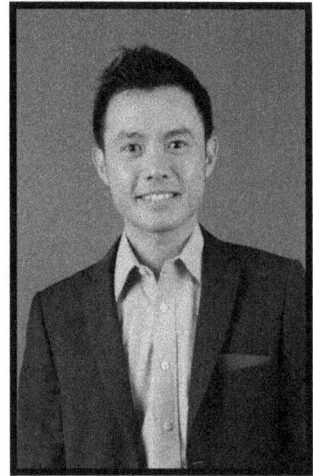

Lihatlah sederetan dari buku, jurnal, peralatan dan perangkat yang sangat menakjubkan hasil karyanya yang akan membantu Anda menuju perbaikan skoliosis. Dr. Kevin Lau akan memperkenalkan Anda dengan buku-buku dan volume yang kaya akan informasi tentang skoliosis yang belum pernah ada sebelumnya, disajikan dengan cara yang sangat mudah untuk dibaca. Temukan beberapa bentuk penyembuhan alami yang terbaik di buku best seller Amazon yang bertajuk "Program Pencegahan dan Penyembuhan Skoliosis untuk Anda". Yang berperan sebagai pengantar yang sempurna untuk buku berikut ini, "Jurnal Perawatan Skoliosis Natural Anda" yang merupakan pendamping yang Anda perlukan menuju penyembuhan skoliosis. Untuk memandu jalan Anda melalui dunia para orang tua, Dr. Lau juga akan memperkenalkan Anda dengan sebuah buku yang bertajuk "Panduan Esensial untuk Skoliosis dan Kesehatan Kehamilan", sebuah kompilasi perintis dan inovatif dari pengetahuan praktis tentang bagaimana menangani konsepsi dan kehamilan dalam keadaan memiliki skoliosis.

Menjadi seorang yang kontemporer, Dr. Kevin Lau juga menggabungkan teknologi dan praktek kesehatan dengan sempurna. DVD Latihan

Skoliosis merupakan kompilasi latihan perbaikan yang paling komprehensif yang akan pernah Anda dapatkan. Juga cobalah ScolioTrack yang inovatif, iTune peringkat atas untuk Aplikasi Medis dan Skoliometer, aplikasi yang dapat membantu Anda melacak deformitas Anda dan memonitor perkembangan Anda.

Setelah memberikan konseling dengan ratusan pasien yang didiagnosis dengan skoliosis dan sejumlah penyakit lainnya, Dr. Lau berhasil menemukan penelitian inovatif yang tidak bisa dipungkiri, di luar dugaan, memiliki manfaat yang jelas dari penyembuhan skoliosis non-bedah.

Orang yang percaya dengan teguh pada ideologi bahwa kesehatan dan penyakit berada di dalam kendali kita sendiri, landasan utama Dr. Lau adalah berasal dari pengalaman hidupnya sendiri. Pasiennya berasal dari berbagai kalangan dan berkisar mulai dari usia anak-anak sampai berusia sembilan puluh tahunan. Dr. Lau berhasil mendapatkan penghargaan *"Best Healthcare Provider Award"* dari sebuah publikasi koran besar di Singapura, *Straits Time Newspaper*.

Sepanjang karirnya dan juga berdasarkan pengalamannya, Dr. Lau telah memperoleh keahlian khusus dalam merawat pasien skoliosis, diabetes, depresi, osteoarthritis, tekanan darah tinggi/hipertensi, penyakit jantung, leher kronis dan nyeri pinggang, dan kelelahan kronis, serta beberapa "penyakit baru" lainnya.

Dr. Lau menyadari bahwa pengobatan terbaik di dunia ini adalah langsung berasal dari alam dan tidak dapat diproduksi dan dipasarkan secara massal dari laboratorium.

Pernyataan Misi Dr. Kevin Lau

Penyembuhan skoliosis yang benar adalah terletak pada pemberantasan dari akar penyebabnya. Saya, dengan ini memperkuat komitmen saya dalam penelitian untuk mengungkap faktor-faktor yang menyebabkan skoliosis. Penelitian yang sekarang hanya terbatas pada analisis bracing dan teknik bedah yang hanya dapat menyembuhkan gejala dan dampak dari gangguannya. Penelitian tersebut untuk mengidentifikasi dan mengobati penyebab utama dari skoliosis yang masih menawarkan kesempatan yang luas.

Menjelang akhir ini, saya berjanji untuk mendedikasikan sebagian dari hasil buku saya untuk penelitian yang difokuskan pada pemahaman akar penyebab dari skoliosis, yang akan membantu kita semua untuk melindungi generasi masa depan kita dari kelainan tulang belakang yang meluas ini.

Kata Pengantar

Umat manusia berada dalam kebingungan dan ketakutan terbesarnya saat ini. Memperebutkan zenith tidak pernah se-intens seperti yang sekarang ini. Dengan mekanisme yang seperti Tuhan telah berikan, pengobatan dan ilmu pengetahuan modern terus berusaha menemukan jalannya melalui dunia penelitian, penemuan dan penciptaan yang luar biasa. Untuk menjadi bagian yang sesuai dari skenario ini, memberikan kontribusi secara efektif dan mendapatkan keuntungan seperti yang diinginkan, sangatlah penting bagi pikiran dan tubuh kita untuk berada dalam bentuk yang sempurna. Penyakit dan kelemahan merupakan bagian yang tidak terpisahkan dari gaya hidup kita, terutama karena konstituen yang tidak sehat dan tidak sengaja, serta dampak dari kehidupan modern saat ini.

Ketika ini berkaitan dengan dampak bahaya dari pekerjaan dan gaya hidup kita, tubuh kita, mekanisme fisik dan biologis yang diciptakan oleh Tuhan mungkin akan mendapatkan dampak yang maksimum.

Dan bentuk perngorbanan yang buruk ada pada komponen yang benar-benar memegang tegak tubuh kita. Penelitian terbaru menunjukkan bahwa permasalahan punggung termasuk skoliosis menjadi alasan yang paling sering dilaporkan atas penyakit yang fatal di Amerika Serikat.

"Pembedahan Skoliosis Lengkap Buku Panduan untuk Para Pasien" merupakan upaya dalam memahami mekanisme tulang belakang manusia dengan jelas. Ini merupakan jumlah yang komprehensif tentang skoliosis, salah satu kelainan yang paling umum dari tulang belakang. Distorsi dan gangguan yang disebabkan oleh kelainan tersebut sudah tidak relevan lagi untuk dibahas bersama dengan dimensi yang terkait lainnya. Penulis telah meletakkan semua aspek penting dari kelainan tersebut dengan metode yang bertahap bagi pembaca untuk memahami dan menghubungkan dengan kehidupan mereka sendiri. Mulai dari mengapa kurva terjadi, hingga menilai tingkat keparahannya, menganalisis cara-cara pengobatan dan akhirnya pada pembedahan korektif tulang belakang yang spesifik, publikasi ini mencakup semuanya.

Dr. Siddhant Kapoor, M.B.B.S, D.N.B.
Dokter Bedah Ortopedi

Dr. Kevin Lau
302 Orchard Road #06-03,
Tong Building (Rolex Centre),
Singapore 238862.

Untuk informasi lebih lanjut tentang DVD Latihan Pendampingan,
Audiobook dan Aplikasi ScolioTrack untuk iPhone, Android atau iPad, silahkan mengunjungi:

www.HIYH.info
www.ScolioTrack.com

Dicetak di Indonesia Serikat

ISBN: 978-981-09-5110-8

Penolakan

Informasi yang terkandung dalam buku ini adalah untuk tujuan pendidikan saja. Hal ini tidak dimaksudkan untuk digunakan untuk mendiagnosa atau mengobati penyakit, dan bukan merupakan pengganti atau resep untuk saran medis yang tepat, intervensi, atau pengobatan. Konsekuensi yang dihasilkan dari penerapan informasi ini akan menjadi tanggung jawab pembaca. Baik penulis maupun penerbit tidak akan bertanggung jawab atas segala kerusakan yang disebabkan, atau diduga disebabkan, dengan penerapan informasi dalam buku ini. Individu dengan kondisi kesehatan yang diketahui atau diduga sangat dianjurkan untuk mendapatkan nasihat dari seorang profesional kesehatan berlisensi sebelum menerapkan salah satu protokol dalam buku ini.

Kata Sambutan

Pujian untuk semua orang yang saya cintai, teman-teman saya dan semua pasien saya yang luar biasa, yang selalu mendukung dan memiliki keyakinan yang gigih dalam pekerjaan saya, saran dan nasihat.

Pembedahan Skoliosis Lengkap Buku Panduan untuk Para Pasien didedikasikan untuk semua rekan saya yang telah membantu saya mengembangkan teori unik saya tentang cara kerja tulang belakang manusia, kelainan dan juga penyembuhannya.

Ucapan Terima kasih dan Penghargaan

Nemanja Stankovic *(Graphic Designer, Inggris)* - *Yang memberikan usaha terbaiknya untuk mendesain sampul depan dan belakang buku yang sangat profesional dan kreatif, memberikan definisi baru tersendiri.*

Adriana Nicoleta Zamfir *(Graphic Designer, Rumania)* - *Untuk memberikan buku layout yang sangat ramah pembaca, sehingga menarik serta bermanfaat bagi para pembaca dan memberikan campuran artistik yang sempurna untuk seluruh publikasi*

Jasmin Pannu *(Magister Jurnalistik, India)* - *Untuk membantu saya membedah dan menemukan penelitian terbaru dan dirancang dengan baik. Bakatnya sebagai penempa kata membantu saya menyampaikan konsep-konsep sulit menjadi persoalan yang mudah untuk dipahami.*

Jennifer Carter *(Editor, Fisioterapis, USA)* - *Untuk ketelitian dan usaha tak kenal lelahnya untuk memberikan sumber informasi berkualitas tinggi, dan otentik bagi pembaca dan perhatian kukuhnya terhadap detail-detail.*

Dr. James Carter *(Editor, Dokter, USA)* - *Untuk membantu saya mengedit dan memberikan informasi yang paling berharga yang paling ingin diketahui oleh para pasien.*

Dr. Siddhant Kapoor *(Editor, Ortopedi Dokter, Singapura)* - *Untuk memeriksa fakta informasi yang terkandung dalam buku ini dan memberikan pengetahuannya yang tak ternilai pada pembedahan.*

Jee Choi *(Model, Korea)* - *Untuk dengan jelas mendemonstrasikan latihan-latihan yang terkandung dalam buku ini.*

Jericho Soh Chee Loon *(Fotografer, Singapura)* - *Untuk semua foto yang diambil secara profesional.*

Ritwij Sasmal *(Illustrator, India)* - *Untuk semua keahlian kreatifnya dalam menyampaikan materi pelajaran dan konsep melalui gambar deskriptif yang didesain dengan baik.*

Daftar Isi

Daftar Isi

BAGIAN PERTAMA

Tinjauan Umum tentang Penyakit

BAB 1

Apakah Skoliosis itu

Sekarang Anda sudah berada di sini dan telah memahami dasar tujuan dari buku ini, dan saatnya untuk menggandeng tangan Anda untuk menunjukkan semua tentang buku ini. Dalam bab ini, kami akan memberitahu Anda semua tentang tentang isi buku, struktur dasarnya dan yang paling penting, berbagai penyakit dan gangguan yang mempengaruhinya. Kami juga akan memberikan pengenalan terperinci tentang skoliosis kepada Anda, yang merupakan salah satu kelainan tulang belakang yang paling umum. Anda akan memahami mengapa kelainan tulang belakang ini dipandang sebagai suatu kondisi yang membutuhkan pendekatan dari beberapa model, termasuk disiplin ilmu seperti ortopedi, fisioterapi, perawatan bedah, perawatan kiropraktik dan sebagainya, terlepas dari prinsip-prinsip penting dari perubahan nutrisi, olahraga dan gaya hidup.

Skenario Saat Ini

Setiap salah satu dari Anda pasti pernah mengalami ketergesa-gesaan dalam rutinitas keseharian Anda di beberapa hal pada hidup Anda. Seperti semua spesies lainnya, Anda juga pasti telah tergoda untuk merencakan banyak tujuan/goal dan kegiatan di hidup keseharian Anda yang lebih dari Anda atau tubuh Anda dapat lakukan. Dalam rangka untuk mengejar kemajuan, pencapaian kesuksesan dan mendapatkan lebih banyak pendapatan, kita semua cenderung memuat pikiran dan tubuh kita, melebihi batasan-batasan yang diperbolehkan.

Meskipun benar bahwa tindakan dan mobilitas adalah penting untuk kehidupan, mendorong tubuh Anda di luar titik tertentu sebenarnya akan bekerja melawan alam. Akibatnya, energi fisik Anda akan tercuci habis, pikiran Anda akan kehilangan kekuatan dan tenaganya, serta yang paling penting dari semuanya adalah, sistem fisiologis Anda akan mulai memberontak.

Ketika berkaitan dengan tubuh manusia, dalam hal ini adalah tulang belakang, tulang punggung Anda, adalah yang akan mengambil pukulan terberat dari jenis kehidupan yang Anda kerjakan. Terdiri dari struktur yang kompleks, tulang belakang Anda hampir memegang tubuh Anda secara bersama-sama, menanggung semua tekanan dari berbagai kegiatan sehari-hari Anda.

Pada awal bagian dari buku ini kita akan berbicara tentang salah satu bagian yang paling penting dari tubuh Anda, yaitu tulang belakang manusia. Kami akan menunjukkan kepada Anda secara detail penampilan tulang belakang Anda, terbuat dari apakah dan, yang paling penting, permasalahan seperti apakah yang mungkin akan muncul pada tulang belakang Anda.

1) Tulang Belakang Kita

Mari kita mulai dengan melihat terdiri dari apakah tulang belakang kita. Tulang belakang manusia merupakan sekumpulan tulang yang dikenal sebagai tulang punggung, yang disusun secara berkolom. Tulang belakang Anda memanjang secara langsung dari bawah tengkorak Anda ke tulang ekor Anda, mengurung dan melindungi sumsum tulang belakang Anda. Hal ini juga memberikan penyanggaan untuk dada, perut dan panggul.

Ini adalah tulang belakang Anda yang memfasilitasi mobilitas fisik dan fleksibilitas tubuh Anda, memungkinkan Anda untuk dapat berdiri, duduk, membungkuk, melengkung dan memutar, setiap kali yang Anda inginkan. Bahkan, sangat menarik untuk diketahui bahwa tulang belakang Anda benar-benar menyangga hampir setengah dari berat badan Anda.

Mari kita melihat lebih dekat pada struktur dasar tulang belakang Anda, setelah itu kita akan melihat permasalahan apa saja pada tulang belakang yang akan diberikan, karena penyakit, kerusakan atau permasalahan lainnya.

Komponen Utama Dari Tulang Belakang Anda

Tulang belakang Anda terdiri dari lima seksi atau bagian utama. Awal pada dasar tengkorak bagian terdiri dari leher, toraks dan lumbar tulang belakang, diikuti oleh sakrum dan tulang ekor di ujungnya. Jika Anda memvisualisasikannya, tulang belakang Anda sebenarnya menyerupai tumpukan dari 33 tulang atau tulang punggung, yang ditempatkan di atas satu sama lainnya. Mulai dari leher bawah, pertama-tama Anda akan memiliki 7 tulang punggung serviks atau leher, secara klinis disebut sebagai C1-C7. Bergerak turun, maka Anda akan memiliki 12 thoraks atau tulang punggung atas, yang dikenal sebagai T1-T12. Akhirnya, Anda memiliki 5 tulang punggung lumbalis, yang disebut sebagai L1-L5. Ketika Anda bergerak turun lebih jauh, Anda memiliki sakrum dan tulang ekor, yang pada dasarnya merupakan tulang-tulang yang menyatu di dasar tulang belakang Anda.

Tabel di bawah ini akan memberikan gambaran yang jelas kepada Anda tentang lokasi dari masing-masing bagian dari tulang belakang/ punggung, dan perannya di dalam tubuh Anda.

Nama	Lokasi	Jumlah tulang/vertebrae	Referensi klinis	Peran utama
Tulang leher	Leher	7	C1-C7	Untuk menyangga kepala Anda, memungkinkan Anda untuk goyang, mengangguk, membungkuk, berbalik dan memperpanjang gerakkan kepala.
Vertebra thoraks	Dada	12	T1-T12	Ini menempel pada tulang rusuk Anda dan memberikan kerangka utama untuk mereka.
Vertebra lumbalis	Punggung bawah	5	L1-L5	Untuk mendukung sebagian besar berat tubuh bagian atas Anda.
Tulang kelangkang	Panggul	5 vertebra, menyatu bersama-sama	S1-S5	Mengangkat bagian belakang dari panggul
Tulang sulbi	Dasar tulang belakang	4 vertebra, menyatu bersama-sama	tidak berlaku	Sisa evolusi ekor pada vertebrata lainnya

Vertebra atau Tulang Punggung

Seperti yang baru saja kita pelajari, vertebrae membentuk komponen tulang belakang Anda yang paling penting, dengan tubuh dari vertebra yang menjadi daerah utama untuk menahan beban. Mari sekarang kita memahami terdiri dari apakah mereka dan bagaimana permasalahan dapat tercipta karena penggunaan yang normal dan robekan atau cedera pada komponen-komponennya.

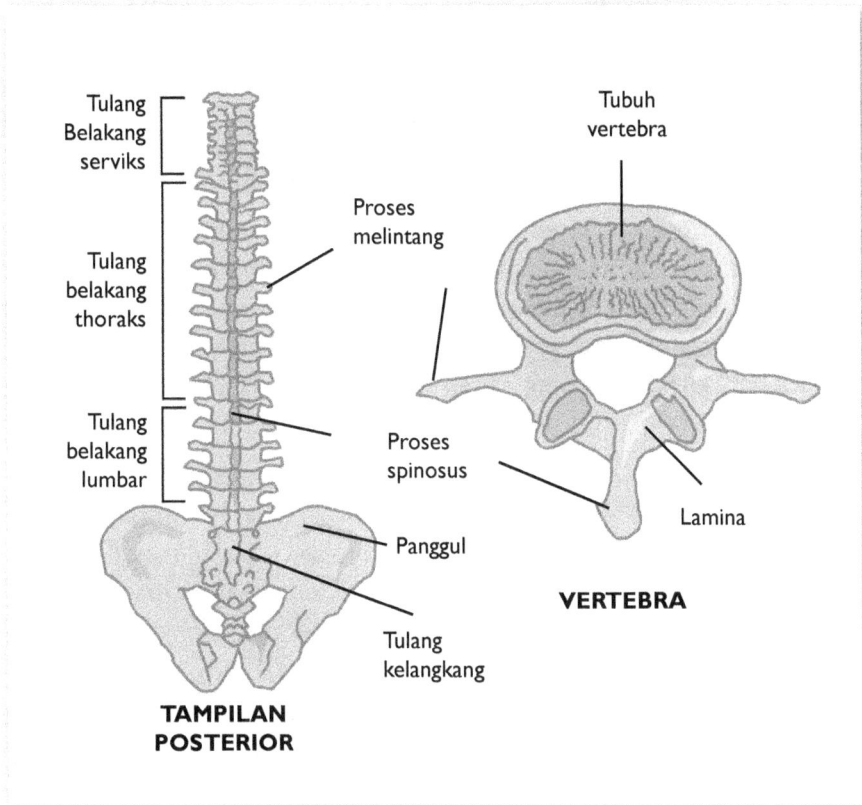

Tulang Belakang serviks

Tulang belakang thoraks

Tulang belakang lumbar

Proses melintang

Proses spinosus

Panggul

Tulang kelangkang

TAMPILAN POSTERIOR

Tubuh vertebra

Lamina

VERTEBRA

Setiap vertebra terdiri dan dikelilingi oleh serangkaian bagian dan komponen. Mari kita memahami masing-masing dari bagian tersebut sebelum kita melangkah lebih lanjut:

- **Tubuh Vertebra** - Ini adalah bagian tulang yang besar dan seperti balok dari vertebra, yang menahan sebagian besar beban dari tulang belakang Anda.

- **Kanal tulang belakang** - ini adalah ruang besar di pusat kolom tulang belakang, yang memungkinkan untuk saluran dari sumsum tulang belakang.
- **Lamina** - ini mencakup kanal tulang belakang, membentang dari tubuh vertebra dan membentuk cincin mengelilingi sumsum tulang belakang, memberikan perlindungan dari belakang.

- **Proses spinosus** - Sebuah bagian dari lamina yang memanjang seperti paruh ke belakang. Ini adalah bagian dari tulang belakang yang Anda rasakan ketika Anda meletakkan tangan Anda ke bawah punggung Anda.

- **Proses melintang** - Struktur ini berorientasi tegak lurus terhadap proses spinosus, mengikat otot-otot punggung.

- **Pedikel** - ini menghubungkan lamina ke tubuh vertebra.

- **Sendi facet** - Mirip dengan sendi lain di seluruh tubuh Anda, sendi facet adalah sendi tulang belakang. Masing-masing vertebrae memiliki empat sendi yang melekat padanya. Sementara salah satu pasangan menghadap ke atas, yang lainnya menghadapi ke bawah. Masing-masing aspek tersebut berpaut bersama dengan vertebra yang berdekatan yang akan memberikan stabilitas tulang belakang lebih lanjut.

- **Cakram intervertebralis** - Ini adalah struktur kecil yang memisahkan tulang belakang, bertindak sebagai bantalan yang seperti gel dan lembut di antara mereka. Sebuah intervertebralis atau disk/piringan tulang belakang adalah bulat dengan diameter dan datar di bagian atas dan bawahnya, melekat erat pada vertebrae di atas dan di bawah mereka. Cakram ini membantu menyerap tekanan dan juga mencegah tulang menggores satu sama lainnya. Masing-masing cakram ini terdiri dari dua bagian, anulus fibrosus dan nukleus pulposus. Sementara anulus adalah lapisan luar yang keras, lebih kuat, inti yang paling dalam dikenal sebagai nukleus. Cakram tulang belakang atau intervertebralis mungkin adalah yang terkuat dan penyerap getaran yang paling penting yang tubuh Anda miliki. Ia menahan segala tegangan dan tekanan dari gaya hidup Anda termasuk latihan dan kegiatan fisik lainnya. Pada normalnya, orang dewasa yang sehat, piringan intervertebralis adalah terhidrasi dengan baik dengan nukleus yang terdiri dari 80% sampai 85% air dan anulus yang terdiri dari sekitar 80% air. Melalui proses penuaan normal dan terkait perubahan biokimia di dalam tubuh Anda, kadar air keseluruhan cenderung menurun sampai 70%. Sementara penurunan jumlah cairan ini dianggap sebagai bagian yang normal dari penuaan, ini adalah degenerasi yang melampaui titik yang membentuk dasar untuk Penyakit Cakram Degeneratif.

Penjelasan Tentang Sumsum Tulang Belakang

Sumsum tulang belakang Anda merupakan bundelan besar saraf yang berjalan melalui rongga-rongga di tengah tulang belakang Anda, melekat pada otak, dan merupakan bagian dari Central Nervous System (CNS). Inilah saraf yang menjalankan fungsi penting dalam menyampaikan pesan antara otak dan seluruh tubuh. Sekitar 18 inci panjang, memanjang dari dasar otak hingga dekat pinggang Anda. serabut saraf ini secara kolektif mengandung dua jenis neuron motorik, dijelaskan seperti di bawah ini:

Neuron motor atas: Ini adalah komponen utama dari serabut saraf yang terletak di sumsum tulang belakang Anda. Neuron motorik yang lebih rendah: ini berada di saraf tulang belakang yang mencabang dari sumsum tulang belakang pada interval reguler di leher dan punggung.

2) Masalah tulang belakang

Sekarang, kita memahami bahwa tulang belakang kita bertanggung jawab atas serangkaian besar fungsi yang kita kerjakan setiap harinya. Bahkan, kita dapat berasumsi bahwa tulang belakang yang sehat merupakan hal terpenting untuk hidup yang sehat. Oleh karena itu, ini adalah penting bahwa masalah di salah satu dari banyak komponen tulang belakang, termasuk cakram, tulang atau sendi dapat menyebabkan serangkaian komplikasi dan gangguan, mulai dari cacat lahir, luka dan infeksi tumor dan kondisi lain seperti ankylosis, spondylitis dan skoliosis.

Nyeri Cakram Tulang Belakang

Para ahli membagi segala bentuk nyeri cakram tulang belakang dan gangguan menjadi dua kategori besar, yaitu:

Nyeri aksial: ini adalah rasa sakit yang Anda rasakan ketika cakram tulang belakang Anda adalah sumber rasa sakitnya. Hal ini terjadi ketika Anda memiliki Penyakit Cakram Degeneratif, yang pada dasarnya terkait dengan keausan yang cakram tulang belakang Anda hadapi karena proses penuaan. Bantalan yang dan ruang antara tulang vertebrae Anda menyusut, lebih lanjut mengarah ke robekan kecil di bagian luar dari cakram, sehingga mengakibatkan nyeri tulang belakang.

Nyeri radikuler: Ini adalah jenis nyeri akar saraf yang bergerak bersama salah satu saraf yang keluar dari tulang belakang. Anda akan mengalami nyeri radikuler jika di dalamnya, nukleus lunak pecah atau bocor keluar dari cakram melalui robekan di anulus dan bersentuhan dengan akar saraf. Fenomena ini juga dikenal sebagai herniasi atau pecah cakram. Inti dapat pecah dari kedua sisi cakram dan akhirnya dapat menekan akar saraf, juga dikenal sebagai saraf terjepit, yang menyebabkan nyeri radikuler. Dalam beberapa kasus, rasa sakit Anda mungkin tidak hasilnya dari kompresi akar saraf langsung. Fragmen kecil dari nukleus di dalam ruang epidural dapat memicu reaksi inflamasi yang dapat menyebabkan iritasi pada akar saraf yang berdekatan juga, seperti yang didemonstrasikan oleh Jinkins di ruang kerjanya, dimana peningkatan akar saraf yang diamati pada 5% pasien yang mengeluh nyeri punggung atau kaki. Dimasukkan ke dalam istilah-istilah awam, penelitian ini menunjukkan bahwa saraf terjepit, seperti yang dijelaskan di atas sebenarnya dapat menyebabkan rasa sakit di bagian punggung atau bahkan kaki, meskipun keduanya mungkin terdengar tidak berhubungan.

Tampilan Aksial (di atas kepala) dari Cakram Intervertebral

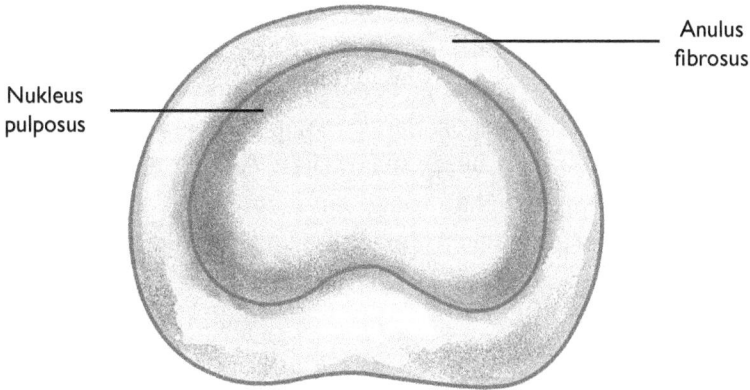

Nukleus pulposus

Anulus fibrosus

Inti menyemprot keluar menuju ke anulus, menyentuh/ menekan akar saraf = sakit radikuler

Jenis-jenis Gangguan Tulang Belakang						
Penyakit degeneratif tulang belakang	patah tulang belakang	deformitas bidang oronal, kelainan bentuk Sagittal	penyakit inflamasi	Cedera tulang belakang	Lainnya
Cakram hernia (serviks, dada dan pinggang)	fraktur kompresi	lordosis	spondylitis	tetraplegia	Spina Bifida dan Spinal Dysraphism
Stenosis tulang belakang (Serviks, Lumbar, Foraminal)	fraktur menyembur	kyphosis Spondilitis	spondilitis	paraplegia	Tumor tulang belakang (jinak dan ganas)
Ketidakstabilan tulang belakang	gangguan fraktur fleksi	skoliosis			spondylolysis
spondylosis	Fraktur + dislokasi	hyperlordosis			Spondylolisthes
	Fraktur stabil vs tidak stabil				

Tabel tersebut memberikan tampilan rinci dari semua penyakit dan gangguan umum yang dapat terjadi karena tulang belakang Anda.

Untuk tujuan studi selektif, di sini dan seterusnya kita hanya akan berkonsentrasi pada subjek skoliosis. Kami akan hadirkan secara mendalam informasi tentang berbagai aspek kondisi, dari latar belakang bersejarah, kategori dan faktor penyebabnya yang mungkin mempengaruhi sebagian besar masyarkat. Akhirnya, kami juga akan membahas berbagai pilihan penyembuhan, termasuk pentingnya menerapkan langkah-langkah korektif awal, dan akhirnya beralih ke operasi jika pilihan pengobatan lainnya tidak efektif.

3) Skoliosis - Gangguan Kelainan Bentuk

Memahami Skoliosis

Skoliosis didefinisikan sebagai suatu kondisi muskuloskeletal yang memiliki kelengkungan lateral tulang belakang yang abnormal sebagai ciri utamanya. Tulang belakang dari seorang individu dengan skoliosis membungkuk secara lateral dengan kurva yang menyerupai huruf "S" atau huruf "C".

Secara umum, skoliosis dapat berkembang baik di dada/thoraks (punggung tengah) atau tulang belakang lumbar (punggung bawah), dengan kelengkungan yang menonjol kerenanya.

Kondisi ini dapat lebih diperburuk dengan kelainan lainnya yang terkait seperti lordosis, lengkungan ke dalam atau lengkungan ke depan tulang belakang, atau kyphosis, kelengkungan luar atau membundar ke belakang dari tulang belakang.

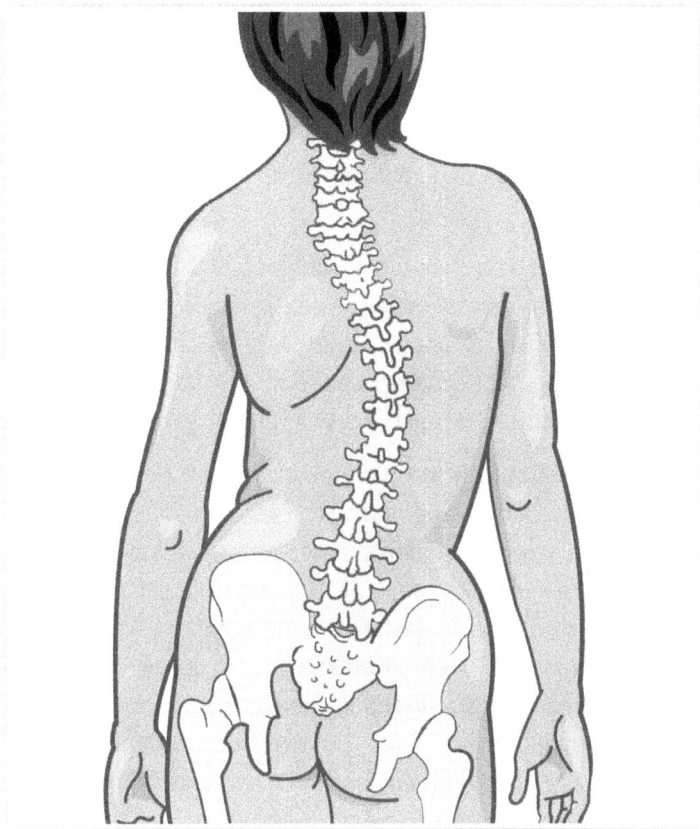

Dalam istilah sederhananya, skoliosis adalah bentuk deformitas tulang belakang, yang berarti bahwa itu merupakan suatu keadaan dimana tulang belakang telah menyimpang dari bentuk normalnya, seperti garis lurus. Kondisi medis ini diberikan dengan nama 'skoliosis', yang mana merupakan istilah bahasa Yunani untuk 'kebengkokan'. Meskipun mungkin telah ditangani dengan cara yang berbeda, skoliosis telah diakui untuk waktu yang lama, dengan kondisi yang sering disebutkan dalam awal sejarah medis.

Sebuah gangguan muskuloskeletal yang cukup umum, skoliosis yang paling biasanya diidentifikasi di kelompok usia 10-15 tahun, meskipun dapat mempengaruhi orang dewasa dan anak-anak kecil juga. Statistik menunjukkan bahwa setidaknya 2-3% dari populasi Amerika Serikat menderita skoliosis, yang membawa angka tersebut pada 6 juta orang di Amerika Serikat. Sesuai dengan perkiraan International Scoliosis

Society, satu dari sembilan wanita cenderung mengalami kondisi tersebut, sedangkan jumlah laki-laki cenderung lebih rendah. Dalam bab berikutnya, kita akan melihat secara detail tentang penyebab skoliosis dan juga akan berbicara tentang faktor-faktor yang membuat kelompok orang dewasa dan anak-anak tertentu lebih rentan terhadap skoliosis.

Dalam beberapa kasus, kelengkungan tulang belakang mungkin benar-benar berkembang sebagai reaksi terhadap masalah fungsional lainnya di dalam tubuh. Contoh umumnya bisa menjadi kejang pada otot-otot punggung, ketidaksesuaian panjang kaki atau postur yang tidak benar yang diamati dengan perenggangan yang sangat waktu.

Namun, para ahli masih merenungkan apakah skoliosis merupakan kondisi tulang belakang yang semula, setidaknya pada tahap awal. Meskipun sebenarnya mekanisme yang menyebabkan skoliosis masih harus didefinisikan secara spesifik, penelitian telah menunjukkan kurangnya pengembangan tepat yang mungkin dalam pusat kontrol postural otomatis dari otak belakang atau otak batang. Karena kemungkinan defisit perkembangan neuro ini, mekanisme manusia tidak dapat mengkoordinasikan pertumbuhan cepat yang tubuh hadapu dalam masa pubertas. Anda akan membaca lebih lanjut tentang kemungkinan peran genetika yang menyebabkan skoliosis pada Bab 2.

Lihat diagram di bawah ini untuk sebuah pandangan umum pada perkembangan skoliosis dan pilihan penyembuhan yang mungkin di berbagai tahap.

Apa Dampak Skoliosis bagi Anda?

Bila Anda memiliki skoliosis, penampilan fisik Anda mungkin akan menunjukkan tanda-tanda tersebut, terutama ketika dilihat dengan lebih dekat. Karena skoliosis adalah semua tentang asimetri dan ketidakseimbangan fisik, maka gangguan tersebut memanifestasikan dirinya dalam bentuk atribut fisik.

Jadi, apa yang sebenarnya terjadi pada penampilan Anda ketika Anda memiliki skoliosis? Disini, kami telah mencantumkan beberapa perubahan yang paling penting dan perbedaan di dalam simetri tubuh Anda yang Anda atau orang lain mungkin lihat:

- Perbedaan antara panjang kaki Anda
- Perbedaan antara ketinggian bahu atau pinggul Anda
- Kepala Anda mungkin tidak tampak di tengah tubuh Anda
- Menonjol dari tulang rusuk atau tulang belikat, terutama ketika membungkuk ke depan
- Kurva yang jelas terlihat di tulang belakang
- Celana atau bahkan hemlines menggantung tidak merata di bagian bawahnya

Para ahli meyakini bahwa skoliosis pada akhirnya akan menjadi kondisi yang mempengaruhi seluruh tubuh. Ini meliputi seluruh sistem Anda dan dapat berdampak pada beberapa fungsi tubuh. Bahkan, skoliosis idiopatik sering disebut sebagai gangguan multifaset yang dapat berdampak pada 5 sistem organ vital termasuk pencernaan, otot, hormon, tulang dan saraf.

Beberapa daerah impak tertentu adalah:

- Setiap bagian dari sistem kerangka, termasuk tulang rusuk (deformitas tulang rusuk), tulang belakang dan panggul
- Otak dan sistem saraf pusat (Brain and central nervous system/ SSP)
- Hormonal dan sistem pencernaan
- Jantung dan paru-paru (sesak napas)
- Nyeri kronis

Gambar pada halaman berikutnya akan menggambarkan tulang belakang yang melengkung dengan lebih jelas.

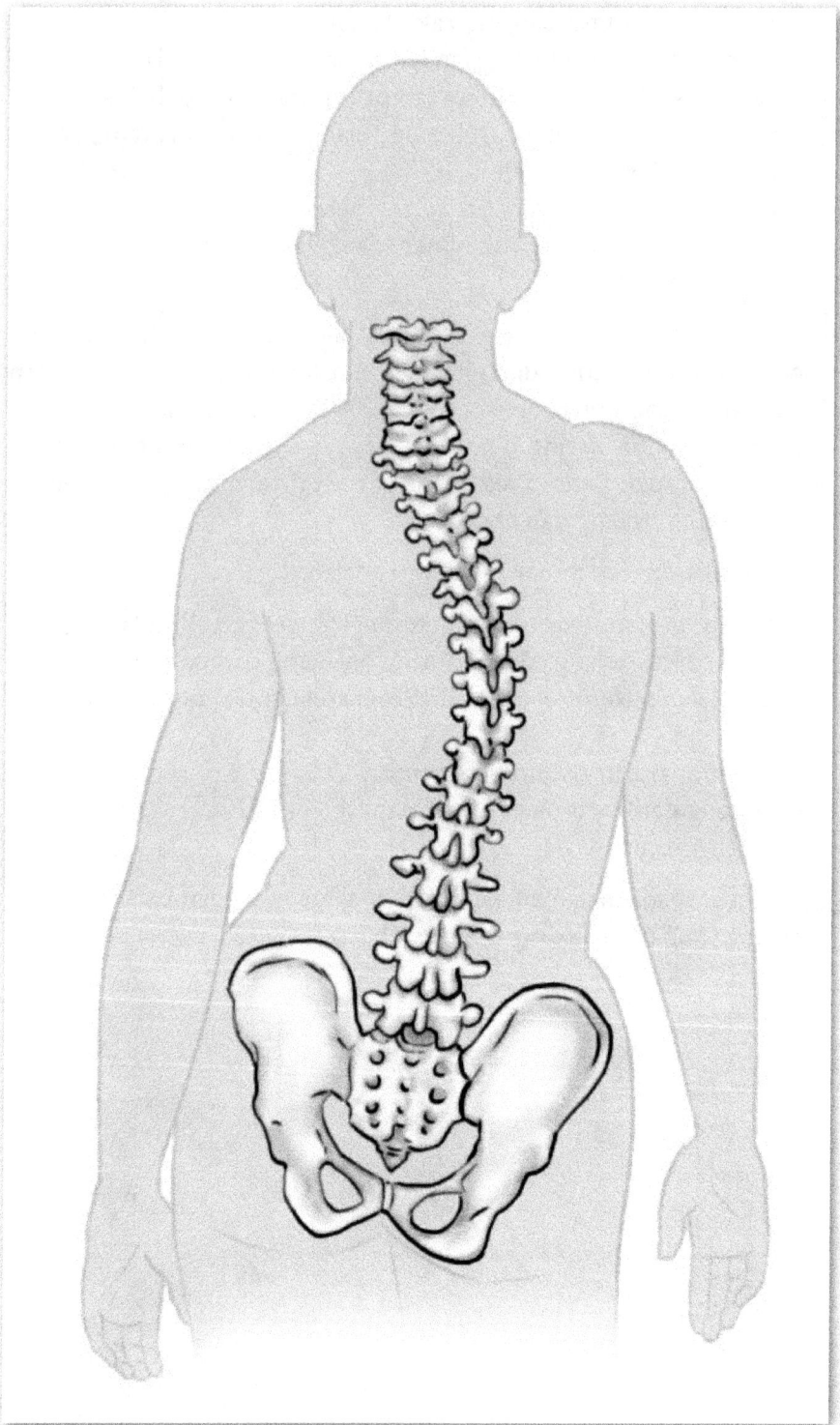

Sejarah Pengobatan

Sebutan awal kondisi yang mirip dengan skoliosis ditemukan di dalam sejarah oleh Hippocrates, kembali pada tahun 400 SM. Kelengkungan pada tulang belakang adalah paling sering ditemukan pada gadis-gadis muda, terutama mereka dengan menarche yang terlambat.

Secara historis, skoliosis sering bergantung pada pendekatan konvensional 'menunggu dan mengamati' dimana kelengkungan yang berkembang secara perlahan-lahan diharapkan untuk berhenti atau, lebih baik, membalik dengan sendirinya. Sayangnya, skoliosis pada remaja muda sering dianggap sebagai bagian dari pertumbuhan dan mendapatkan perhatian hanya ketika mengalami rasa sakit yang hebat, ketidaknyamanan atau ketidakmampuan mulai muncul ke permukaan. Sampai beberapa tahun yang lalu, brace sering digunakan untuk pilihan penyembuhan pertama yang diadopsi untuk tahap ini guna membatasi kelengkungan. Agar efektif, brace harus dipakai dalam jangka yang lama dan sering dapat membatasi tingkat aktivitas individu yang bersangkutan.

Mengapa Pencegahan Dini itu Penting?

Untuk pembahasan lebih lanjut dari permasalahan di atas, ilmu pengetahuan memberikan bukti untuk menunjukkan bahwa skoliosis itu, sampai berkembang ke tingkat tertentu, masih dalam masa pencegahan dan pembalikan. Karena tahap selanjutnya perkembangan skoliosis memiliki korelasi yang kuat terhadap faktor lingkungan, ada kemungkinan untuk menghambat atau bahkan membalikkan perkembangan kurva pada tahap awal itu sendiri.

Ketika manusia lahir, tulang belakang terlihat seperti garis lurus. Namun, karena kelainan ini tulang belakang tertentu mulai diatur dalam, saat garis lurus perlahan-lahan mulai membentuk huruf 'S' atau 'C'. Jadi, apa yang akan menjadi lebih mudah? Akankah ini mencegah garis lurus dari berubah menjadi kurva huruf 'S' atau 'C' seperti yang perlahan-lahan berubah? Atau alternatif, itu akan mengubah bentuk 'S' atau 'C' kurva ketika benar-benar telah berkembang, seperti yang kita coba lakukan dengan menggunakan brace, dan bedah akhirnya? Hal ini adalah untuk alasan bahwa ilmu pengetahuan modern mencoba untuk menempatkan lebih banyak stress pada faktor-faktor seperti deteksi dini, manipulasi fisik, modifikasi diet, sistem kebugaran yang tepat dan tentu saja perubahan gaya hidup.

Di sini, mari kita meninjau sekilas 5 alasan mengapa pendekatan holistik akan melibatkan langkah-langkah korektif yang lebih banyak dapat membantu daripada memasang brace atau pembedahan untuk mengatasi gangguan ini.

1. Brace dapat menjadi sangat tidak nyaman.
2. Brace tidak menjamin Anda akan adanya pembalikan kondisi yang sepenuhnya.
3. Pembedahan dapat menjadi rumit dan membawa risiko yang inheren.
4. Pada anak remaja, brace dapat mempengaruhi tingkat kepercayaan diri dan dapat mengarah pada pengembangan dari rasa rendah diri.
5. Pembalikan sepenuhnya dapat tidak mungkin dengan penggunaan brace atau terkadang, bahkan dengan pembedahan.

Ada alasan penting lain mengapa intervensi dini dan pendekatan holistik untuk perawatan adalah diminta. Karena skoliosis merupakan kondisi progresif, kelengkungan dapat berlanjut bahkan setelah kematangan skeletal sepenuhnya telah dicapai.

Penelitian memadai menunjukkan bahwa berapapun usia Anda, panjangnya kurva atau sejarah genetik, deteksi dini dan langkah-langkah korektif awal meningkatkan peluang Anda untuk sembuh, jika dilakukan secara sistematis.

Di bagian akhir buku ini, Anda akan membaca tentang berbagai pilihan penyembuhan yang tersedia serta pro dan kontra mereka untuk membantu Anda menentukan pilihan penyembuhan yang paling sesuai untuk Anda.

Fakta-fakta menarik yang Anda harus ketahui!

Beberapa orang masih percaya bahwa skoliosis mungkin timbul dari faktor seperti karena membawa barang-barang yang berat, keterlibatan dalam kegiatan atletik, salah postur atau ketimpangan kecil di panjang tungkai bawah. Meskipun ini mungkin tidak sungguh-sungguh benar, namun penelitian ini menunjukkan bahwa faktor-faktor tersbeut dapat meningkatkan tingkat ketidaklurusan tulang belakang, sehingga akan memperparah kondisi tersebut.

→ Gadis-gadis muda lebih berkemungkinan untuk menderita skoliosis dibandingkan dengan anak laki-laki.

→ Skoliosis ada dan bahkan diidentifikasi di jaman Hippocrates.

→ Ini terjadi pada seorang pegolf!

Kisah Nyata Skoliosis: Pembedahan

Skoliosis merupakan kondisi yang cukup umum dan dapat mempengaruhi individu di kelompok-kelompok usia dan latar belakang kesehatan.

Tracy (nama diubah), adalah seorang penggemar golf, hampir berusia 11 tahun ketika ia didiagnosis dengan skoliosis di salah satu ujian penyaringan sekolah. Ini sangat luar biasa untuk mengetahui bagaimanaTracy, sekarang menjadi pegolf profesional dan seorang bintang di LPGA Tour telah mencapai puncak setelah melalui kasus skoliosis progresif yang parah dan operasi yang juga sulit.

Setelah skrining pertama, Tracy mengenakan brace untuk waktu yang lama sekitar 7 ½ tahun untuk membantu meluruskan kurvanya. Meskipun ia mengenakan brace untuk sekitar 18 jam setiap hari, begitu dia melepaskannya pada usia 18 tahun, kurvanya terus mengalami kemajuan yang pesat, meninggalkanya pilihan satu-satunya yaitu pembedahan. Sebuah pembedahan korektif dilakukan dimana sebuah batang dan 5 sekrup dimasukkan ke punggungnya. Dia memakai brace selama 3 bulan paska pembedahan dan investasi 6 bulan lainnya untuk rehabilitasi golf setelah pembedahannya.

Dengan tulang yang seimbang dan tubuh yang sehat, Tracy sekarang terus bermain dan unggul dalam olahraga pilihannya, terlepas dari halangan yang dulu telah menentangnya.

BAB 2

Apakah Penyebab Skoliosis?

Setelah Anda mengetahui apa yang dimaksud dengan skoliosis, sekarang saatnya untuk mengetahui mengapa hal itu dapat terjadi. Dalam bab ini kita akan berbicara tentang mengapa skoliosis terjadi dan apakah Anda berpeluang untuk mengalaminya. Anda juga akan belajar lebih banyak tentang jenis individu yang rentan terhadap skoliosis dan mengapa.

Apakah Anda mengetahui bahwa di Amerika Serikat, terdapat sekitar 1,5 per 1.000 orang dinyatakan telah menderita skoliosis atau kelengkungan tulang belakang dengan lebih dari 25 derajat?

Sekarang, Anda mengetahui bahwa skoliosis adalah istilah yang digunakan untuk mendefinisikan deformitas pada bentuk tulang belakang Anda. Pada dasarnya disebut sebagai bentuk 'bengkok', tulang belakang Anda perlahan-lahan akan mulai melengkung menyerupai huruf abjad 'S' atau 'C', sebagai lawan dari 'garis lurus', yang seharusnya terlihat. Berikut ini adalah beberapa pertanyaan yang mungkin akan masuk ke dalam pikiran Anda. Apakah ini sesuatu yang datang bersamaan dengan kelahiran Anda? Apakah ini disebabkan oleh gaya hidup Anda? Apakah Anda mewarisinya dari orang tua atau kakek-nenek Anda? Apakah saraf Anda memiliki peran di dalamnya?

Sementara pertanyaan-pertanyaan itu mungkin akan membuat Anda cemas tentang skoliosis, bacalah lebih lanjut untuk jawaban atas semua pertanyaan Anda.

Untuk memulainya, pertama-tama mari kita membuat upaya untuk memahami bagaimana skoliosis dipandang di zaman bersejarah. Kembali ke abad 18 dan 19, skoliosis diduga disebabkan oleh postur yang tidak tepat atau deformitas postural.

Cara terbaik untuk memahami mengapa skoliosis dapat terjadi adalah dengan melihatnya dengan tiga cara yang berbeda:

1. Alasan fisiologis dan degeneratif, seperti penuaan, penyakit, trauma dan sejenisnya
2. Alasan neurologis, yang berkembang saat lahir (kongenital) atau setelahnya di dalam hidup
3. Alasan yang tidak ketahui dan tidak dikenali (idiopatik)

Sebelum kita melangkah lebih jauh ke alasan mengapa skoliosis mungkin terjadi, pertama-tama penting untuk diketahui bahwa sebanyak 80% dari kasus skoliosis adalah idiopatik secara alami, yang berarti bahwa ia tidak memiliki dasar penyebab yang dapat diidentifikasikan. Kejadian skoliosis idiopatik begitu luas hingga dapat yang lebih lanjut dibagi menjadi sub-sub kategori, seperti:

- Idiopatik kanak-kanak (Infantile)
- Idiopatik remaja muda (Juvenile)
- Idiopatik remaja (Adolescent)
- Idiopatik dewasa (Adult)

Menariknya, skoliosis idiopatik kebanyakan ditemukan pada anak perempuan muda, terutama selama percepatan pertumbuhan pubertas. Anda akan membaca tentang masing-masing sub kategori dalam bab-bab selanjutnya dari buku ini.

Pada bagian berikutnya, kita akan membahas secara rinci, masing-masing kemungkinan penyebab skoliosis, berdasarkan bukti yang dikumpulkan dari pasien dengan skoliosis, riwayat kesehatan anggota keluarga mereka, faktor kecenderungan lingkungan dan sebagainya.

Penyebab-penyebab Degeneratif dan Fisiologis

Tubuh Anda akan mengalami perubahan sepanjang waktu. Faktor-faktor seperti usia, trauma, gaya hidup dan penyakit akan terus-menerus mengubah keadaan kesehatan Anda. Dalam sub-bagian ini, kita akan membahas berbagai penyebab fisiologis dan penyakit yang dapat mengakibatkan terjadinya skoliosis.

Degenerasi dan penuaan adalah salah satu contoh utama dari perubahan fisik yang dapat menyebabkan skoliosis. Sebuah kondisi yang sebagian besar berkembang setelah usia 50 tahun, hal ini ditandai dengan degenerasi cakram dan mungkin dikaitkan dengan deformitas tulang belakang lebih lanjut.

Beberapa kejadian, penyakit dan kelainan fisik tertentu yang mungkin berhubungan dengan skoliosis meliputi:

→ Patah tulang atau cedera spinal
→ Osteoporosis
→ Pertumbuhan abnormal atau tumor di tulang belakang. Syringomyelia, gangguan dimana kista berkembang sepanjang tulang belakang merupakan contoh dari bagaimana pertumbuhan abnormal seperti itu bisa menyebabkan skoliosis.
→ Pola pertumbuhan otot atau fungsi yang abnormal, seperti ditunjukkan dalam kasus gangguan dalam pertumbuhan otot paravertebral, bisa menjadi penyebab yang mungkin untuk skoliosis idiopatik.
→ Kelumpuhan otot dan tekanan patah tulang.
→ Dalam beberapa kasus, kelainan sumsum tulang belakang dan batang otak mungkin memainkan peran penting dalam perkembangan kurva.

Ada juga penelitian yang menunjukkan bahwa ketidakseimbangan dalam otot di sekitar tulang belakang mungkin ada. Karena ketidakseimbangan ini, deformitas atau distorsi tulang belakang yang ada sebelumnya dalam hidup cenderung berkembang jauh bersama dengan usia.

Sementara itu, ada penyebab fisiologis lainnya yang mungkin menyebabkan skoliosis sementara atau non-struktural. Dalam jenis skoliosis tersebut, tulang belakang adalah normal dan kelengkungan adalah hasil dari alasan lainnya, seperti perbedaan panjang kaki, kejang otot, radang usus buntu atau kondisi lainnya. Anda akan membaca lebih lanjut tentang jenis skoliosis pada bagian yang akan datang.

Penyebab neurologis

Terdapat penelitian yang menunjukkan bahwa segala bentuk gangguan sistem refleks postural dapat mengarah pada pengembangan skoliosis[1,2]. Sebelum Anda membaca lebih lanjut, mari kita melihat lebih dekat konsep keseimbangan postural. Skoliosis diyakini terkait erat dengan keselarasan postural alami tubuh Anda dan pola. Kelainan apa saja atau bahkan penyimpangan kecil dari pola postural yang normal dan seimbang dapat dihubungkan dengan skoliosis dengan dua tingkatan yang berbeda:

→ Ketidakseimbangan postural awal dapat menyebabkan timbulnya skoliosis.

→ Tingkat ketidakseimbangan postural dapat menentukan derajat kelengkungan.

Sering disebut sebagai penyebab penting ketiga setelah idiopatik dan fisiologis, penyebab neurologis dapat mengarah pada apa yang disebut sebagai skoliosis neuromuskular. Sejumlah gangguan neurologis atau penyakit dapat menyebabkan jenis skoliosis ini untuk berkembang. Lebih spesifik lagi, penyakit yang mungkin bisa membuat Anda lebih rentan untuk mengembangkan skoliosis meliputi:

- Cerebral palsy
- Distrofi otot
- Poliomyelitis (Polio)
- Myelomeningocele
- Miopati
- Spina bifida

Selain itu, skoliosis juga dapat berkembang karena berbagai penyebab degeneratif seperti spondylosis. Faktor-faktor lainnya seperti cedera tulang belakang atau cedera otak traumatis juga bisa menjadi penyebab yang terkait.

Di sebagian besar gangguan tersebut, anak-anak benar-benar memiliki batang-batang yang lemah yang tidak dapat mendukung berat tubuh mereka, karena tulang mereka mulai goyah menjadi kurva berbentuk 'C' yang panjang. Pada anak-anak yang lahir dengan gangguan tersebut, tanda-tanda awal skoliosis mungkin membutuhkan waktu untuk berkembang, tetapi mereka selalu muncul sebelum mereka mencapai masa remaja. Misalnya, hampir 80% dari anak yang lahir dengan myelodysplasia akan mulai menunjukkan gejala skoliosis oleh usia dari 10 tahun[3]. Ini pada dasarnya adalah istilah yang diberikan kepada sekelompok gangguan di mana sumsum tulang tidak berfungsi secara normal. Karenanya, hal ini akan menghasilkan sejumlah sel darah yang tidak cukup di dalam tubuh, sehingga menyebabkan komplikasi yang lebih lanjut.

Selain itu, bahkan cedera otak dapat mengakibatkan pengembangan dari kelengkungan tulang belakang. Sebuah contoh khas dalam hal ini adalah Kinematic Imbalance due to Suboccipital Strain (KISS)[4] atau Ketidakseimbangan Kinematis karena Regangan Suboksipital. Ini adalah cedera pada bagian otak yang bertanggung jawab untuk mengkoordinasikan motor dan masukan sensorik. Cacat ini sering ditemukan pada bayi baru lahir yang menderita trauma lahir karena alasan seperti kehamilan kembar, kelahiran kembar, persalinan yang tidak lancar atau berkepanjangan, kelahiran yang dibantu, operasi caesar dan sejenisnya.

Apakah faktor keturunan dan gen memainkan peran?

Penelitian modern telah menempatkan peningkatan jumlah stres tentang bagaimana genetika dapat mempengaruhi perkembangan skoliosis. Ilmu epigenetik menunjukkan bahwa seorang individu yang lebih rentan terhadap skoliosis dapat mereformasi kode genetik melalui gaya hidup yang berubah, diet dan sistem latihan.

Penelitian sekarang menunjukkan bukti nyata bahwa gen memainkan peranan penting dalam perkembangan skoliosis. Sebuah studi yang diterbitkan di dalam jurnal, Nature Genetics, menunjukkan arah kemungkinan korelasi langsung dari gen GPR126 dan awal skoliosis[5] idiopatik remaja. Bahkan, para ahli telah mengusulkan ada kemungkinan yang kuat bagi seorang individu untuk mengembangkan skoliosis jika orang lain di dalam keluarga tersebut juga memilikinya, secara klinis disebut sebagai komponen kekeluargaan.

Para ahli juga menemukan bahwa cacat warisan tertentu yang mempengaruhi persepsi atau koordinasi. Pada anak-anak yang menderita skoliosis, cacat ini kemungkinan akan berkontribusi pada pertumbuhan yang tidak biasa di tulang belakang.

Sebagai contohnya, sindrom Turner, yang merupakan penyakit genetik pada wanita dan diketahui mempengaruhi perkembangan fisik dan reproduksi, adalah mungkin terkait dengan skoliosis.

Terdapat bukti kuat melalui beberapa studi penelitian yang menunjuk pada kemungkinan peran hereditas sebagai penyebab skoliosis. Temuan Wynne-Davies menemukan pola kuat keturunan, menunjuk pada salah satu gen dominan tunggal atau beberapa gen kolektif yang berkontribusi terhadap perkembangan gangguan[6] tersebut. Di sisi lain, Cowell et al berpendapat bahwa gangguan tersebut adalah terutama terkait dengan warisan, mungkin terkait dengan gen[7] yang tergantung jenis kelamin.

Namun, yang sama-sama membingungkan adalah pengamatan dalam kasus kembar identik, salah satu saudara kandung mungkin memiliki kondisi tersebut sementara yang lainnya tetap tidak terpengaruh[8].

Penanda genetik

Penelitian baru-baru ini mengisyaratkan peran yang memungkinkan dari variasi di dalam gen CHD7, yang dapat membuat orang lebih rentan terhadap skoliosis[9] idiopatik. Selain itu, para peneliti di Texas Scottish Rite Hospital for Children juga berpendapat tentang gen CHL1 dan DSCAM sebagai penanda kemungkinan untuk skoliosis10 idiopatik. Menurut para ahli di rumah sakit, kedua gen ini berpartisipasi dalam proses pertumbuhan saraf, mengarahkan dimana sumsum tulang belakang yang seharusnya tumbuh. Sebuah gangguan mekanisme tersebut karena gangguan fungsi jalur saraf dapat ditelusuri di awal skoliosis.

Para peneliti menekankan, bahwa hingga saat ini, skoliosis telah dipandang secara eksklusif sebagai penyakit tulang. Tapi persepsi ini sekarang cepat berubah karena penelitian saat ini yang menunjukkan kehadiran jalur neurologis yang mungkin bertanggung jawab untuk deformitas tulang belakang ini.

Beberapa penyakit genetik yang dapat menyebabkan kelainan fisik terkait dengan skoliosis terdiri dari:

- Sindrom Marfan
- Ehler's-Danlos Syndrome
- Neurofibromatosis
- Penyakit Albers-Schoenberg
- Ataksia Friedreich
- Rheumatoid arthritis
- Osteogenesis imperfecta
- Sindrom Cushing

Di antara jumlah penduduk yang terkena skoliosis, ada cukup banyak insiden bayi baru lahir yang lahir dengan cacat tulang belakang. Kondisi ini disebut skoliosis bawaan, yang dapat mengembangkan cacat atau cacat tulang punggung. Dalam situasi seperti itu, memungkinkan beberapa masalah dengan pembentukan tulang belakang. Umum contohnya adalah hemi-vertebra atau wedge vertebra. Selain itu, hal ini juga kemungkinan bahwa tulang belakang tidak bergabung bersama-sama dengan baik atau bergabung bersama-sama di dalam blok. Anda akan membaca lebih lanjut tentang skoliosis bawaan di bab selanjutnya.

Proses Hormon, Enzim dan Tubuh

Meskipun sistem endokrin adalah unit yang berbeda dari tubuh manusia, terdapat penelitian yang menunjuk pada kemungkinan kelainan hormonal yang menjadi penyebab skoliosis. Mari kita mempertimbangkan kasus melatonin, yang merupakan hormon yang disekresikan oleh otak dan berkaitan dengan pola tidur dan pertumbuhan. Memiliki satu set faktor genetic tertentu, kadar melatonin di dalam darah dapat menurunkan, yang pada gilirannya akan mempengaruhi otot dan perkembangan selama tidur. Seiring waktu ini mungkin memiliki efek yang memberatkan pada kelengkungan tulang belakang. Dalam satu studi yang relevan seperti pada ayam, telah diamati bahwa suntikan melatonin yang diberikan di dalam tubuh rongga, kekurangan kelenjar pineal ayam benar-benar bisa mencegah perkembangan skoliosis di dalam spesies[11] tersebut.

Selain itu, ia juga mengamati bahwa kekurangan melatonin dapat memiliki efek buruk pada aktivitas vestibulospinal. Selain itu, seperti sinyal transmisi gangguan dari otak ke pusat postur kontrol mungkin dapat menyebabkan penyimpangan dalam pola normal kegiatan otot punggung. Di sisi lain, penelitian menunjukkan korelasi antara peningkatan kadar enzim yang dikenal sebagai matriks metalloproteinase dan baik pada penyakit cakram degeneratif dan juga skoliosis.

Kekurangan lainnya yang dapat dikaitkan dengan skoliosis adalah seperti yang dibahas di bawah ini:

→ Magnesium. Kekurangan nutrisi penting seperti magnesium telah dikaitkan dengan Mitral Valve Prolapse (MVP) dan lebih lanjut dengan onset dan perkembangan skoliosis.

→ Vitamin K. Kekurangan vitamin K dapat dikaitkan dengan perdarahan panjang abnormal dan osteoporosis dan, akhirnya, dengan skoliosis.

→ Vitamin D. Kekurangan vitamin D dapat menyebabkan Rickets, yang selanjutnya dapat menyebabkan pectus ekskavatum, istilah klinis yang diberikan untuk dada cekung yang dapat dikaitkan dengan skoliosis.

→ Tingkat rendah dari hormon estrogen sering kali terkait dengan osteoporosis dan osteopenia, yang keduanya terkait dengan skoliosis.

Dengan demikian, kita telah melihat bahwa kelainan hormonal, juga dapat menginduksi skoliosis pada berbagai pasien, setidaknya sampai batas tertentu.

Tanyakan pada Diri Anda

- Apakah Anda memiliki nyeri punggung yang konstan dan tidak terdiagnosis atau ketidaknyamanan pada punggung Anda?
- Apakah Anda menderita salah satu dari penyakit saraf atau fisiologis di atas?
- Apakah ada anggota keluarga Anda yang menderita salah satu penyakit yang dibahas tersebut?
- Apakah Anda mengalami kecelakaan atau jatuh di masa lalu dan rasa nyerinya masih ada?
- Apakah penampilan fisik Anda menunjukkan tanda-tanda dari skoliosis (dibahas lebih lanjut dalam Bab 4)?

Dalam bab-bab yang akan datang, Anda akan membaca lebih lanjut tentang masing-masing tanda kemungkinan skoliosis dan bagaimana mengidentifikasi mereka pada diri Anda sendiri atau anggota keluarga Anda.

Hal untuk Direnungkan

Studi tentang penyebab skoliosis adalah cukup multi-dimensi. Mungkin salah satu alasan utama untuk kenyataan ini adalah bahwa bahkan saat ini skoliosis idiopatik masih tetap merupakan bentuk yang paling umum dari gangguan ini. Kenyataannya, inilah ketidakjelasan dalam etiologi gangguan yang menyebabkan penyembuhan untuk tetap sebagian besar difokuskan pada langkah-langkah seperti bracing dan operasi, sementara ada beberapa tindakan pencegahan yang dianjurkan.

Hal ini juga penting untuk dipahami bahwa karena kompleksitas mekanisme tubuh manusia, mungkin menjadi tugas yang keliru untuk menarik garis yang jelas antara berbagai penyebab skoliosis. Tumpang tindih etiologi dari fisiologis ke neurologis dan bahkan ke jalur genetik bisa terjadi dan karenanya tidak harus menjadi penyebab ambiguitas kepada pembaca.

Fakta menarik yang harus Anda ketahui

→ Skoliosis tidak dapat dicegah, namun Anda dapat mempengaruhi perkembangan kelengkungan.

→ Jika Anda menderita polio di masa kecil Anda, itu lebih mungkin bahwa Anda dapat mengembangkan skoliosis atau kelainan bentuk lainnya karena usia Anda.

→ Atlet Perempuan dan penari balet lebih mungkin untuk mendapatkan skoliosis.

BAB 3

Jenis-jenis Skoliosis

Pengetahuan benar-benar sebuah kekuatan. Ketika Anda mempersenjatai diri untuk memerangi skoliosis, pengetahuan yang komprehensif tentang gangguan Anda adalah sangatlah penting. Sebelum Anda memetakan jalan Anda untuk penyembuhan, langkah pertama yang harus Anda lakukan adalah mengetahui jenis skoliosis yang Anda miliki. Itulah yang akan Anda pelajari di bab ini. Kita akan berbicara tentang berbagai jenis skoliosis, mendefinisikan sifat mereka dan bagaimana cara membatasi satu dari yang lainnya.

Skoliosis Struktural vs Non Struktural

Skoliosis dari berbagai jenis dan latar belakang etiologi yang selalu berakhir dalam presentasi utama dari lengkungan tulang belakang. Namun, karena berbagai modalitas penyembuhan sudah berevolusi selama bertahun-tahun, ini menjadi jelas bahwa deteksi dini terhadap gangguan, bersama dengan pengenalan jenis dasarnya, secara efektif akan dapat mempengaruhi pola perbaikan.

Seperti yang telah kita pelajari di bab sebelumnya, penyebab dasar kelengkungan tulang belakang akan menentukan kategorisasi dari jenis skoliosis. Misalnya, skoliosis yang terjadi akibat dari kelainan tulang belakang apapun mungkin telah muncul sebelum kelahiran yang disebut skoliosis bawaan.

Demikian pula, skoliosis yang memiliki perubahan tulang di kolom tulang belakang akan disebut sebagai skoliosis struktural, sedangkan yang timbul bukan dari masalah tulang belakang dan tanpa perubahan tulang pada tulang belakang akan disebut sebagai skoliosis non-struktural. Skoliosis non-struktural yang lama terjadi juga dapat menimbulkan skoliosis struktural.

Selain itu, masing-masing dari jenis ini akan memiliki klasifikasi lebih lanjut berdasarkan kriteria yang berbeda.

Logika yang paling penting dan menonjol yang membedakan antara skoliosis struktural dan non-struktural adalah adanya komponen rotasi. Unsur rotasi ada pada individu yang menderita skoliosis struktural dan tidak ada pada kasus skoliosis fungsional atau non-struktural.

Bahkan, adalah menarik untuk dicatat bahwa skoliosis dapat didefinisikan dengan berbagai cara, berdasarkan sejumlah kriteria, terutama meliputi:

→ Penyebab dari kondisi tersebut
→ Usia individu yang terkena
→ Lokasi kurva

Grafik di akhir bab ini akan memberikan Anda sebuah daftar yang jelas tentang beberapa cara di mana Anda dapat mengklasifikasikan skoliosis.

Menarik untuk diketahui ...

Berbagai sub jenis skoliosis juga dapat dikelompokkan dalam lebih dari satu kategori, yang dapat menyebabkan tumpang tindih dalam klasifikasi. Misalnya, Skoliosis Idiopatik Juvenile yang terjadi pada anak-anak adalah terutama dikategorikan ke dalam skoliosis idiopatik. Namun, ini dapat juga dipelajari di dalam kategori skoliosis, berdasarkan usia. Hal sama akan terjadi untuk Skoliosis idiopatik dewasa juga. Hal ini seharusnya tidak membingungkan Anda tentang klasifikasi skoliosis. Hanya perlu diingat bahwa skoliosis dapat diklasifikasikan atas dasar berbagai faktor yang mempengaruhi deformitas.

Untuk tujuan studi yang terperinci, kami telah memberikan deskripsi dari masing-masing jenis skoliosis di bagian bawah berikut ini.

Skoliosis struktural

Skoliosis struktural adalah kurva samping dari tulang belakang bersama dengan rotasi tulang belakang. Sebuah contoh yang sangat khas adalah skoliosis degeneratif yang terjadi pada orang dewasa yang disebabkan oleh proses penuaan yang umum. Perubahan dalam struktur dan pola fungsi dari berbagai komponen tulang belakang dapat menyebabkan jenis skoliosis ini. Anda telah belajar tentang bagian-bagian yang berbeda dari tulang belakang dan saraf tulang belakang di Bab 1.

Karena kelengkungan tulang belakang tersebut, menyebabkan berbagai jenis struktur skoliosis, telah diatur karena masalah tulang belakang itu sendiri, deformitas tersebut biasanya tidak dapat diubah. Kondisi ini dapat disembuhkan dan berhasil mengendalikan perkembangan kelengkungan dan mendorong gaya hidup yang tepat, tetapi tidaklah mungkin bahwa kelengkungan tersebut akan terbalik.

Pada bagian berikut, kita akan membahas berbagai jenis kunci scoliosis struktural, termasuk:

→ Skoliosis Bawaan

→ Skoliosis Idiopatik

→ Skoliosis Neuromuskular

→ Skoliosis Dewasa

Skoliosis Bawaan

Skoliosis bawaan biasanya merupakan kelengkungan samping dari tulang belakang yang terjadi akibat cacat saat lahir. Bentuk skoliosis yang agak jarang, itu terjadi hanya pada satu dari setiap 10.000 bayi yang baru lahir. Namun, cacat pada bayi yang baru lahir biasanya tidak terlihat jelas sampai bayi mencapai usia remaja.

Pada bayi, tiga jenis deformisitas/kecacatan dapat menyebabkan skoliosis bawaan. Masing-masing darinya akan dijelaskan di bawah ini:

1. Kegagalan pemisahan/segmentasi dari vertebra

Pada tahap awal pembentukan janin, bentuk tulang belakang sebagai satu kolom jaringan.

Seiring dengan bertambahnya bulan, kolom ini mulai memisahkan sendiri dan membentuk beberapa segmen kecil yang pada akhirnya membentuk tulang vertebrae. Dalam beberapa kasus, proses pemisahan ini menjadi tidak lengkap, yang kemudian dapat mengakibatkan fusi parsial tulang belakang. Akhirnya, sebuah potongan tulang akan terbentuk dimana dua atau lebih vertebrae akan 'menyatu' atau bergabung bersama-sama. Potongan tulang ini selanjutnya akan mengganggu pola pertumbuhan normal, yang akan menyebabkan kelengkungan tulang belakang seiring dengan pertumbuhan anak.

Lihatlah pada gambar di akhir bagian ini untuk mengetahuinya lebih lanjut.

2. Kegagalan pembentukan elemen vertebral

Ketika unsur-unsur vertebral dari satu sisi gagal untuk terbentuk, baik sebagian atau seluruhnya, kelainan kongenital akan muncul dan dikenal sebagai vertebrae apit atau vertebrae hemi. Masalah berat dari pertumbuhan dapat terjadi ketika sebuah potongan tulang muncul di salah satu sisi tulang belakang dan vertebra hemi di sisi lainnya. Jika tidak dirawat, kelengkungan bisa tumbuh dengan tingkat yang cepat, menyebabkan masalah pertumbuhan yang serius pada anak-anak.

3. KURVA KOMPENSASI

Ketika tulang belakang Anda mengembangkan suatu kelengkungan, ini mungkin akan mencoba untuk menyeimbangkan kurva dengan menciptakan kurva lain dengan arah yang berlawanan, dalam upaya untuk mempertahankan postur tegak. Kurva kompensasi dapat berkembang di atas atau bawah pada daerah yang terkena.

Dalam beberapa kasus, skoliosis bawaan juga dapat terjadi sebagai akibat gangguan berbasis gender tertentu seperti sindrom Mayer-Rokitansky-Kuster-Hauser (MRKH). Selain itu, juga telah diamati bahwa bayi yang baru lahir memiliki skoliosis bawaan akan lebih mungkin untuk menderita kelainan bawaan lainnya, termasuk anatomi anomali pada saluran kemih genitor atau cacat jantung bawaan.

Selain semua hal di atas, anak-anak yang memiliki sindrom Rett juga sering menunjukkan tanda-tanda skoliosis. Sebuah gangguan langka yang berhubungan dengan mutasi kromosom 'X', gangguan ini kebanyakan ditemukan pada anak perempuan.

Vertebra pasak, hemivertebrae, vertebrae blok dan vertebrae tidak tersegmentasi

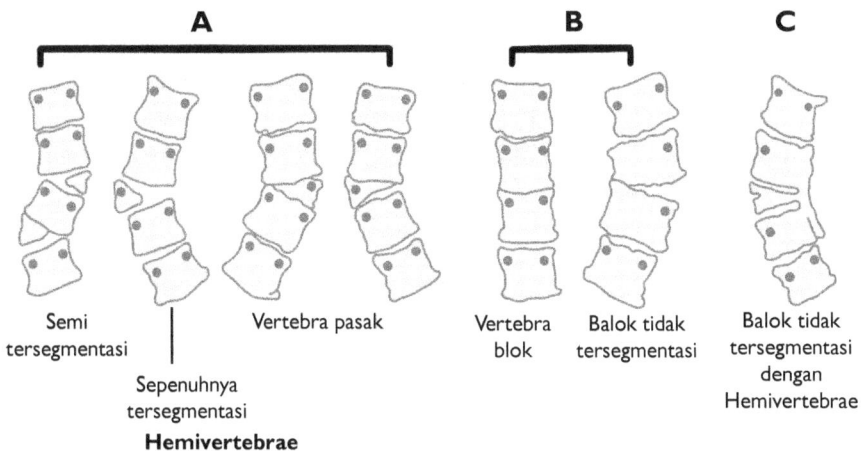

A · B · C

Semi tersegmentasi

Sepenuhnya tersegmentasi
Hemivertebrae

Vertebra pasak

Vertebra blok

Balok tidak tersegmentasi

Balok tidak tersegmentasi dengan Hemivertebrae

Skoliosis Idiopatik

Mungkin bentuk yang paling umum dari skoliosis, kategori dari gangguan ini tidak memiliki alasan atau penyebab yang dijelaskan. Setiap kasus skoliosis yang tidak memiliki alasan atau penyebab yang diketahui pada dasarnya disebut sebagai skoliosis idiopatik. Melintasi beberapa dekade, penelitian telah menganalisis berbagai faktor kemungkinan yang dapat menjelaskan etiologi skoliosis idiopatik, yaitu genetik, skeletal, bahan kimia, faktor-faktor neurologis dan otot. Studi MRI yang dilakukan dalam satu set besar pasien yang didiagnosis dengan skoliosis idiopatik menunjukkan sekitar 4% sampai 26% dari pasien juga akan menderita kelainan neurologis, seperti syringomyelia dan malformasi Arnold-Chiari.

Meskipun juga dapat terjadi pada orang dewasa, kejadian skoliosis idiopatik yang paling umum ditemukan pada anak-anak, terutama mereka yang sebaliknya tampak memiliki pertumbuhan skeletal/tulang yang normal. Ketika itu terjadi pada anak-anak, skoliosis idiopatik selanjutnya dibagi lagi menjadi tiga sub-klasifikasi, berdasarkan usia mereka ketika skoliosis tersebut muncul. Di sini, kami akan memberikan penjelasan singkat dari masing-masingnya.

Skoliosis idiopatik Infantil atau Kanak-kanak

Skoliosis yang berkembang saat lahir hingga pada usia 3 tahun biasanya disebut sebagai skoliosis idiopatik Infantil. Jenis skoliosis ini biasanya tidak menyakitkan dan ditemukan lebih banyak pada anak laki-laki dibandingkan anak perempuan dan menyumbang hampir 1% dari semua kasus skoliosis idiopatik. Meskipun alasannya mungkin tidak dapat dijelaskan, dalam skoliosis infantil tulang belakang melengkung ke sisi kiri pada sebagian besar kasus dan didominasi toraks dalam presentasinya.

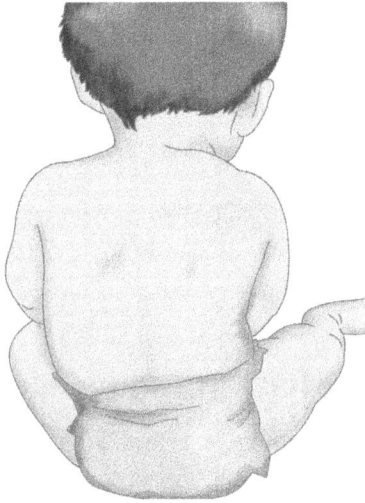

Skoliosis idiopatik infantil anak laki-laki berusia 20 bulan.

Namun, penelitian juga menunjuk pada kemungkinan bahwa kelengkungan yang muncul dalam tiga tahun pertama kehidupan mungkin sebenarnya akan berubah seiring dengan perjalanan waktu. Pada tahun 1965, Lloyd-Roberts dan Pilcher melaporkan bahwa hampir 92 persen dari kasus skoliosis idiopatik infantil dapat terselesaikan dalam tahun pertama kehidupannya.

Hal ini juga sering ditemukan bahwa anak-anak kecil yang mengembangkan skoliosis atau kelengkungan tulang belakang sebelum usia 5 tahun juga mungkin memiliki kelainan kardiopulmoner.

Para ahli menunjukkan alasan kemungkinan selanjutnya yang dapat menyebabkan bayi mengembangkan skoliosis idiopatik infantil dan sebuah kelengkungan tulang belakang yang berbentuk huruf 'S':

→ Dalam beberapa kasus, cetakan intrauterin telah dikaitkan dengan pengembangan kurva. Dalam hal ini, dinding uterus di dalam tubuh ibu mengerahkan tekanan abnormal pada satu sisi janin atau posisi janin pada suatu cara yang abnormal, yang benar-benar dapat mengakibatkan pengembangan kurva.

→ Tekanan eksternal postnatal, yang diberikan pada keadaan dimana bayi diletakkan pada punggung atau kepala mereka di dalam boks atau tempat tidur untuk jangka waktu yang lama. Dalam kasus tersebut, tingkat tekanan abnormal terjadi pada bagian punggung, yang bisa berdampak serius pada tingkat keselarasannya. Hal ini sebagai alasan skoliosis idiopatik infantil yang sering dikaitkan dengan gangguan seperti plagiocephaly atau tengkorak merata pada bayi.

Meskipun penjelasan di atas adalah diduga, penyebab-penyebabnya masih menyisakan hipotetis dan penelitian lebih lanjut yang diperlukan untuk memvalidasi kesamaannya.

Skoliosis Idiopatik Remaja Muda atau Juvenile

Skoliosis Idiopatik Remaja Muda terjadi antara usia 3 dan 9 tahun. Berbeda dengan skoliosis idiopatik infantil, bentuk skoliosis ini mempengaruhi lebih banyak anak perempuan daripada anak laki-laki dan membawa risiko besar perkembangan kurva selanjutnya yang cepat, jika tidak diperbaiki dengan baik dan tepat waktu. Sebuah studi yang dikendalikan dilakukan di antara 109 pasien dengan skoliosis idiopatik remaja muda menunjukkan bahwa sementara kurva berkembang pada tingkat 1 sampai 3 derajat per tahun sebelum usia 10, itu meningkat pada tingkat 4,5 sampai 11 derajat per tahun setelah usia 10 tahun. Hal ini juga sering diamati bahwa anak-anak dengan skoliosis idiopatik remaja muda lebih sering memiliki kurva dada kiri yang progresif dan dihubungan dengan potongan berbulu abnormal dan insiden agak lebih tinggi dari intraspinal patologi, termasuk syringomyelia dan diastematomyelia.

Fakta menarik ...

Skoliosis Idiopatik Remaja Muda mungkin merupakan satu-satunya bentuk skoliosis idiopatik yang terjadi ketika tidak ada pertumbuhan utama dari tulang belakang yang terjadi!

Sedikit lebih umum dari skoliosis idiopatik infantil, Skoliosis Idiopatik Remaja Muda menyumbang sekitar 12-21% dari semua kasus skoliosis idiopatik yang ditemukan. Namun, pola yang berbeda memang ada dalam cara Skoliosis Idiopatik Remaja mempengaruhi anak laki-laki dan perempuan. Pada kelompok usia 3 sampai 6 tahun, jumlah anak laki-laki dan perempuan yang hampir sama cenderung mengembangkan kelengkungan tulang belakang. Namun, dalam lanjutan kelompok usia 6 sampai 10 tahun, lebih banyak anak perempuan daripada anak laki-laki yang cenderung menjadi terkena.

Prognosa pada jenis skoliosis idiopatik ini seringkali positif, asalkan diagnosis yang akurat dan tepat waktu serta manajemen yang dimulai.

Adolescent Idiopathic Scoliosis (AIS)

Skoliosis idiopatik ini berkembang pada remaja antara usia 10 dan 18 tahun, dengan kelengkungan tulang belakang lateral yang lebih dari 10 derajat. Fakta yang paling penting tentang AIS adalah insiden yang luas pada gadis-gadis muda lebih banyak daripada anak laki-laki, mungkin karena awal pertumbuhan fisik dan perkembangan selama masa pubertas pada anak perempuan muda. Faktanya, 60-80% dari semua kasus AIS terlihat pada gadis-gadis muda. AIS juga merupakan bentuk dari skoliosis yang paling umum, terjadi pada setidaknya 4 persen dari semua anak-anak dengan usia antara 9 sampai 14 tahun. Selain itu, AIS lebih sering terlihat pada anak-anak yang memiliki riwayat demormitas keluarga.

Apakah Anda tahu ...

Adolescent Idiopathic Scoliosis (AIS) memiliki prognosa terbaik di antara semua jenis skoliosis, yang berarti bahwa jika terdeteksi pada waktu yang tepat, manajemen dan penyembuhannya akan cenderung menjadi yang paling berhasil.

Di sini, juga penting untuk dicatat bahwa kelengkungan tulang belakang pada AIS, jika tidak ditangani, dapat berkembang dengan cepat dan menyebabkan deformitas yang signifikan. Deformitas ini dapat lebih lanjut menyebabkan penderitaan psikologis yang besar dan deformitas atau cacat fisik pada remaja. Selain itu, karena rotasi vertebra, tulang rusuk akan menjadi terpengaruh yang pada akhirnya bisa membentur jantung dan fungsi paru-paru, yang menyebabkan gejala-gejala seperti sesak napas berat.

Fakta-fakta Penting dari Bentuk-bentuk Skoliosis Idiopatik

Skoliosis Idiopatik Infantil	Skoliosis Idiopatik Remaja	Skoliosis Idiopatik Remaja Dewasa
Umur: Lahir sampai 3 tahun	Umur: 3 sampai 9 tahun	Umur: 9 sampai 18 tahun (dewasa)
Lebih sering terjadi pada anak laki-laki dibandingkan anak perempuan	Lebih sering terjadi pada anak perempuan daripada anak laki-laki	Lebih sering terjadi pada anak perempuan daripada anak laki-laki
Jumlahnya 1% dari semua kasus skoliosis idiopatik	Jumlahnya sekitar 12-21% dari semua kasus idiopatik Scoliosis	Sebagian besar bentuk umum dari skoliosis idiopatik

Skoliosis Neuromuskular

Berasal dari istilah 'neuro', yang berarti saraf, jenis skoliosis ini, adalah salah satu yang terjadi akibat kelainan pada perkembangan kolom vertebral karena gangguan saraf tertentu atau bentuk kelemahan otot apapun. Dengan kata lain, skoliosis neuromuskular akan dihasilkan dari kurangnya kontrol saraf dan otot yang mendukung tulang belakang.

Terdapat pola tertentu dari fungsi otot yang bekerja untuk mempertahankan dukungan yang memadai untuk pertumbuhan kolom tulang belakang, keselarasan dan keseimbangannya. Berbagai macam gangguan neuromuskuler yang ada dapat mengubah cara fungsi normal ini, memberikan cara untuk kelengkungan tulang belakang, baik sebagai hasil akhir atau sebagai hasil kombinasi, yang biasanya akan menjadi progresif secara alami.

Kelainan pada fungsi neuromuskular yang menyebabkan skoliosis idiopatik memiliki dua klasifikasi:

→ Neuropatik - ini adalah istilah yang diberikan untuk skoliosis yang terjadi karena fungsi saraf yang abnormal dari penyakit seperti cerebral palsy.

→ Miopatik - Istilah ini mengacu pada kelengkungan yang berkembang karena fungsi otot yang abnormal yang terjadi pada penyakit seperti distrofi otot.

Di sini, kami telah mendaftarkan beberapa penyakit neuromuskuler yang paling umum yang dapat menyebabkan skoliosis dari kategori berikut:

- Cerebral palsy
- Spina bifida
- Tumor medula spinalis
- Neurofibromatosis
- Distrofi otot
- Kondisi paralitik

Fakta penting ...

Sebagian besar penyakit ini menyebabkan perubahan neuromuscular selama masa kanak-kanak. Ini, secara kebetulan, saat tubuh dan tulang belakang tumbuh dan menyesuaikan diri untuk memenuhi kebutuhan pertumbuhan fisik. Ini juga merupakan saat ketika kerusakan maksimum dapat dilakukan untuk tulang belakang.

Mari kita mempelajari beberapa fakta penting tentang skoliosis neuromuscular:

→ Anak-anak yang menderita jenis skoliosis ini biasanya memiliki koordinasi yang buruk dari tubuh, leher dan kepala mereka.

→ Kyphosis, tulang belakang bengkok ke depan yang abnormal, juga seringkali ditemukan.

→ Kemungkinan perkembangan kurva ini jauh lebih tinggi jika kurva telah berkembang pada usia yang lebih dini. Demikian pula, kurva yang sudah parah pada diagnosis awal akan cenderung berkembang pada tingkat yang jauh lebih cepat.

→ Kurva pada skoliosis neuromuskuler biasanya lebih panjang, memperpanjang sepanjang garis turun ke tulang ekor.

→ Panggul miring juga mungkin terjadi pada anak-anak bersama dengan bentuk skoliosis ini. Dalam kondisi ini, panggul miring, dengan satu sisi tampak lebih tinggi dari yang lainnya.

→ Kurva toraks yang lebih besar (80 ° atau lebih) dan kurva hyperlordotic, atau kurva mundur, mungkin juga akan menambah masalah paru-paru.

Perkembangan kurva skoliosis neuromuskuler biasanya jauh lebih cepat daripada pada skoliosis idiopatik. Meskipun beberapa dari anak-anak ini mungkin dapat berjalan dan melakukan beberapa kegiatan fisik yang normal, sebagian besar anak-anak ini akan menjadi tergantung kursi roda pada tahun-tahun remaja dewasa mereka.

Skoliosis Dewasa

Dengan bertambahnya usia Anda, jaringan lunak tulang belakang dan komponen lainnya mungkin mengalami beberapa robekan dan keausan, mengarah ke pembentukan lengkungan pada tulang belakang Anda. Para ahli mendefinisikan skoliosis dewasa sebagai deformitas tulang belakang pada individu yang matang secara skeletal dengan cara lain, dengan kurva berukuran lebih dari 10° dengan menggunakan metode Cobb.

Untuk tujuan penelitian, kita dapat mengklasifikasikan skoliosis degeneratif menjadi tiga jenis yang berbeda:

I. SKOLIOSIS DEGENERATIF MURNI

Ketika individu, memiliki tulang belakang yang lurus sempurna dan sehat, kemunculan lekukan hanya terjadi karena proses penuaan, kondisi ini disebut skoliosis degeneratif murni. Beberapa ahli juga merujuk pada skoliosis degeneratif murni sebagai ADS lagi, secara harfiah menyiratkan skoliosis degeneratif dewasa yang telah dimulai lagi karena usia tua.

Dalam skoliosis dewasa, deformitas terbentuk karena cakram intervertebralis mulai menua, menyebabkan degenerasi dan akhirnya berakhir pada kurangnya kompetensi elemen tulang belakang posterior, terutama sendi facet. Akhirnya rotasi aksial yang diharapkan dari segmen tulang belakang yang relevan menyebabkan ketidakstabilan tulang belakang ke samping dan kelemahan berikutnya atau peningkatan di dalam ligamen tulang belakang.

2. Kurva Idiopatik Dengan Degenerasi

Pada anak-anak didiagnosis skoliosis infantil, remaja atau remaja dewasa, kurva tersebut akan lebih memburuk akibat proses penuaan. Meskipun kurva tersebut memiliki asal-usulnya selama masa kanak-kanak, degenerasi tersebut terkait dengan penuaan yang lebih bisa memperburuk kelengkungan.

3. Penyebab Sekunder

Terdapat beberapa penyebab dalam kehidupan orang dewasa yang dapat menyebabkan perkembangan kelengkungan, seperti tumor, patah tulang, trauma atau kecelakaan.

Skoliosis Non-Struktural

Skoliosis non-struktural atau fungsional adalah jenis lain dari gangguan tersebut. Sementara skoliosis struktural berasal dari Penyakit tulang belakang atau gangguan yang mendasari, skoliosis non-struktural berasal dari masalah yang mungkin tidak secara langsung berhubungan dengan setiap masalah tulang belakang. Di sini, kelengkungan tulang belakang akan terjadi dari masalah pada bagian lain dari tubuh, sebuah penyakit yang berkembang, gaya hidup atau sejumlah alasan lainnya.

Secara luas kita dapat mengklasifikasikan skoliosis non-struktural menjadi empat jenis yang berbeda, termasuk diantaranya:

→ Kompensasi - Penyebab utama skoliosis kompensasi nonstruktural adalah karena perbedaan panjang kaki. Bentuk skoliosis ini akan terjadi sebagai akibat dari upaya tubuh untuk menyesuaikan diri dengan perbedaan tersebut.

→ Siatik - Ketika tubuh Anda mencoba untuk mengontrol dan menghindari rasa sakit yang disebabkan oleh masalah saraf siatik dengan memiringkan ke satu sisi, Anda mungkin secara bertahap mengembangkan bentuk skoliosis ini.

Apa Saraf Siatik itu?

Saraf siatik adalah saraf terpanjang dan terbesar di tubuh. Nyeri sepanjang saraf ini dapat menyebabkan ketidaknyamanan yang parah dan mati rasa atau kesemutan, sepanjang anggota tubuh bagian bawah..

→ Inflamasi - Bentuk skoliosis non-struktural ini adalah karena kondisi inflamasi seperti radang usus buntu atau otot kejang.

→ Postural - Kebiasaan postural yang tidak benar diamati sepanjang periode waktu dapat menyebabkan bentuk skoliosis non-struktural, yang mungkin dikoreksi dengan metode manajemen yang spesifik.

Berbeda dengan skoliosis struktural, fungsional maupun skoliosis non-struktural dapat berubah. Dengan kata lain, tulang belakang dapat kembali pada keselarasannya yang normal jika faktor yang memberatkan dapat dikendalikan.

Berdasarkan Letak Kurva

Terlepas dari semua kriteria di atas, lokasi dan jenis kurva juga dapat digunakan untuk mengklasifikasikan skoliosis. Kita dapat membedakan antara tiga jenis skoliosis berdasarkan kriteria tersebut.

1. Skoliosis Thoraks: Jenis skoliosis ini terlihat ketika daerah toraks tulang belakang melengkung. Kurva biasanya akan terlihat mengarah ke sisi kanan, di tengah-tengah dari punggung.

2. Skoliosis Lumbal: Seperti namanya, sebagian besar skoliosis terkonsentrasi di lumbal atau daerah punggung bawah. Sementara itu, kurva ini terlihat lebih di sebelah kiri sisi dari tulang belakang.

3. Skoliosis Torakolumbalis: Dalam kasus ini, kurva tersebut dominan pada titik di mana dada dan lumbal tulang belakang bertemu.

Grafik dan Diagram

Jenis Skoliosis - Berdasarkan lokasi kurva

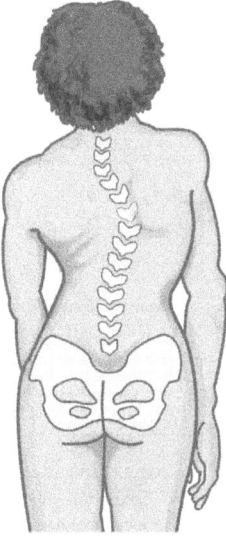

Kurva thoraks

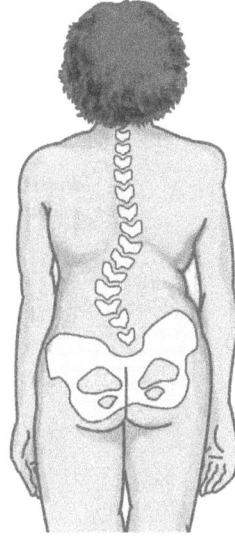

kurva lumbal

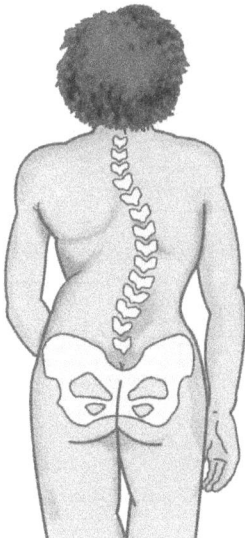

kurva
torakolumbalis

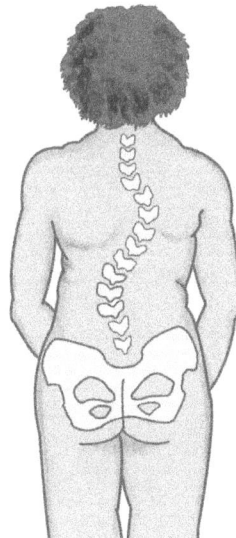

Kurva ganda
utama

Jenis-jenis skoliosis

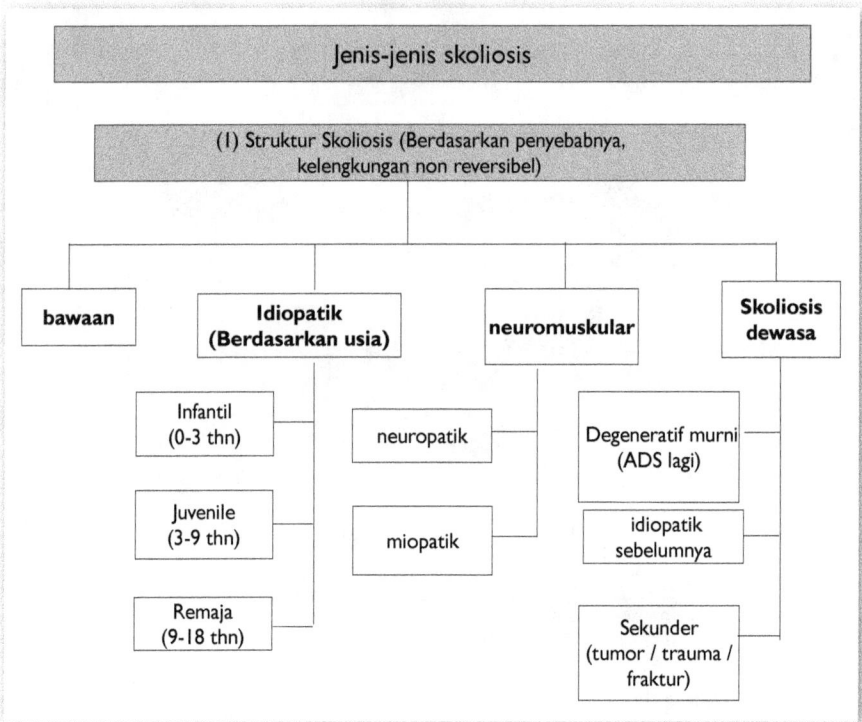

(1) Struktur Skoliosis (Berdasarkan penyebabnya, kelengkungan non reversibel)

- bawaan
- Idiopatik (Berdasarkan usia)
  - Infantil (0-3 thn)
  - Juvenile (3-9 thn)
  - Remaja (9-18 thn)
- neuromuskular
  - neuropatik
  - miopatik
- Skoliosis dewasa
  - Degeneratif murni (ADS lagi)
  - idiopatik sebelumnya
  - Sekunder (tumor / trauma / fraktur)

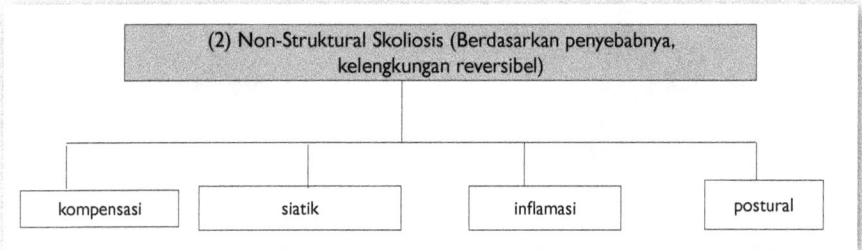

(2) Non-Struktural Skoliosis (Berdasarkan penyebabnya, kelengkungan reversibel)

- kompensasi
- siatik
- inflamasi
- postural

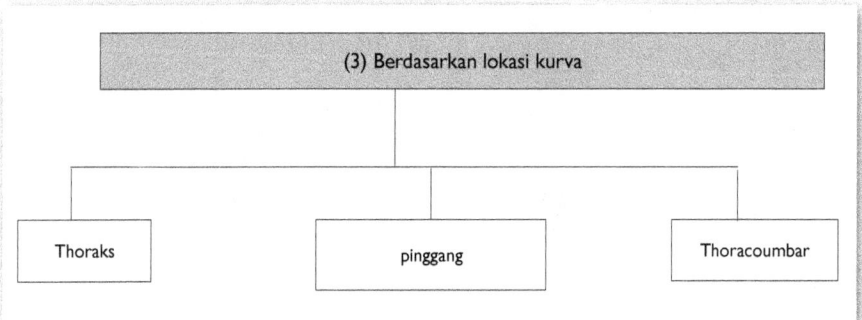

(3) Berdasarkan lokasi kurva

- Thoraks
- pinggang
- Thoracoumbar

BAB 4

Mengenali Penyakit

D alam bab ini, kita akan berbicara tentang tanda-tanda dari skoliosis yang paling penting, baik yang umum maupun yang langka. Kita akan memberitahu Anda cara untuk mengenali perubahan awal dalam penampilan fisik yang akan terjadi pada skoliosis anak-anak, serta orang dewasa. Kita juga akan membahas rasa sakit yang terkait dengan skoliosis dan berbagai bentuk yang bisa terjadi. Anda akan membaca lebih lanjut tentang tanda-tanda yang kurang lazim tapi penting seperti sesak napas dan nyeri dada yang mengindikasikan perlunya perawatan medis dengan segera.

Kelainan fisik

Ketidakseimbangan dalam penampilan fisik adalah tanda utama dari skoliosis, dijelaskan dengan perubahan nyata dalam postur dan lengkungan tulang belakang, baik pada anak-anak maupun orang dewasa. Para ahli menyebut perubahan ini, arah abnormal lekukan tulang belakang atau ketidakseimbangan yang memiliki potensi untuk memberikan dampak pada setiap bagian dan sistem tubuh kita.

Mengetahui tentang bagaimana skoliosis dapat mempengaruhi dan mengubah tubuh kita adalah langkah pertama dalam mengenali penyakit tersebut. Sederhananya, deformitas tulang belakang ini memiliki potensi untuk:

→ Mengubah penampilan Anda

→ Mengubah bagaimana Anda melakukan kegiatan sehari-hari termasuk duduk, berdiri dan berjalan

→ Mengubah semua cara Anda dalam menjalani hidup

Pada bagian selanjutnya, kami akan memberikan panduan terperinci dan mudah untuk diikuti yang dapat digunakan untuk mengenali kondisi tersebut, dari tanda-tanda fisiknya, karakteristik nyeri dan gejala-gejala yang kurang umum lainnya seperti sesak napas dan nyeri dada. Lebih lanjut dalam bab-bab selanjutnya, Anda juga akan dapat menganalisis seberapa buruk gejala-gejala Anda dan pada tahap apa Anda harus benar-benar mempertimbangkan untuk melakukan koreksi bedah deformitas Anda.

Sedangkan tanda-tanda awal skoliosis mungkin agak lazim di semua kelompok usia, ada beberapa perubahan skeletal atau kerangka yang lebih menonjol dan mudah dikenali pada anak-anak, remaja dan remaja. Di sini, kami telah melengkapi daftar 10 besar tanda-tanda perubahan yang mungkin dalam penampilan fisik, khususnya pada sistem kerangka, yang dapat terjadi pada kelompok usia yang lebih muda.

Top 10 Perubahan Skoliosis

1. Satu permukaan bahu lebih tinggi dan lebih menonjol daripada yang lainnya

2. Bahu mungkin terlihat bulat

3. Salah satu pinggul tampak lebih menonjol dari yang lainnya

4. Satu lengan tampak lebih panjang dari yang lainnya

5. Satu kaki terlihat lebih pendek dari yang lainnya, terutama ketika sedang tidur

6. Pakaian tampak menggantung tidak merata

7. Dada terlihat cekung

8. Pinggang tampak asimetris

9. Tulang rusuk kandang mungkin tampak lebih menonjol di satu sisi

10. Lipatan perut tampak abnormal

Catatan-catatan penting

Seluruh tubuh terhubungkan secara langsung atau tidak langsung oleh tulang belakang. Oleh karena itu, perubahan pada tulang belakang dengan mengubah keselarasan seluruh tubuh dan menyebabkan kelainan, cedera, penurunan fungsi dan nyeri di setiap sendi.

Di sini, mari kita memahami beberapa gejala yang sudah disebutkan di atas dengan lebih dekat:

→ Mengapa bahu tampak tidak rata?

→ Bahu pada sisi cembung dari kurva tulang belakang muncul lebih tinggi dibandingkan dengan yang di sisi cekung.

→ Mengapa seluruh tubuh terlihat tidak sejajar?

→ Dalam struktur rangka dari orang dewasa yang sehat dan normal, tengkorak atas harus sejalan sempurna dengan pusat tulang panggul. Ini tidak terjadi pada skoliosis sekunder untuk kurva lateral tulang belakang dan karenanya menciptakan ketidak selarasan seluruh tubuh.

→ Mengapa salah satu pinggul tampak terangkat?

→ Ini terutama terjadi ketika kelengkungan menonjol pada punggung bagian bawah dan benar-benar merupakan salah satu tanda-tanda fisik yang paling menonjol dari skoliosis.

→ Apa yang terjadi pada kulit di atas tulang punggung?

Apakah Anda tahu ...

Karena setiap perubahan fisik yang disebabkan oleh skoliosis adalah pertama-tama biasanya diperhatikan oleh anggota keluarga atau teman, untuk kesalahan skoliosis dengan masalah otot adalah perangkap yang sangat umum. Konsultasikan dengan dokter Anda saat Anda melihat ada gejala skoliosis, kesalahan yang relevan, Anda mungkin mengalami dengan penurunan kondisi Anda yang cepat dan drastis!

Dalam bab-bab berikutnya, Anda akan membaca lebih lanjut tentang tes khusus yang dilakukan untuk mendeteksi keberadaan dari skoliosis, terutama berdasarkan perubahan yang terjadi pada struktur rangka.

Selain di atas, pada bayi dan bayi yang baru lahir, skoliosis secara khusus dapat dikenali karena:

→ Tonjolan yang terlihat di satu sisi dari punggung atau dada bayi

→ Bayi mungkin berbaring dengan salah satu sisinya

Penting untuk diketahui ...

Paling sering, tanda-tanda awal skoliosis bisa pergi tanpa diketahui pada anak-anak, hanya menjadi lebih terlihat ketika kelengkungan memburuk pada tahap berikutnya. Oleh karena itu, penting untuk memperhatikan tanda-tanda kecil apapun yang terdeteksi selama rutinitas penyaringan fisik di sekolah dan carilah saran medis lebih lanjut. Deteksi dini dapat benar-benar membantu penyedia medis untuk menghentikan atau memperlambat perkembangan kelengkungan tersebut.

Tanda-tanda Awal Pada Orang Dewasa

Selain tanda-tanda yang disebutkan di atas yang ditemukan di kelompok usia yang lebih muda, terdapat juga perubahan fisik tertentu dan kelainan yang muncul pada orang dewasa. Ini muncul karena tulang dari tulang belakang mengkompresi sistem saraf. Dalam hal ini, Anda mungkin melihat beberapa gejala di antaranya:

• Inkontinensia urin atau hilangnya kontrol kandung kemih
• Inkontinensia usus atau hilangnya kontrol usus
• Kelemahan atau mati rasa di kaki, kaki bagian bawah atau jari kaki
• Pada pria, disfungsi ereksi atau ketidakmampuan untuk mempertahankan ereksi

Beberapa gejala lain yang khusus untuk orang dewasa mencakup:

- Pada wanita, ukuran payudara tidak sama
- Perbedaan ketinggian tulang rusuk di antara sisi-sisinya

Perbedaan yang terlihat dalam tekstur atau penampilan kulit, terutama pada sisi tulang belakang.

Semua Tentang Rasa Nyeri

Sebelum kita melangkah lebih jauh ke dalam hubungan skoliosis dengan rasa nyeri, mari kita sejenak memahami apakah rasa nyeri itu. Anda dapat merasakan nyeri, tetapi apakah itu hanya sensasi dari ketidaknyamanan? Apakah ini hanya sesuatu yang tidak bisa ditolerir atau itu tanda kelainan lain di dalam tubuh Anda, atau bahkan suatu tanda penyakit atau cedera yang mungkin terjadi di waktu dekat?

Para ahli mendefinisikan rasa nyeri sebagai perasaan yang tidak menyenangkan, yang disampaikan kepada otak oleh neuron sensorik. Selain sensasi belaka, ini juga meliputi tiga aspek berikut:

→ Kesadaran fisik rasa nyeri

→ Persepsi ketidaknyamanan

→ Subyektif/persepsi individual dari ketidaknyamanan tersebut

Skoliosis dan Rasa Nyeri

Selama kelengkungan tulang belakang Anda berada dalam tahap awalnya, sebagian besar dari waktu, skoliosis tidak akan menyakitkan, berapapun usia pasien yang mungkin. Ini adalah alasan mengapa skoliosis bisa naik tanpa diketahui pada awalnya, sampai saat tanda-tanda fisik mulai muncul, seperti yang dijelaskan di atas. Namun, dalam beberapa kasus, skoliosis juga menyebabkan rasa nyeri karena pergerakan dari dalam, baik karena kontraksi otot yang abnormal atau kejang atau masalah tambahan yang sebabkan oleh kelengkungan.

Darimanakah rasa nyeri skoliosis itu berasal? Apakah dari tulang atau otot? Apakah nyeri neuropatik atau apakah itu disebut nyeri? Itu semua tentang otot, kata para ahli. Sederhananya, rasa sakit skoliosis berasal dari otot-otot yang mengelilingi daerah yang rusak, yang terus berkontraksi dan tidak pernah diizinkan untuk bersantai. Otot ini, karena dalam keadaan kontraksi, bulan demi bulan, menjadi pegal dan akhirnya menyebabkan rasa nyeri skoliotik.

Karakteristik Rasa Nyeri

Nyeri punggung dan nyeri otot konstan, biasanya muncul sebagai salah satu tanda pertama dan yang paling umum dari skoliosis. Jenis rasa sakit ini dapat memiliki satu atau lebih dari karakteristik berikut:

- Nyeri menjadi lebih buruk ketika Anda sedang duduk/berdiri dan meningkat ketika Anda berbaring telentang atau ke arah samping
- Nyeri konstan, terlepas dari posisi
- Nyeri yang bergerak dari tulang belakang Anda ke pinggul, kaki atau terkadang ke lengan Anda, baik saat berdiri atau berjalan

Dalam kondisi tertentu seperti skoliosis degeneratif, rasa nyeri yang menyertainya memiliki ciri khas tersendiri. Rasa sakit yang datang bersama dengan skoliosis degeneratif umumnya akan memiliki satu atau lebih dari ciri-ciri sebagai berikut:

- → Ini berkembang dari waktu ke waktu dan mulai terhubungkan dengan aktivitas fisik.
- → Keadaan terburuk di pagi hari dan perlahan-lahan mulai berkurang dengan aktivitas.
- → Keadaan memburuk selama paruh hari kedua.
- → Keadaan lebih menyakitkan untuk berdiri atau berjalan daripada duduk karena tekanan yang diberikan pada sendi facet di tulang belakang.
- → Ini menyakitkan untuk berdiri atau berjalan, dengan kaki yang terutama terasa menyakitkan.

Menariknya, sering ada perdebatan tentang apakah sakit skoliosis itu memang nyata atau hanya sebuah ketidaknyamanan yang dirasakan oleh penderita karena sakit berkelanjutan atau kronis? Nah, penelitian menunjukkan bahwa rasa sakit skoliosis memiliki peringkat sekitar 8 poin pada skala nyeri 10, sementara sakit gigi biasanya diukur sampai 6 poin pada tahap yang terburuk.

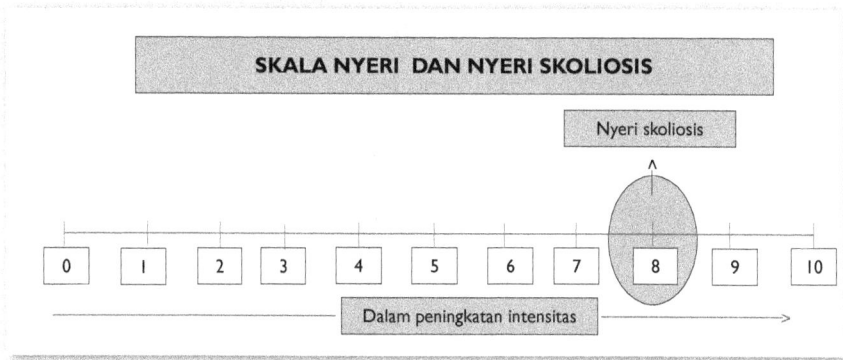

SKALA NYERI DAN NYERI SKOLIOSIS

Nyeri skoliosis

| 0 | I | 2 | 3 | 4 | 5 | 6 | 7 | 8 | 9 | 10 |

Dalam peningkatan intensitas

Bentuk-bentuk Rasa Nyeri

Semua rasa sakit yang dirasakan oleh pasien dengan skoliosis secara luas dibahas di bawah dua judul oleh para ahli. Yang mencakup seluruh spektrum aspek fisik dari gangguan bersama dengan faktor psikologis yang terkait.

Gejala Nyeri

Bentuk rasa nyeri ini adalah terkait dengan penyebab yang benar-benar mempengaruhi tulang belakang. Rasa nyeri akan berasal dari komponen apapun dari tulang belakang, otot-otot punggung atau bahkan dari beberapa organ internal. Nyeri ini mungkin terjadi karena faktor-faktor seperti kontak dari tulang ke tulang, kompresi saraf atau kompresi organ.

Nyeri Psychosomatic

Dalam beberapa kasus, pasien yang diduga menderita skoliosis memiliki ketakutan yang tertanam atas diagnosis yang positif. Karena ketakutan ini, otaknya mulai membuat gejala nyeri hanya atas dasar ketakutan, sementara tidak ada penyebab biologis yang sebenarnya untuk rasa nyeri yang timbul. Jenis rasa sakit ini berasal dari dan disebarkan oleh pikiran sebagai lawan dari tubuh seperti nyeri gejala. nyeri yang timbul dari penyebab psiko-emosional seperti kemungkinan akan merespon lebih baik pengetahuan dan terapi perilaku daripada pengobatan klinis yang aktual.

Nyeri dan tempat dari kurva skoliotik

Seberapa banyak rasa nyeri yang akan dialami oleh pasien dengan skoliosis juga tergantung pada beberapa faktor lainnya, seperti usia dan, yang paling penting, letak dari kurva tersebut.

Misalnya, dalam sebagian besar kasus, dada atau kurva punggung atas tidak akan menyebabkan banyak rasa nyeri, bahkan jika itu adalah kurva 90-100 °. Di sisi lain, kurva lumbal dengan lebih dari 45 ° akan cenderung menyebabkan rasa sakit di sebagian besar waktu.

Fungsi Paru Dan Nyeri Dada Abnormal

Ada sejumlah isu yang dapat mempengaruhi setiap kluster apapun dari organ dan fungsi yang terkait ke seluruh tubuh, termasuk bagian pernapasan, jantung, paru-paru atau pembuluh darah. Hanya untuk tujuan referensi, sementara sesak napas secara klinis disebut sebagai dyspnea, hiperventilasi merupakan istilah para ahli yang berikan untuk napas cepat dan berlebihan.

Bila Anda memiliki skoliosis dada dengan kurva sekitar 70 ° atau lebih, kelengkungan yang abnormal dapat benar-benar mulai menimpa ruang yang memegang jantung dan paru-paru. Jika proses ini terus berlanjut selama periode waktu, maka paru-paru dan kapasitas jantung yang sebenarnya dapat dibahayakan, akan menyebabkan sesak napas dan nyeri dada.

Penelitian menunjukkan bahwa ketika diobati, sebanyak 0,2 sampai 0,5% kasus skoliosis akhirnya dapat mencapai suatu titik dimana ruang menjadi dibatasi di dalam tulang rusuk, memberikan dampak pada fungsi jantung dan paru-paru yang optimal, Pada tahap ini, paru-paru Anda akan dipaksa untuk bekerja lebih keras dari yang diperlukan, yang akan menimbulkan sesak napas dan bahkan nyeri dada.

Sesak napas pada dasarnya merupakan sebuah tahapan dari 3 gejala skoliosis (lihat tabel di bawah). Ini berarti bahwa hal itu tidak akan berkembang dengan segera membentuk sebagai kelengkungan tulang belakang. Sebaliknya, ia akan mulai berkembang hanya ketika kurva mulai memburuk, yang sering mempengaruhi dada atau paru-paru. Ketika kelengkungan tulang belakang Anda memburuk, itu benar-benar akan menyebabkan tulang rusuk Anda memutar. Gerakan ini kemudian dapat memberikan tekanan besar pada jantung dan paru-paru Anda, yang mengarah menjadi sesak napas atau dyspnea yang menonjol. Dengan kata lain, karena fenomena ini, dada Anda sebenarnya telah kehilangan ruang, menghambat kemampuan Anda untuk bernapas dengan lega.

Apakah Anda tahu ...

Rata-rata, orang dewasa yang normal dan sehat dengan berat badan sekitar 70 kilogram (150 pon) bernafas dengan tingkat 14 hembusan napas per menit saat istirahat.

Terdapat penelitian yang menunjukkan mekanisme lain yang terkait antara lokasi kurva dan sesak napas. Misalnya, untuk pasien dengan kurva thoraks 50 derajat atau lebih, risiko sesak napas dan bahkan kematiannya adalah relatif lebih tinggi.

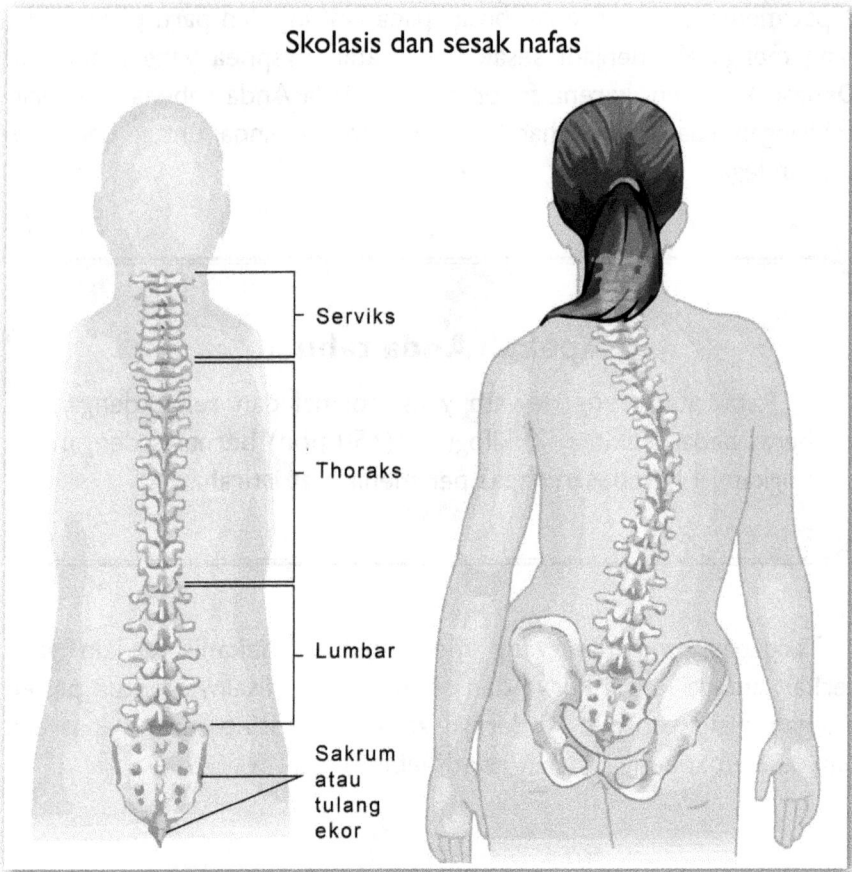

Skolasis dan sesak nafas

Serviks

Thoraks

Lumbar

Sakrum
atau
tulang
ekor

Pada titik ini, juga membantu untuk mengetahui bahwa sesak napas dan nyeri dada bahkan dapat dikatakan sebagai suatu gejala atau muara dari skoliosis bertahun-tahun setelah diagnosis awal dibuat. Anak-anak yang didiagnosis dengan skoliosis lebih awal dalam hidupnya sering dilaporkan tiba-tiba sesak napas dan nyeri dada pada 10-12 tahun kemudian, setelah asumsi kelengkungan telah menghentikan perkembangannya.

BAB 5

Deteksi dan Diagnosis

ekarang kita tahu tanda-tanda awal yang mungkin menandakan keberadaan skoliosis, kita akan beralih ke alat diagnostik yang digunakan untuk skrining. Kita juga akan berbicara tentang berbagai pro dan kontra dari konsep penyaringan dan membahas berbagai aspek alat skrining yang berbeda.

Skrining - Proses, Aspek, Pro & Kontra

Skrining adalah istilah klinis yang diberikan kepada sekelompok proses yang dilakukan untuk mendeteksi keberadaan suatu penyakit selama pemeriksaan medis. Dalam skoliosis, skrining mengacu pada pemeriksaan fisik yang dilakukan untuk mengidentifikasi skoliosis dalam kasus-kasus yang belum dikenal oleh masyarakat.

Tujuan utamanya disini adalah untuk mempertegas atau menyanggah penilaian yang diperoleh di dalam analisis postural dan untuk menghubungkan deformitas eksternal yang diamati dengan keparahan internal dari distorsi tulang belakang.

Komisi Amerika untuk Penyakit Kronis (The American Commission on Chronic Illness) mendefinisikan Proses skrining sebagai, "Identifikasi presumtif dari penyakit atau cacat yang belum dikenal oleh aplikasi tes, pemeriksaan atau prosedur lainnya yang dapat diterapkan dengan cepat ".

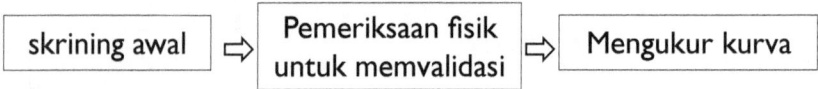

Skrining untuk Skoliosis - Tujuan

Skrining dalam skoliosis terutama adalah didasarkan pada gerakan-gerakan fisik; ini paling sering dilakukan di sekolah-sekolah, karena mereka adalah tempat yang paling mungkin untuk memberikan akses ke sebagian besar anak-anak.

Pada titik ini, sangatlah membantu untuk direnungkan mengapa skrining tersebut penting untuk skoliosis. Para ahli menunjukkan bahwa evaluasi fisik untuk kasus yang diduga sebagai skoliosis terutama dimaksudkan untuk mengecualikan kemungkinan penyebab lain dari deformitas tulang belakang. Pada dasarnya sebuah diagnosis pengecualian, skiring awal akan membantu dokter untuk menyingkirkan penyebab-penyebab sekunder lainnya dari kelengkungan dan gejala-gejala yang dikaitkan.

Sebagai contohnya, beberapa penyebab sekunder ini perlu dikesampingkan melalui proses penyaringan, mencakup:

• Gangguan-gangguan warisan dari jaringan ikat, seperti *Ehlers-Danlos Syndrome* dan *Marfan Syndrome*
• Gangguan neurologis seperti Syringomyelia, *Tethered cord syndrome* dan *cerebral palsy*
• Masalah Muskuloskeletal seperti displasia perkembangan dari pinggul, *Klippel-Feil syndrome* dan sejenisnya

TANDA-TANDA SKOLIOSIS - 3 TAHAP

tahap 1	serangan awal	segera terlihat	tidak ada
	Perubahan ringan di postur	menyebabkan nyeri	tidak ada
	kelengkungan tulang belakang	Dapat dideteksi	Ya, pada skrining
	Ketidakseimbangan / ketidaklurusan dalam tubuh	perhatian medis	Dapat dikontrol

tahap 2	perkembangan	segera terlihat	kadang Kadang
	kemiringan jelas dalam postur	menyebabkan nyeri	serangan nyeri ringan
	kelengkungan tulang belakang menonjol	Dapat dideteksi	Ya, pada skrining
	Perkembangan ketidakseimbangan / ketidaklurusan pada tubuh	perhatian medis	Dapat dikontrol

tahap 3	kelengkungan akut / parah	segera terlihat	ya
	Perubahan drastis dalam penampilan	menyebabkan nyeri	Kronis, konstan
	serangan cacat fisik	Dapat dideteksi	ya
	Sesak napas, nyeri dada	perhatian medis	Bracing, terapi fisik, pembedahan

Skrining di Sekolah – Aspek-Aspek

Sejumlah negara bagian di AS telah menetapkan pedoman program skrining skoliosis berbasis sekolah untuk wajib atau sukarela. Di bagian bawah, kita akan membahas secara rinci berbagai aspek proses skrining dan juga menyoroti tujuan kunci penelitian. Selain itu, kami juga akan membahas berbagai aspek efisiensi, pro dan kontra dan kebutuhan untuk program skrining tersebut, terutama di sekolah.

Ini adalah fakta yang ditapkan bahwa kejadian *Adolescent Idiopathic Scoliosis* (AIS) atau Skoliosis Idiopatik Remaja Dewasa jauh lebih tinggi daripada bentuk-bentuk lain dari gangguan tersebut. Hal ini semakin mencerminkan kebutuhan untuk mendiagnosa dan skrining sekolah anak-anak ketika mereka berada pada kelompok usia remaja.

Secara historis, anak-anak sekolah yang biasanya sudah diperiksa untuk skoliosis didasarkan pada kelompok usia yang berbeda, termasuk:

→ Skenario Pertama: 10-15 tahun, anak laki-laki dan perempuan

→ Skenario Kedua: 10-12 tahun pada anak perempuan dan 13-14 tahun pada anak laki-laki

Disini, kita akan membahas masing-masing darinya dengan sedikit lebih dekat.

Skenario Pertama

Ketika anak-anak yang diskrining pada kelompok usia 10-15 tahun, memungkinkan kita untuk mendeteksi kurva tulang belakang mereka pada tahap yang sangat awal. Hal ini akan semakin menyelamatkan anak-anak dari berbagai komplikasi kesehatan yang mungkin dapat terjadi. Namun, proses ini sering terbukti berbiaya mahal dan sangat memakan waktu.

Skenario kedua

Skrining dengan cara yang selektif akan membantu tim kesehatan untuk berkonsentrasi hanya pada anak-anak yang berisiko tinggi. Namun, kemungkinan kehilangan kasus skoliosis juga tetap tinggi.

Sementara itu, dalam situasi dimana tidak ada skrining yang dilakukan, terdapat penghematan waktu dan sumber daya yang besar. Namun, hal ini dapat terbukti lebih mahal untuk jangka panjang dalam hal komplikasi kesehatan dan perkembangan kurva yang lebih lanjut.

Menarik ....

Dengan program skrining yang sudah merajalela dan meluas seperti itu, bukankah mengherankan bahwa masih begitu banyak anak-anak yang belum terdiagnosis? Nah, para ahli menghubungkannya dengan gaya pakaian dan fashion. Dengan begitu banyak anak muda yang memakai pakaian yang longgar dan modis, terutama pada masa remaja mereka, kelengkungan yang perlahan-lahan berkembang sangat memungkinkan untuk tidak diketahui!

Sebuah Diskusi

Dalam beberapa dekade terakhir, skrining untuk skoliosis telah hampir menjadi bagian integral dari rutinitas pemeriksaan kesehatan di sekolah-sekolah, terutama untuk memeriksa keberadaan skoliosis idiopatik remaja dewasa. Dalam bab sebelumnya, kami menunjukkan betapa pentingnya untuk mendeteksi dini skoliosis pada kelompok usia ini untuk menghindari perkembangan kurva yang lebih lanjut.

Laporan penelitian berkala dan pedoman yang dikeluarkan oleh berbagai instansi pemerintah telah mendukung kebutuhan terhadap skrining rutin untuk skoliosis dan pelaporan kurva untuk perawatan yang lebih lanjut. *American Academy of Orthopedic Surgeons* atau Akademi Ahli Bedah Ortopedi Amerika merekomendasikan skrining biasa untuk anak perempuan di kelompok usia 11 sampai 13 tahun dan anak laki-laki di kelompok usia 13 sampai 14 tahun. Demikian pula, arahan yang dikeluarkan oleh *U.S. Preventive Services Task Force* pada tahun 1996 memerintahkan dokter untuk tetap waspada terhadap adanya lekukan yang menonjol pada remaja selama skrining medis rutin mereka.

Namun, terdapat aspek negatif lainnya untuk seperti stres yang sangat besar dan tinggi yang ditimbulkan pada skrining rutin. Aspek ini tampil dalam bentuk transfer berlebihan yang datang dari sekolah, karena deteksi kurva yang tidak signifikan pada remaja. Akan Tetapi, ada serangkaian penelitian yang menunjukkan bahwa transfer berlebihan juga terjadi bahkan dalam kasus dimana sejumlah alat diagnostik digunakan, sehingga menyiratkan bahwa skrining fisik saja tidak bertanggung jawab untuk seperti kasus surplus arahan.

Demikian juga, kontradiksi juga ada di antara arah tersebut dan pedoman. Misalnya, *American Academy of Pediatrics* menetapkan bahwa Uji Membungkuk Adam dilakukan selama melakukan check-up kesehatan yang normal pada usia 10, 12, 14 dan 16. Namun, seperti per kontradiksi kami hanya disebutkan, rekomendasi ini tidak didukung oleh bukti-bukti yang ada.

Pemeriksaan rutin anak-anak pada usia yang rentan juga disarankan luar pengaturan sekolah. *The American Academy of Pediatrics* menyarankan kunjungan tahunan baik-anak dari usia 10 sampai 18, baik untuk anak laki-laki maupun perempuan. Ini kunjungan baik-anak idealnya diharapkan untuk menyertakan pemeriksaan fisik yang melibatkan pemeriksaan rutin dari kembali, dengan perhatian khusus yang diberikan kepada setiap kelengkungan yang abnormal.

Pemeriksaan Fisik

Dalam bab sebelumnya, kita sudah membahas bagaimana tanda-tanda awal skoliosis dapat menandakan adanya deformitas tulang belakang. Sebuah perubahan nyata dalam postur atau ketidakseimbangan jelas dalam struktur rangka akan menunjuk lebih lanjut tentang kebutuhan metode skrining untuk skoliosis yang lebih sistematis dan berorientasikan hasil.

Menjelang akhir ini, pemeriksaan fisik terperinci, bersama dengan pengujian neurologis merupakan langkah pertama yang harus diambil setelah analisis postural yang telah dilakukan. Ketika dilakukan pada kasus yang diduga skoliosis, pemeriksaan fisik cenderung memeriksa hal-hal berikut:

- Masalah ketidakseimbangan yang jelas
- Pembatasan gerakan
- Kelemahan otot
- Nyeri atau ketidaknyamanan
- Refleks Ekstremitas
- Masalah Sensasi

Untuk pemeriksaan-pemeriksaan fisik, dokter akan menilai Anda dari ketiga pandangan utama, termasuk:

- Tampilan depan
- Tampilan belakang
- Tampilan lateral

Pemeriksaan tersebut harus dilakukan dengan paparan yang lengkap (ke batas yang dapat diterima) dan akan mencatat adanya tanda apapun di bawah ini:

→ Tulang belakang terlihat asimetri
→ Asimetri pada tinggi bahu, pinggang, rongga dada, tulang rusuk dan tingkat puting
→ Tanda-tanda dekompensasi truncal yang mungkin terjadi sebagai hasil dari tubuh yang tidak berpusat pada panggul
→ Palpasi untuk tonjolan paraspinal asimetris, yang menyiratkan bahwa pemeriksa akan mencoba dan menemukan setiap tingkat atau struktur dalam otot yang abnormal yang berjalan bersama atau sejajar dengan tulang belakang
→ Perbedaan panjang kaki yang terlihat jelas

Selain itu, dokter Anda mungkin juga akan meminta Anda untuk berjalan dengan jari kaki dan tumit Anda, yang akan menyingkap tanda-tanda yang ada bahkan kelemahan motoris yang tipis di dalam sekelompok otot ekstremitas bagian bawah.

Selanjutnya, setiap pola pemeriksaan fisik untuk skoliosis idealnya harus mencakup penilaian tahap Tanner. Ini sangat penting karena fakta bahwa perkembangan kurva yang nyata biasanya terjadi selama Tanner pada tahap 2 atau 3.

Apakah Tahapan Tanner itu?

Tahapan Tanner atau skala Tanner adalah skala perkembangan fisik pada anak-anak, remaja dan orang dewasa (lihat gambar bawah). Hal ini mendefinisikan pengukuran perkembangan fisik berdasarkan karakteristik primer eksternal dan seks sekunder, seperti perkembangan rambut kemaluan, ukuran payudara dan alat kelamin, dan sebagainya.

Selain di atas, Anda mungkin juga harus diperiksa untuk gangguan neurologis dimana Anda akan diuji untuk refleks, fungsi otot dan saraf sensasi.

Setelah di atas, Anda kemudian akan diperiksa dengan metode Adam's Forward Bend Test dan diukur dengan menggunakan skoliometer untuk validasi dan kuantifikasi hasil yang lebih lanjut.

Tahapan Tanner

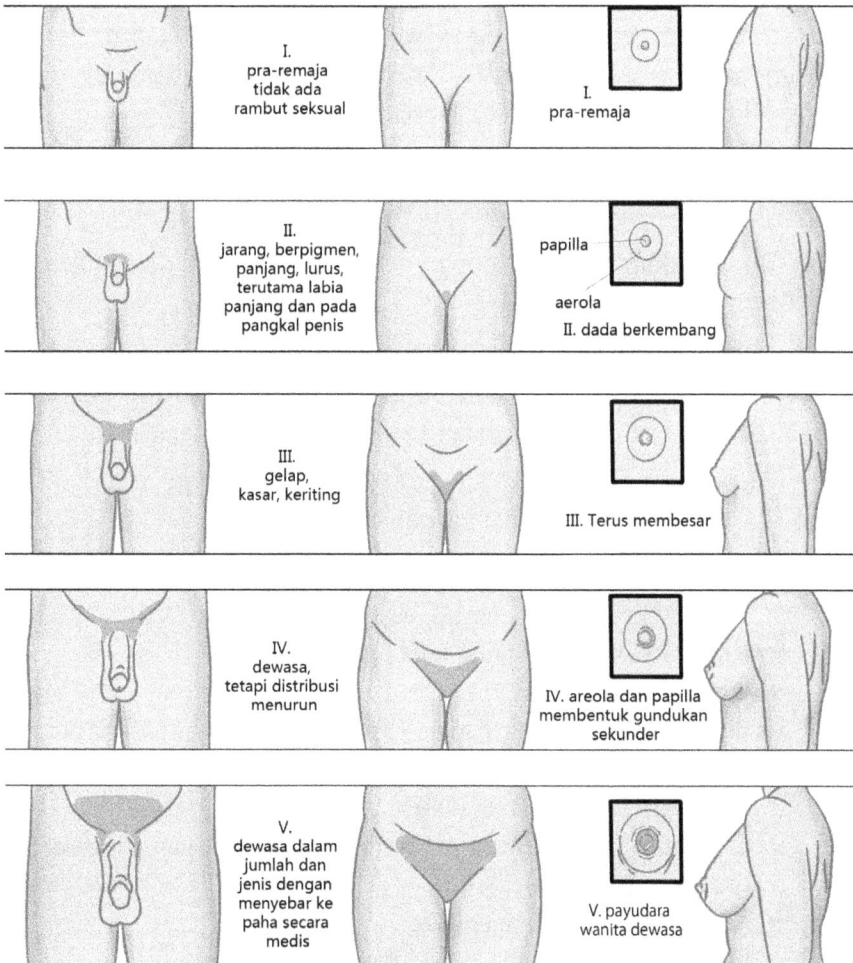

I. pra-remaja tidak ada rambut seksual	I. pra-remaja	
II. jarang, berpigmen, panjang, lurus, terutama labia panjang dan pada pangkal penis	papilla aerola II. dada berkembang	
III. gelap, kasar, keriting	III. Terus membesar	
IV. dewasa, tetapi distribusi menurun	IV. areola dan papilla membentuk gundukan sekunder	
V. dewasa dalam jumlah dan jenis dengan menyebar ke paha secara medis	V. payudara wanita dewasa	

Adam's Forward Bend Test (FBT)

Adam's Forward Bend Test merupakan teknik diagnostik pertama yang tepat yang dilakukan setelah tanda-tanda awal skoliosis apapun yang dilihat dari postur atau bahkan kurva yang sedikit tampak.

Itu juga merupakan sebagian tes skrining yang umum yang digunakan di sekolah-sekolah oleh dokter anak untuk mengamati keberadaan kurva tulang belakang, terutama setelah analisis postural awal yang menunjukkan kemungkinan skoliosis.

Biasanya dilakukan selama tahun-tahun di sekolah menengah, Adam's Forward Bend Test dimaksudkan untuk dilakukan pada fase pertumbuhan remaja yang cepat. Hal ini didasarkan pada pemeriksaan topografi permukaan punggung Anda.

Bagaimana tes itu akan dilakukan

1. Bungkukkan tubuh ke depan dengan sudut 90 °, dengan kedua lengan menjuntai.
2. Kaki harus dijaga bersama-sama, dengan lutut terkunci.
3. Seluruh punggung pasien harus ditampilkan, tulang belakang sepenuhnya dalam keadaan terlihat untuk pemeriksaan.

Apa yang akan diperiksa oleh penguji?

→ Asimetri ketinggian bahu
→ Asimetri pangkal paha terhadap lantai
→ Ketidaksamaan panjang lengan ke lantai
→ Ketidakseimbangan tingkat dari tulang rusuk, yang biasa disebut sebagai 'tulang rusuk punuk', pada dasarnya disebabkan oleh rotasi ruas
→ Asimetri tonjolan scapulae
→ Otot-otot paravertebral lumbal unilateral yang menonjol (punggung bawah)
→ Kepala yang tidak berpusat
→ Deviasi lateral tulang belakang keseluruhan

Apakah FBT itu bagi orang awam ...

Bagi orang awam, FBT adalah suatu metode yang mudah digunakan, nyaman dan cepat untuk mencari tanda-tanda konkret dari skoliosis. Sementara ini tidak akan mengukur tingkat kelengkungan, namun akan memberi Anda diagnosis skoliosis yang dikonfirmasi sebagian jika tanda-tanda yang tercantum tersebut diamati selama pengujian.

The Adam's forward bend test (FBT)

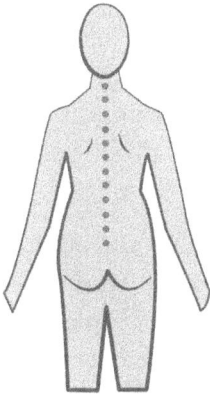

normal
Torso simetris, kepala dan panggul berada dalam satu garis lurus, bahu seimbang

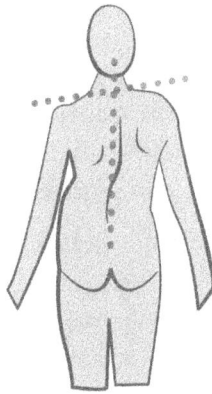

kemungkinan skoliosis
Kepala berada pada salah satu sisi celah natal dan tidak dalam garis lurus dengannya; bahu tidak seimbang

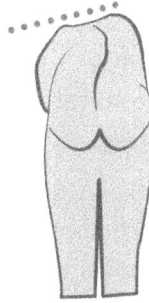

kemungkinan skoliosis
punuk, biasanya di daerah dada kanan; bahu pisau asimetris

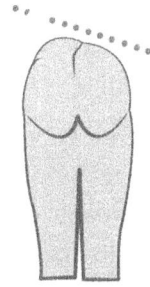

kemungkinan skoliosis
punuk, biasanya di daerah pinggang kiri, asimetri pinggang

Apa yang diungkapkan oleh Penelitian

Kontroversi dan perdebatan yang banyak atas penggunaan dan efisiensi dari *Adam's Forward Bend Test*. Poin yang paling khas dari perdebatan tersebut adalah:

- Apakah tes ini secara akurat mengesampingkan kondisi-kondisi lainnya yang ada?

- Apakah itu juga memperhitungkan semua kelainan lainnya yang mungkin, selain sebuah kelengkungan atau kemiringan yang jelas pada postur?

- Apakah tes tersebut memperhitungkan kurva yang mungkin ada di seluruh bagian tulang belakang, terutama lumbal dan tulang belakang serviks?

Mari kita melihat aspek-aspek kontroversialnya secara terperinci.

Secara umum dipandang sebagai langkah berikutnya dalam sebuah analisis postural sederhana, Adam's Forward Bend Test sebagian besar diperhitungkan karena cukup akurat juga cukup handal.

Selain itu, ini juga dianggap sebagai salah satu alat skrining yang paling mudah untuk digunakan, yang bahkan orang tua atau guru dapat melakukannya pada anak-anak tanpa bantuan dari perangkat atau instrumen. Penelitian juga menunjukkan bahwa FBT adalah bentuk skrining yang relatif murah, cepat dan mudah untuk dilakukan.

Secara historis, FBT selalu menikmati status yang dapat diandalkan sebagai pengukur diagnostik untuk skoliosis. Sebuah studi yang dilakukan oleh Karachalios et al. Melaporkan bahwa FBT memiliki sensitivitas 84% dan spesifisitas 93%. Sementara itu, argumen pertama yang disajikan terhadap penggunaan *Adam's Forward Bend Test* adalah bahwa hal itu meleset pada diagnosis yang benar pada sekitar 15% dari kasus. Bisa saja juga tidak memperhitungkan kurva pada tulang belakang lumbal atau bagian belakang yang lebih rendah. Mengingat fakta bahwa itu adalah lokasi yang cukup umum bagi kurva, ini sering terbukti sebagai kesalahan diagnosa yang mahal. Selain itu, juga telah melaporkan bahwa tes Adam mungkin tidak dapat mendeteksi kurva pada anak-anak dengan obesitas.

Menggunakan Skoliometer

Setelah tanda-tanda positif telah dicatat pada Adam's Forward Bend Test, praktisi dapat menggunakan Skoliometer untuk mencapai dua tujuan:

→ Untuk memvalidasi hasil yang ditemukan oleh FBT dan menghitung asimetri kanan dan sisi kiri yang ditemukan oleh tes

→ Untuk mengukur tingkat kelengkungan aktual

Sebuah Skoliometer pada dasarnya adalah sebuah perangkat yang digunakan untuk skrining skoliosis lebih lanjut setelah FBT. Ini mengkuantifikasi ukuran rotasi tubuh.

Juga dikenal sebagai inklinometer, yang non-invasif dan mudah untuk digunakan, perangkat yang dipegang tangan untuk mengukur tingkat asimetri tubuh.

Hasil yang memberikan tafsiran lebih dari 5 derajat pada setiap tonjolan paraspinal (lumbal/dada) umumnya akan dianggap sebagai positif.

Bagaimana Cara Kerjanya?

Skoliometer tersebut, pada dasarnya merupakan sebuah versi tingkat tukang kayu, yang memberikan Anda tafsiran yang dikenal sebagai *Angle of Trunk Rotation* (ATR) atau Sudut Rotasi Tubuh. Seorang dokter, yang menggunakan Skoliometer, umumnya akan mengikuti langkah-langkah berikut:

→ Anak membungkuk, sejajar dengan lantai, dengan bahu sejajar dengan pinggul, tangan hampir menyentuh jari-jari kaki.

→ Pemeriksa menyesuaikan tinggi dari posisi membungkuk siswa ke tingkat dimana deformitas paling menonjol, yang akan bervariasi secara individu. Kelainan bentuk ini sering disebut sebagai 'punuk' di daerah toraks atau lumbar.

→ Pemeriksa fokus pada tingkat yang sama seperti punggung tersebut.

→ Dengan lembut, ia meletakkan Skoliometer di deformitasnya pada sudut tubuh yang benar, mengukur tafsiran yang sesuai dengan titik tertinggi dari deformitas (puncak), pertama-tama di atas pertengahan daerah thoraks/dada dan kemudian di atas area pertengahan lumbal.

→ Seluruh proses pengukuran tersebut diulang sebanyak dua kali, dengan pasien diminta untuk kembali ke posisi berdiri di antara pengulangan tersebut.

Tanda bernomor pada instrumen tersebut = Selisih sudut derajat di ketinggian antara setiap sisi dada, karena rotasi tubuh apikal atau *apical trunk rotation* = ATR

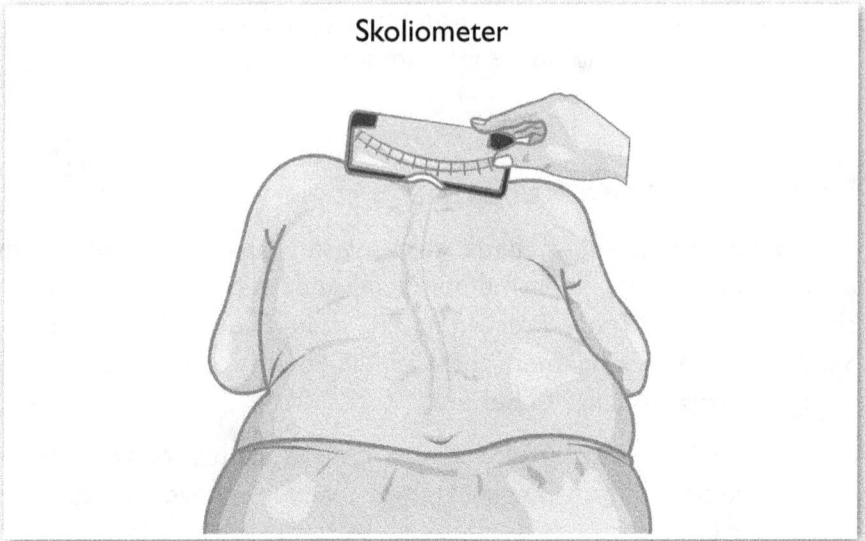
Skoliometer

Menariknya, ada kemungkinan skoliosis yang tidak terdeteksi dengan menggunakan *Adam's Forward Bending Test* yang didiagnosa kemudian menggunakan Skoliometer. Sebuah studi meneliti 954 siswa kelas enam dan menemukan 136 siswa yang menunjukkan tafsiran yang tidak normal ketika menggunakan Skoliometer, meskipun mereka sebelumnya tampak normal dengan skrining FBT. Penelitian serupa juga menunjukkan kemungkinan korelasi antara ATR dan *Cobb Angle*, yang dapat digunakan untuk mendokumentasikan tingkat perkembangan kurva. Namun, ada juga bukti yang membuktikan bahwa meskipun Skoliometer memiliki tingkat akurasi diagnosis yang lebih tinggi, ini tidak dapat digunakan sebagai alternatif untuk aksial CT scan untuk pengukuran rotasi tulang belakang .

Sifat lain yang mungkin mendukung penggunaan Skoliometer adalah selain menjadi nyaman untuk digunakan, juga menyediakan pedoman untuk referensi, sehingga menstandardisasikan seluruh proses skrining skoliosis.

Untuk tujuan ini, Anda mungkin menemukan penggunaan dari aplikasi-aplikasi ponsel berikut seperti ScolioTrack dan Skoliometer yang mudah dan membantu untuk memantau di rumah. Dibuat sendiri oleh tim programmer, aplikasi-aplikasi tersebut telah dirancang khusus untuk memberikan fungsi Skoliometer ke dalam perangkat iPhone, iPad dan Android. Sementara aplikasi Skoliometer tersebut akan membantu dalam mengukur kurva, namun aplikasi ScolioTrack juga memiliki fungsi lainnya seperti seperti tampilan grafik dan juga untuk menyimpan catatan foto punggung dari para pengguna. Bahkan, aplikasi-aplikasi tersebut telah terbukti handal dan cukup akurat untuk digunakan dalam sebuah pengaturan klinis dan sebagai salah satu cara yang paling aman dan inovatif untuk melacak kondisi scoliosis seseorang.

Untuk informasi lebih lanjut silahkan kunjungi: www.HIYH.info untuk melihat video demonstrasi dan untuk men-downloadnya.

Rujukan-rujukan

Setelah Anda menerapkan penggunaan FBT serta Skoliometer, akan sangat membantu untuk mengetahui kasus mana yang akan memenuhi syarat untuk rujukan lebih lanjut dalam pengukuran kurva. Anda akan disarankan untuk berkonsultasi dengan seorang spesialis jika Anda menunjukkan salah satu atau lebih dari kriteria di bawah ini, seperti yang diamati oleh FBT atau penggunaan Skoliometer tersebut:

→ Kurva tulang belakang yang terlihat jelas

→ Salah satu dari sisi punggung atas atau bawah yang menonjol di FBT

→ Tafsiran Skoliometer 7 derajat atau lebih pada setiap tingkat tulang belakang

→ Rotasi punggung Anda yang tidak dapat merata, bahkan selama hiperekstensi kepala dan leher

→ Tanda-tanda relevan lainnya seperti bahu, pinggul atau lipatan pinggang yang tidak rata

Pengujian genetik

Pengujian genetik yang secara luas dilihat sebagai langkah pertama menuju penggunaan dari teknologi prognostik sebagai metode untuk mengurus skoliosis dibandingkan dengan langkah-langkah seperti bracing dan operasi.

Penelitian medis kini telah membuat kemajuan besar dan menawarkan dunia diagnosis, penanda genetik beton yang mampu memprediksi genetik pra-disposisi anak untuk mengembangkan kelengkungan tulang belakang yang kuat.

Pada tahun 2009, terdapat laporan dari para ilmuwan dan ahli yang mengidentifikasi penanda genetik tertentu yang dapat memprediksi keadaan kurva skoliosis pada pasien tertentu setelah beberapa tahun. Melalui serangkaian penelitian berbasis genom, para ahli genetika bekerja pada subjek yang memiliki penanda polimorfisme nukleotida tunggal yang ditunjukkan di dalam DNA yang mungkin secara signifikan terkait dengan pengembangan dan perkembangan skoliosis idiopatik remaja dewasa (AIS).

Menariknya, menggunakan bentuk pengujian genetik ini untuk memprediksi tingkat perkembangan skoliosis yang memiliki potensi besar dalam mengubah seluruh metodologi pengobatan skoliosis. Di antara semua yang lainnya, ini kemungkinan memiliki dampak besar pada sejauh mana bracing dan bahkan operasi yang dilakukan terhadap para pasien skoliosis.

Hal untuk diingat

Sedangkan penelitian yang menunjukkan bahwa gen Anda mungkin bisa membuat Anda rentan, namun tidak ada bukti konkret dari sebuah kolerasi langsung. Oleh karena itu, didiagnosis dengan penanda genetik ini tidak mungkin berarti penting bahwa Anda pasti memiliki skoliosis.

Apakah arti dari hal ini bagi orang awam?

Bagi orang awam, terobosan pengujian genetik untuk skoliosis akan memudahkan kurva untuk dideteksi. Namun, kita perlu mencatat bahwa tes genetik ini tidak digunakan sebagai alat pemeriksaan dasar untuk mendiagnosis adanya skoliosis. Sebaliknya, setelah menegaskan bahwa seorang anak memiliki skoliosis, penanda DNA yang spesifik digunakan untuk memprediksi sejauh mana kurva ini dapat berkembang di masa depan.

Scoliscore™ - Terobosan

Sekarang kita mengetahui dasar-dasar pengujian genetik untuk skoliosis, biarkan kita berbicara tentang tes khusus secara lebih rinci.

Sebuah tes genetik, yang dikenal sebagai Scoliscore™, sebuah Tes molekuler berbasis DNA telah dikembangkan oleh Axial Bio-Tech dan mengklaim dapat memprediksi apakah anak tertentu rentan terhadap pengembangan skoliosis dan sampai sejauh mana hal tersebut terjadi. Selain memberikan bantuan psikologis untuk pasien skoliosis, tes ini juga dipertimbangkan sebagai penghemat uang besar, karena kemungkinan untuk menghemat biaya pengobatan dan juga kunjungan klinik yang tidak perlu. Namun, ada aspek negatif di sini juga. Tenaga Ahli menunjukkan bahwa, seperti yang sekarang, tes tersebut mungkin berguna hanya untuk individu Kaukasia remaja muda, pada kelompok usia 9 sampai 13 tahun, memiliki kurva 25 derajat atau kurang. Karena ini mungkin jelas, tes tersebut tidak dapat diterapkan pasien kanak-kanan atau soliosis idiopatik remaja matang.

Scoliscore™ dapat digunakan oleh anak laki-laki dan perempuan dengan kelompok usia antara 9 sampai 14 dengan kurva tulang belakang berukuran 10-25 derajat. Berdasarkan tes tersebut, pasien skoliosis dikategorikan menjadi tiga kelompok utama:

- Mereka yang memiliki risiko perkembangan yang rendah
- Mereka yang memiliki risiko perkembangan yang sedang
- Mereka dengan kurva yang sangat mungkin untuk berkembang melebihi 45 derajat

Untuk melakukan tes tersebut, air liur pasien diambil sebagai sampel, yang kemudian diuji terhadap penanda DNA yang terdaftar. Setelah diperoleh, hasilnya digolongkan antara 1 sampai 200, dengan 50 yang diidentifikasikan sebagai titik dari risiko rendah dan 180-200 yang dianggap berisiko tinggi, yang meningkatkan kemungkinan bagi mereka untuk dilakukan operasi di masa depan.

Tes Pencitraan

Tes-tes pencitraan yang digunakan untuk mendeteksi tingkat kelengkungan pada individu yang diskrining untuk skoliosis.

Penyedia layanan kesehatan Anda mungkin menyarankan sebuah bentuk tes pencitraan yang berbeda dalam berbagai situasi. Misalnya, pilihan seperti sinar X yang disarankan untuk mengukur sejauh mana kurva Anda setelah ditemukan positif pada tes skrining dasar seperti FBT atau Skoliometer tersebut.

Demikian pula, scan MRI akan disarankan untuk pasien yang mungkin memiliki kurva dada kiri, nyeri yang tidak biasa, gejala-gejala neurologis yang tidak normal atau tanda-tanda lain yang mungkin merupakan sinyal pengaruh dari sumsum tulang belakang karena adanya tumor, spondylolisthesis atau syringomyelia.

Beberapa bentuk umum dari tes tersebut meliputi:

- Sinar-X
- CT scan
- MRI
- Myelography
- Discograms

Bacalah lebih lanjut sebagaimana kami akan memberikan wawasan singkat kepada Anda tentang beberapa tes yang paling penting.

Sinar-X atau X- Ray

Setelah anak pada awalnya di-skrining dan ditemukan kasus skoliosis, ia kemudian akan dirujuk untuk melakukan tes x-ray, yang merupakan tes pencitraan yang paling ekonomis dan umum digunakan. Pada dasarnya sebuah tes pencitraan tanpa rasa sakit dan non-invasif, sebuah pencitraan x-ray merupakan penyerapan radiasi elektromagnetik pada film fotografi setelah melewati tubuh. Memiliki panjang gelombang yang relatif lebih pendek kurang dari 100 angstrom, x-ray memiliki kemampuan untuk menembus massa yang solid dari berbagai ketebalan. Gambar-gambar ini kemudian digunakan untuk mendiagnosa dan mengidentifikasi kurva serta luasnya.

Penting

Jika Anda telah melakukan tes x-ray untuk scoliosis ketika masih kecil atau remaja muda, ini adalah penting bagi Anda untuk menjaga laporan Anda tersebut, hanya diperlukan untuk kasus pengembangan skoliosis tulang punggung Anda di masa mendatang dan dokter Anda perlu merujuk pada laporan tersebut.

X-ray khusus skoliosis

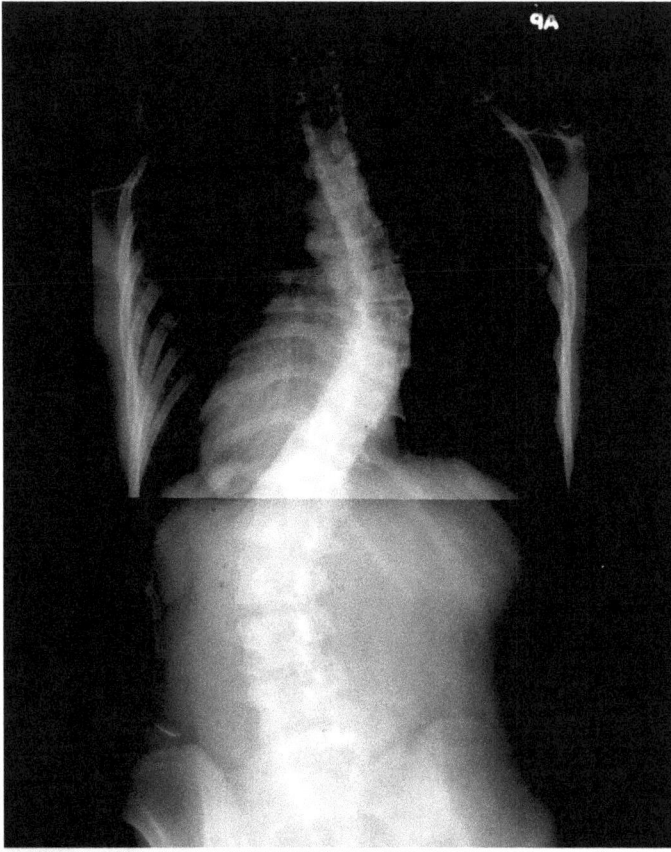

Selain mengidentifikasi derajat serta luasnya skoliosis, x-ray juga akan membantu mengidentifikasi kelainan bentuk tulang belakang lainnya, seperti kyphosis dan hyperlordosis. Pada remaja muda, x-ray juga membantu dalam menentukan kematangan tulang yang akan banyak memberitahukan dokter tentang berapa banyak kurva yang berkemungkinan untuk berkembang.

Bagaimana caranya?

Untuk skoliosis, Anda harus berdiri lurus, sementara x-ray mesin diatur tepat di depan Anda. Anda akan diminta untuk tidak bergerak ketika gambar x-ray sedang diambil. Menggunakan dosis energi elektromagnetik yang rendah dengan panjang gelombang pendek, mesin tersebut mengambil gambar-gambar yang kemudian akan dianalisis.

Magnetic Resonance Imaging (MRI)

Sebuah tes pencitraan yang canggih, MRI biasanya tidak disarankan untuk diagnosis awal, namun dilakukan setelah awal x-ray dilakukan. Bagi penderita skoliosis, tes ini memiliki kemampuan untuk mengidentifikasi kelainan-kelainan sumsum tulang belakang dan batang otak.

MRI yang berlangsung

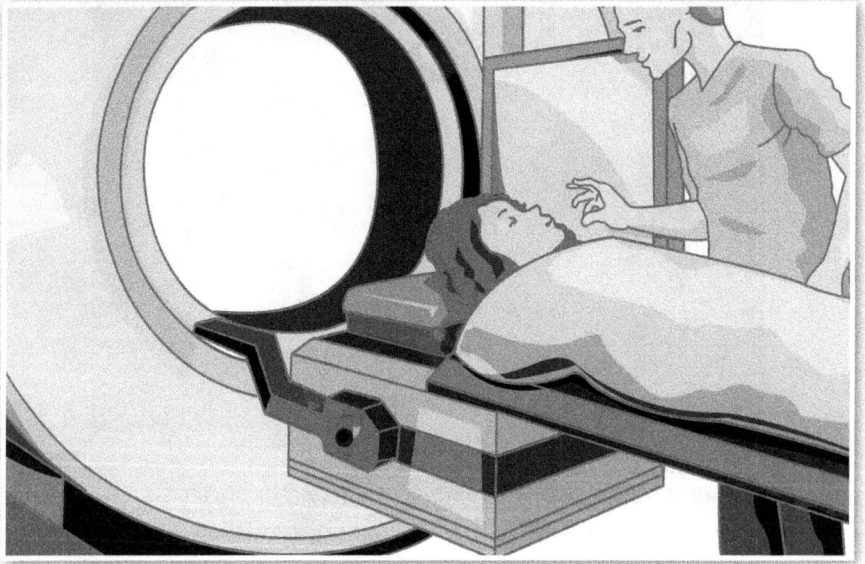

Salah satu alasan mengapa scan MRI sering disukai untuk skoliosis adalah kenyataannya bahwa, terlepas dari tulang, ini juga dapat memberikan gambar dari jaringan lunak yang jelas. Oleh karena itu, setiap deformitas tulang belakang karena faktor ini dapat dengan jelas dikenali dan ditangani dengan sesuai.

Bagaimana caranya?

Dengan scan MRI, Anda akan diminta untuk berbaring di meja yang sempit, yang dibuat untuk melewati struktur seperti terowongan. Menggunakan gelombang magnetik, mesin mengambil gambar tulang belakang yang kemudian diuji secara klinis. Tergantung pada tingkat struktur yang akan dipindai, scan MRI kemungkinan memerlukan waktu antara 20-90 menit.

Computed Axial Tomography Scan atau CT Scan

Juga dikenal sebagai CT Scan, tes pencitraan ini secara klinis disebut sebagai scan tomografi aksial yang dihitung aksial dan menggunakan komputer untuk menghasilkan tampilan 3 dimensi rinci dari struktur tubuh. Pada dasarnya menggabungkan sinar-x dengan teknologi komputer untuk menawarkan analisis yang lebih handal dan rinci untuk skoliosis.

Penting untuk diketahui ...

Biarkan dokter Anda mengetahui jika Anda menderita claustrophobia. Anda mungkin membuat keputusan yang lebih baik untuk CT scan daripada MRI scan karena CT scan terbuka lebar dan scan MRI mengharuskan Anda untuk bertahan di lingkungan seperti terowongan untuk waktu yang singkat. (Lihat garis tebal di dalam kotak: CT scan dan MRI tidak dapat dipertukarkan, keduanya memiliki indikasi mereka sendiri).

Karena CT scan memberikan gambar penampang tulang belakang, maka akan memungkinkan dokter untuk melihat ke dalam tubuh Anda untuk menunjukkan kehadiran dan tingkat adanya deformitas tulang belakang. Sejauh ini, CT scan dianggap sebagai salah satu tes pencitraan terbaik yang tersedia, memiliki kemampuan yang baik untuk menghasilkan gambar deskriptif dari tulang.

Bagaimana caranya?

Anda akan diminta untuk berbaring di meja yang kemudian akan bergerak perlahan melalui CT scanner, yang merupakan mesin berbentuk donat besar. Proses tersebut menghasilkan gambar tiga dimensi tulang belakang dengan menggunakan balok x-ray tipis yang kemudian digunakan untuk analisis.

Pro dan kontra dari berbagai tes pencitraan

	PRO	KONTRA
X-rays	Ekonomis, dapat dilakukan dengan cepat, paparan kurang untuk radiasi	Tidak dapat mendeteksi jaringan lunak dan perubahan sumsum tulang belakang
MRI SCAN	Memberikan gambar rinci tulang dan jaringan lunak, termasuk sumsum tulang belakang	Mahal, sulit untuk pasien claustrophobia
CAT SCAN	Dapat dikombinasikan dengan tes lain seperti myelograms dan discograms untuk memberikan hasil yang akurat, paparan kurang radiasi, dapat dilakukan untuk pasien sesak	Mungkin kurang deskriptif dari scan MRI terkadang, tidak dianjurkan untuk ibu hamil

Tes-tes lainnya

A) TES DARAH

Walaupun tes darah untuk skoliosis mungkin masih dalam tahap awal mereka dan cukup jarang, mereka memang ada dan pasti membentuk opsi tambahan. Untuk melakukan tes darah khusus untuk skoliosis, sampel darah, kira-kira 10 ml diambil dimana sel-sel darah diperoleh.

Logika dasar dari tes darah tersebut terletak pada cara sel-sel kita untuk merespon melatonin. Penelitian telah menunjukkan bahwa pada individu yang didiagnosis dengan skoliosis idiopatik, pola dimana sinyal melatonin ditransmisikan adalah sangat berbeda.

B) Uji Biokimia

Tes khusus ini memiliki dasar biokimia, dimana sebuah tes darah dilakukan untuk mengukur tingkat dari dua protein di dalam darah, yaitu Osteopontin (OPN) dan CD44 larut (sCD44).

Penelitian menunjukkan bahwa tingkat OPN di dalam darah berhubungan dengan permulaan dari skoliosis idiopatik. Bahkan, kasus bedah (dengan sudut Cobb $\geq$ 45 °) menunjukkan nilai tertinggi dibandingkan dengan pasien skoliosis ringan.

Demikian pula, sCD44 merupakan molekul pelindung yang dapat mencegah OPN memicu skoliosis atau perkembangan deformitas tulang belakang dengan mengikat OPN yang bebas. Ini sebagai alasan bahwa kasus-kasus bedah memiliki nilai-nilai Scd44 yang terendah.

Tingkat Screening – Sekilas

Langkah 1
Analisis Postural, umumnya melalui observasi
(Kemiringan dalam postur, kurva terlihat)

↓

Langkah 2
Pemeriksaan fisik Adam's Forward Bend Test (FBT)
dengan gerakan

↓

Langkah 3
Skoliometer (untuk menguji sejauh mana kurva
tersebut)

↓

Langkah 4
Pengujian genetik dan tes lainnya jika diperlukan

↓

Langkah 5
Tes pencitraan (sinar-X, CT scan, MRI scan)

Mengikuti diagnosis positif setelah setiap langkah, langkah berikutnya kemudian akan direkomendasikan

BAB 6
Tingkat Keparahan

nda akan belajar secara rinci tentang unit pengukuran tunggal yang paling penting dari kurva skoliosis, yaitu tingkat kurva. Anda akan belajar tentang berbagai derajat skoliosis, bagaimana mengukurnya dengan menggunakan Metode Cobb dan pada akhirnya, bagaimana mengklasifikasikan kurva tersebut. Kedua proses pengukuran tersebut serta mengklasifikasikan kurva dilakukan dengan tujuan untuk memutuskan modalitas pengobatan yang akan digunakan.

Sekarang, kita mengetahui bagaimana kelengkungan tulang belakang dimulai dan membuat Anda melihat dengan jelas kemiringan pada postur orang yang terkena, terutama terlihat di tingkat bahu dan panggul. Anda juga dapat mulai menilai sebuah perubahan dalam penampilannya, dan cara mereka berjalan, bergerak atau duduk. Skoliosis adalah tentang bagaimana tulang belakang Anda mengembangkan kelengkungan karena berbagai alasan yang secara klinis dapat dianalisis dan diidentifikasi. Sebuah ketidakseimbangan yang dapat terlihat di dalam evaluasi fisik kemudian mengarah pada pola skrining dan kerja berbagai alat klinis yang rumit bersama dengan berbagai bentuk pencitraan. Masing-masing langkah ini, sebagaimana yang telah kita baca di bab sebelumnya, dimaksudkan untuk memberikan tingkat validasi yang lebih besar untuk memastikan diagnosis positif skoliosis.

Setelah diagnosis telah dikonfirmasi, fokus perhatian medis kemudian bergeser kepada pengukuran yang akurat serta terukur dan klasifikasi kurva. Pada tahap ini, adalah tingkat kurva yang menjadi pusat perhatian medis.

Meskipun pada awalnya fokus diletakkan pada konfirmasi atau negosiasi skoliosis melalui skrining, di sini ini bergeser ke kuantifikasi kurva. Arah dimana rencana perawatan keseluruhannya harus dirancang didasarkan pada hasil pengukuran kurva ini. Fakta bahwa awal skrining, deteksi dan kuantifikasi kurva skoliosis dapat sangat mempengaruhi hasil perawatan lebih lebih yang menonjolkan peran penting dari pengukuran tingkat kurva tersebut.

Oleh karena itu, satu-satunya tujuan dari proses pengukuran dan pengklasifikasian kurva tersebut adalah untuk mengembangkan rencana perawatan dan memilih berbagai modalitas perawatan yang tersedia.

Semua Tentang Derajat

Setelah di-skrining dan dikonfirmasi, lalu skoliosis adalah semua yang berkenaan dengan derajat, klasifikasi dan perkembangan, sesudahnya...

Keseluruhan rencana perawatan skoliosis didasarkan pada tiga fakta berikut:

→ Penyebab asli dari kelengkungan (kongenital, idiopatik, trauma, degeneratif dll)
→ Derajat kurva saat ini
→ Lingkup perkembangan kurva (berdasarkan berbagai fitur klinis serta pengujian genetik dan lainnya)

Anda dapat merujuk pada bab 2 dan 3 untuk mempelajari lebih lanjut tentang bagaimana penyebab dan asal kelengkungan dapat mempengaruhi modalitas perawatannya. Derajat kurva adalah faktor paling penting yang akan menentukan rencana perawatan. Rencana perawatan juga akan dipengaruhi oleh seberapa besar kurva yang mungkin untuk berkembang di masa depan (ruang lingkup perkembangan). Pada bagian berikut, kami akan menjelaskan semua tentang tingkat kurva, bersama dengan cara untuk mengukur dan menghitung kurva tersebut.

Sebelum kita menganjurkan analisis klinis appaun, akan sangat membantu untuk mengetahui bahwa derajat kurva membentuk dasar dimana komunitas medis akan mendefinisikan scoliosis.

Berapakah derajat kurva di dalam skoliosis?

Pada skoliosis, derajat adalah istilah yang diberikan kepada unit pengukuran yang mendefinisikan tingkat kelengkungan tulang belakang. Tingkat kelengkungan akan mengidentifikasi tahap skoliosis Anda, yang akan memberikan indikasi yang lebih jelas tentang arah berikutnya dari pengobatan yang diperlukan.

Kelompok studi seperti *The Scoliosis Research Society* mendefinisikan skoliosis sebagai kelengkungan lateral tulang belakang yang lebih besar dari 10 derajat, karena diukur dengan radiografi berdiri dengan menggunakan *Metode Cobb*. Anda dapat membaca tentang *Metode Cobb* secara rinci pada bagian berikutnya.

Karena skoliosis dapat digolongkan dari kurva ringan dan dapat diabaikan untuk kurva tulang belakang yang sangat parah, pemahaman semua tentang derajat kelengkungan spinal penting adalah untuk mengetahui status yang tepat dari kesehatan Anda.

Mengukur Kelengkungan

Sejumlah alat, metode statistik dan teknik geometris yang digunakan untuk mengukur sejauh mana kurva terdapat di tulang belakang. X-ray tulang belakang diambil, alat yang diterapkan untuk menilai derajat. Tujuan yang paling penting dari prosedur ini adalah untuk membentuk dasar modalitas perawatan masa depan yang digunakan, berdasarkan penilaian dari sejauh mana kurva mungkin berkembang.

Cobb Method dan *Harrison Posterior Tangent Method* merupakan dua metode yang dapat digunakan untuk pengukuran kurva. Sementara Cobb Method akan digunakan untuk keduanya, sagital serta deformitas koronal, dan *Harrison Posterior Tangent Method* hanya digunakan untuk mengukur sagital deformitas saja.

Selain mengukur kelengkungan, terdapat metode yang tersedia yang menggunakan rotasi tulang belakang sebagai pengukuran tingkat kurva. Untuk melakukan hal ini, pedikel dari vertebra di puncak dari kurva akan diamati untuk menilai seberapa jauh mereka dari garis tengah. Garis tengah pada dasarnya adalah garis vertikal hipotetis yang ditarik melalui tengah-tengah dari tubuh vertebral. Idealnya, dua pedikel pada vertebra yang tidak dirotasikan harus pada jarak yang sama dari garis tengah. Di sini, skala 0 sampai 4 akan digunakan untuk menggambarkan kedekatan relatif dari pedikel ke garis tengah.

Cobb Method (Metode Cobb)

Cobb Method tetap diikuti secara universal dan merupakan prosedur standar yang paling diterima secara luas untuk mengukur tingkat kelengkungan skoliosis. Dinamakan seperti ahli bedah ortopedi yang menciptakannya, sudut Cobb diukur dengan mengidentifikasi bagian akhir tulang dari kolom tulang belakang yang melengkung. Garis yang lurus dan tegak lurus ditarik untuk mengukur sudut kurva. Pada tahun 1935, Lippman memperkenalkan prosedur ini dengan menarik garis tegak ke garis ujung pelat tubuh vertebral untuk menganalisis kurva skoliotik dengan radiografi anteroposterior. Ini akhirnya dipopulerkan oleh Cobb pada tahun 1984.

Di sini, kami telah menulis langkah-langkah yang diikuti untuk mengukur sudut Cobb.

Langkah-langkah untuk Cobb Method

Dibutuhkan seorang ahli untuk menggunakan metode Cobb untuk mengukur seberapa parah kurva Anda. Dalam menggunakan metode Cobb, langkah-langkah berikut ini umumnya akan diambil.

Langkah 1

X-ray berdiri dari tulang belakang diambil dari pandangan PA, yang merupakan tampilan posteroanterior, dengan radiasi yang melewati dari belakang ke depan tubuh. Untuk mendapatkan jenis X-ray ini, dokter akan meminta Anda untuk berdiri dengan benar-benar tegap, dengan punggung menghadapi mesin x-ray. Gambar akan menutupi seluruh punggung Anda, membentang dari bagian atas leher ke panggul

Anda. Dalam beberapa kasus, Dokter Anda mungkin memutuskan untuk mengambil X-ray AP juga, yaitu dari tampilan anteroposterior, yaitu dengan Anda menghadapi mesin X-ray.

LANGKAH 2

Ujung tulang belakang kurva diidentifikasi. Ini adalah tulang pada awal dan akhir kurva.

LANGKAH 3

Dokter kemudian akan menarik dua garis lurus dengan tangan, pada film x-ray. Yang pertama akan berada di atas lempeng unggul tertinggi vertebra di kurva struktural sedangkan yang kedua akan berada di bawah vertebra yang terendah.

LANGKAH 4

Garis tegak lurus kemudian akan ditarik untuk kedua garis yang ditarik ke atas. Garis ini akan berpotongan pada sudut tertentu.

LANGKAH 5

Dokter Anda kemudian akan mengukur derajat sudut ini, yang merupakan tafsiran aktual dengan Metode Cobb. Derajat yang diukur dengan demikian akan disebut sebagai sudut Cobb. Ini kemudian akan didokumentasikan ke dalam laporan radiografi, yang akan menjadi ringkasan singkat dari masing-masing temuan.

Sudut Cobb

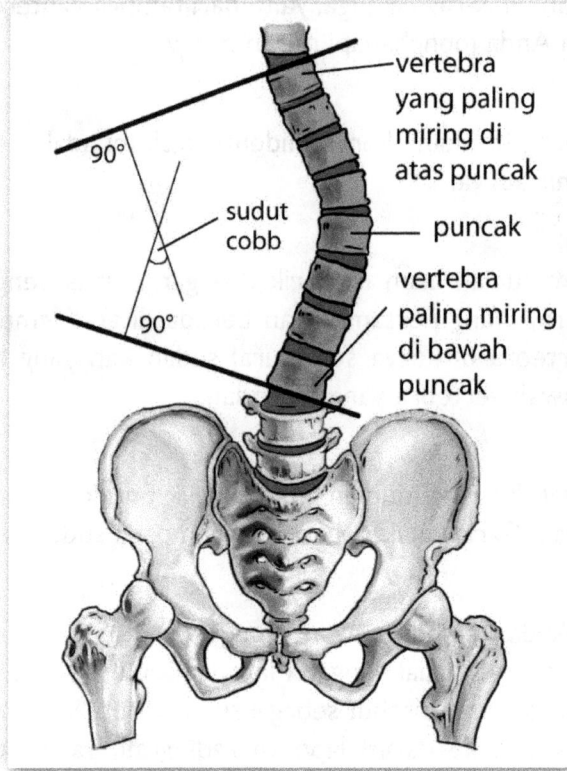

vertebra yang paling miring di atas puncak

90°

sudut cobb

puncak

vertebra paling miring di bawah puncak

90°

Interpretasi

Hasil dari Metode Cobb biasanya ditafsirkan seperti di bawah ini:

- Kurang dari 20 derajat = Skoliosis ringan
- Antara 25 dan 70 derajat = Skoliosis sedang
- Lebih dari 70 derajat = Skoliosis berat
- Lebih dari 100 derajat = Skoliosis sangat parah

Variasi dan Cakupan Kesalahan

Meskipun metode Cobb tetap menjadi salah satu metode yang paling umum untuk mengukur tingkat kurva, para ahli menunjukkan bahwa ini mungkin tidak dapat sepenuhnya mewakili tiga aspek dimensi deformitas tulang belakang. Terdapat penelitian-penelitian yang berkaitan dengan Metode Cobb yang menunjukkan beberapa sumber kesalahan dan variabilitas intraobserver selanjutnya, yang berkisar dari 2,8 hingga 10 derajat. Para ahli memperingatkan bahwa setiap kali sinar-X diambil untuk tujuan ini, posisi tubuh mungkin sedikit berbeda. Oleh karena itu, adalah penting untuk menjaga margin kesalahan 3 sampai 5 derajat saat menggunakan metode Cobb. Menurut Scoliosis Research Society (SRS), perbedaan dalam pengukuran oleh ahli bedah ortopedi tertentu dari X-ray yang sama dari waktu ke waktu (perbedaan intraobserver) mungkin terjadi hingga 5 derajat, sementara perbedaan dalam pengukuran antara dua ahli bedah ortopedi (perbedaan interobserver) mungkin bervariasi hingga sebanyak 10 derajat, seperti yang dijelaskan di bawah ini.

Seperti yang disarankan, terdapat berbagai faktor lainnya yang mempengaruhi berbagai variasi tersebut, seperti cakupan kesalahan atau berapa banyak tafsiran pasien yang sama yang mungkin diberikan ketika kurva diukur dengan Metode Cobb berulang kali:

- Dengan pengamat yang sama berkali-kali
- Dengan pengamat yang berbeda untuk pasien yang sama

Terdapat penelitian yang sudah cukup untuk menunjukkan bahwa faktor-faktor seperti ketidakdewasaan skeletal, osifikasi yang tidak lengkap dan pengembangan anomaly dari ujung vertebra dapat menyebabkan jumlah variabilitas yang lebih tinggi dalam pengukuran sudut pada pasien dengan skoliosis idiopatik remaja dewasa. Satu studi tersebut melaporkan variabilitas intraobserver dari +/- 9,6 derajat dan variabilitas interobserver dari +/- 11,8 derajat di antara berbagai tafsiran.

Pengukuran Titik Pusat Vertebral

Menariknya, penelitian terbaru juga membahas keandalan pengukuran titik pusat tulang belakang dalam mengukur tingkat deformitas, meskipun penelitian lebih lanjut diperlukan untuk memvalidasi kesamaannya.

Kami mengetahui bagaimana metode Cobb mengukur ujung pelat tulang belakang untuk menilai status kurva Anda. Namun, sudut permukaan tulang belakang dapat menjadi sulit untuk diukur karena variasi pada arsitektur dariujung pelat tersebut. Pengukuran titik pusat vertebral dari lordosis lumbal (CLL) akan berusaha untuk mengatasi masalah ini. Dengan teknik ini, kontur LI, L2 dan L5 tubuh vertebral membentuk dasar untuk menentukan sudut lordosis. Metode ini dilihat sebagai pendekatan yang efektif untuk mengukur sudut lordosis di dalam pasien.

Metode Pengukuran Titik Pusat Vertebral

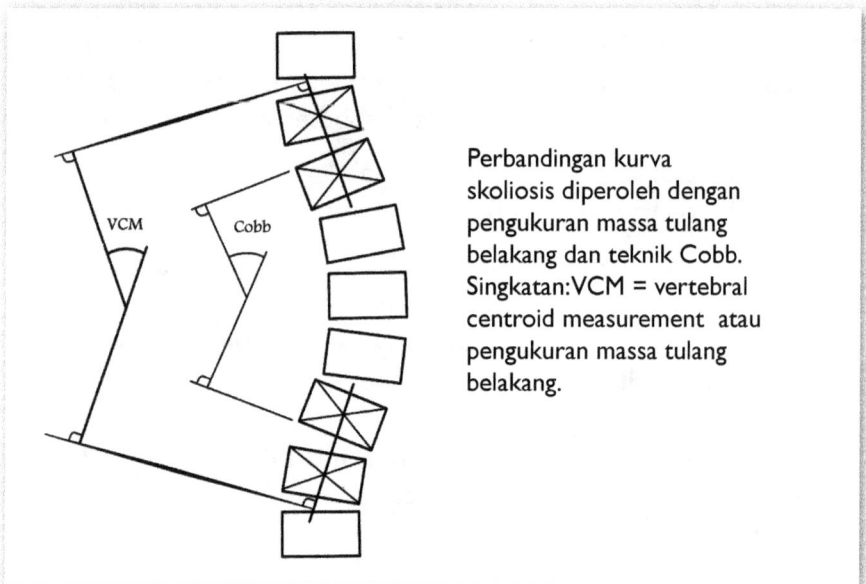

Perbandingan kurva skoliosis diperoleh dengan pengukuran massa tulang belakang dan teknik Cobb. Singkatan: VCM = vertebral centroid measurement atau pengukuran massa tulang belakang.

Klasifikasi Kurva

Setelah skrining awal, diagnosis dan pengukuran kurva telah selesai, Anda dapat mempersiapkan diri untuk pengklasifikasian kurva Anda. Kurva skoliotik dapat diklasifikasikan berdasarkan sejumlah kriteria dan dalam beberapa cara.

Pada bagian ini, kami akan memberikan garis besar kepada Anda beberapa cara yang paling yang umum yang digunakan oleh para ahli bedah deformitas tulang belakang untuk mengklasifikasikan kurva skoliotik, setelah selesai pengukuran kelengkungan.

Cara pertama dan paling umum digunakan untuk mengklasifikasikan kurva adalah berdasarkan derajat yang diperoleh dengan penggunaan metode Cobb. Seperti yang telah disebutkan sebelumnya, kami dapat mengklasifikasikan tingkat skoliosis menjadi empat jenis:

→ Skoliosis ringan: Dengan 20 derajat atau kurang, ini bukanlah deformitas serius dan mungkin tidak membutuhkan lebih dari pemantauan dasar.

→ Skoliosis sedang: Diukur antara 25 dan 70 derajat, meskipun tidak ada risiko langsung namun ini dapat menyebabkan komplikasi kesehatan yang serius di kemudian hari.

→ Skoliosis parah: Bila kelengkungan adalah lebih dari 70 derajat, membatasi pernapasan Anda dan juga menguras kadar oksigen Anda. Ini pada dasarnya terjadi karena perbedaan ukuran dari hemothorax yang disebabkan karena kelainan skoliosis.

→ Skoliosis sangat parah: paru-paru dan hati Anda dapat mengalami perubahan bentuk karena kekurangan ruang, jika kurva berkembang melampaui 100 derajat.

Sistem Klasifikasi Lenke

Sistem Klasifikasi Lenke pada dasarnya memberikan gambaran yang lebih lengkap dengan melihat skoliosis dari perspektif multidimensi, yang memungkinkan perencanaan yang lebih efektif untuk koreksi kurva. Metode ini mengidentifikasi enam pola kurva primer yang berbeda dan termasuk faktor-faktor tambahan yang memodifikasi setiap kurva tersebut (lihat gambar).

Mari kita melihat lebih dekat bagaimana sistem ini akan bekerja. Dokter akan mengambil radiografi standar atau sinar-X dari tulang belakang Anda. Jika sinar-X sebelumnya diambil ketika mengukur derajat deformitas menggunakan metode Cobb, film-film tersebut dapat digunakan. Sinar-X Anda yang dilakukan dengan setiap posisi tersebut kemudian akan dievaluasi. Setelah selesai, masing-masing kurva tulang belakang kemudian diklasifikasikan atas dasar:

→ Daerah lokasi kurva pada tulang belakang
→ Derajat kurva
→ Deformitas pada bidang sagital

Pemodifikasi Tulang Belakang Lumbar

Tipe Kurva (1-6)

Pemodifikasi Tulang Belakang Lumbar	Tipe 1 (Thoraks Utama)	Tipe 2 (Thoraks Ganda)	Tipe 3 (Utama Ganda)	Tipe 4 (Utama Tripel)	Tipe 5 (TL/L)	Tipe 6 (TL/L - MT)
A	1A*	2A*	3A*	4A*		
B	1B*	2B*	3B*	4B*		
C	1C*	2C*	3C*	4C*	5C*	6C*
Kemungkinan kriteria struktural sagital (Untuk menentukan jenis kurva tertentu)	normal	PT Kyphosis	PT and TL Kyphosis	TL Kyphosis	normal	TL Kyphosis

T5-12 Pemodifikasi sagital kelurusan –, N, or +

−: <10°

N: 10-40°

+: >40°

Jenis Kurva - Sistem Klasifikasi Lenke

Tipe	proksimal Thoraks	Thoraks utama	Torakolumbalis / Lumbar	deskripsi
1	Non-Struktural	Struktural (Utama) *	Non-Struktural	Main Thoracic (MT)
2	struktural	Struktural (Utama) *	Non-Struktural	Double Thoracic (DT)
3	Non-Struktural	Struktural (Utama) *	struktural	Double Major (DM)
4	struktural	Non-Struktural	Struktural (Utama) *	Triple Major (TM)[5]
5	Non-Struktural	Non-Struktural	Struktural (Utama) *	Torakolumbalis / Lumbar (TL / L)
6	Non-Struktural	struktural	Struktural (Utama) *	Torakolumbalis / Lumbar - Main Thoracic (TL / L-MT)

*Utama = pengukuran Cobb terbesar, selalu struktural
Minor = Semua kurva lainnya dengan kriteria struktural
Tipe 4 - MT atau TL / L dapat menjadi kurva besar

KRITERIA STRUKTURAL
(Kurva-kurva Kecil)
Thoraks Proksimal
- Cobb Bengkok ke samping≥25°
- T2-T5 Kyphosis ≥ + 20 °
Thoraks
- Cobb Bengkok ke samping≥25 °
- T10-L2 Kyphosis ≥ + 20 °
Torakolumbalis / Lumbar
- Cobb Bengkok ke samping≥25 °
- T10-L2 Kyphosis ≥ + 20 °

LOKASI PUNCAK
(DEFINISI SRS)

KURVA	PUNCAK
Thoraks	T2-T11 / 12 Disc
Torakolumbalis	T12-L1
Torakolumbalis / Lumbar	L1 / 2 Disc L4

Pengubah

pengubah tulang Lumbar	CSVL ke Puncak Lumbar			Profil Sagital Thoraks T5 + T12	
A	CSVL antara pedikel			- (Hypo)	<10
B	CSVL menyentuh tubuh apikal			N (Normal)	10°-40°
C	CSVL di tengah			+(Hyper)	>40°

Tipe Kurva (1-6)+ Pengubah Tulang Belakang Lumbar (A, B, C)+
Pengubah Sagital Thoraks (–, N, +)
Klasifikasi (misalnya 1B+): ....

Tabel di atas memberikan daftar rinci klasifikasi skoliosis berdasarkan metode Lenke

Sistem Klasifikasi The King

Metode klasifikasi The King, mengklasifikasikan kurva skoliosis sebagai salah satu dari lima pola, yang digunakan untuk membantu menentukan penyembuhan bedah.

Sesuai sistem Kings Klasifikasi, skoliosis idiopatik diklasifikasikan ke dalam 5 jenis, menggunakan 2 parameter berikut untuk menentukan keparahan kurva:

- Tafsiran dari metode Cobb
- Tafsiran indeks fleksibilitas yang diperoleh dari radiografi pembungkukan

Klasifikasi-klasifikasi tersebut adalah sebagai berikut:

Tipe 1 – Sebuah kurva berbentuk S yang melintasi garis tengah lumbar dan kurva toraks

Tipe 2 – Sebuah kurva berbentuk S dimana kurva thoraks dan lumbar menyeberangi garis tengah

Tipe 3 – Sebuah kurva dada dimana kurva lumbal tidak menyeberangi garis tengah

Tipe 4 – Kurva toraks panjang dimana vertebra lumbalis ke-5 berpusat di sakrum. Vertebra lumbalis ke-4 kan miring ke arah kurva

Tipe 5 – Sebuah kurva ganda toraks dimana vertebra toraks pertama (Th1) akan menyudut ke dalam bentuk cembung dari kurva atas

Ada dua kelemahan utama yang terkait dengan penggunaan metode ini. Ini termasuk:

- Profil Sagittal tetap ditiadakan pada saat evaluasi
- Sistem tidak memperhitungkan kurva ganda dan triple

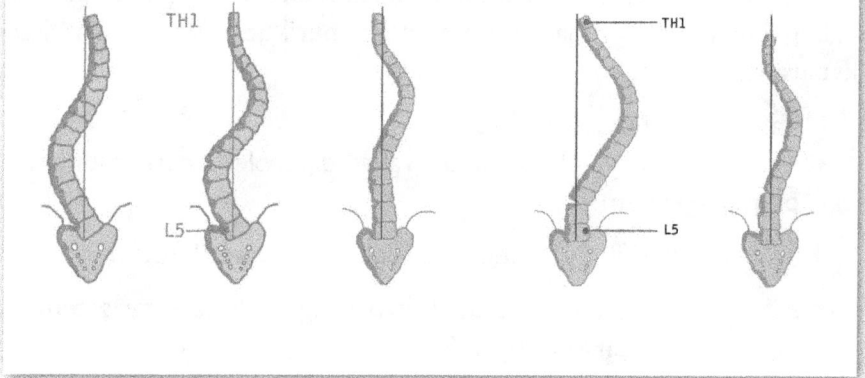

Sistem Klasifikasi The King

Apa yang Dokter Anda Mungkin Tidak Beritahukan Kepada Anda ...

→ Bahwa Metode Cobb mungkin sebuah metode yang populer dan umum untuk mengukur deformitas, tetapi penilaian kurva membutuhkan metode klasifikasi lainnya juga.

→ Bahwa derajat memang penting, bahkan jika ini memberitahukan Anda bahwa tidak ada intervensi yang dibutuhkan sekarang kecuali pengamatan.

→ Bahwa derajat selalu dapat membantu Anda memilih sebuah pilihan pengobatan untuk menghentikan kelengkungan, jika diukur dengan benar.

→ Bahwa kesalahan bisa ada di dalam pengukuran tafsiran. Jadi, berpikirlah dua kali sebelum merasa panik jika derajat Anda berubah cukup tinggi.

BAB 7

Gerakan Kurva

S etelah kurva Anda telah diukur dan diklasifikasikan, Anda hanya tinggal selangkah lagi untuk mengetahui bentuk pengobatan yang tepat yang Anda butuhkan untuk skoliosis Anda. Dalam bab ini, kita akan membahas faktor-faktor yang akan dipertimbangkan oleh dokter Anda dalam memperkirakan seberapa jauh kelengkungan Anda mungkin telah berkembang. Kita akan juga membahas tentang faktor-faktor risiko yang mungkin terjadi dari memiliki kurva skoliotik progresif.

Tentang Perkembangan Kurva

Pengetahuan yang tepat tentang berapa banyak kurva Anda mungkin berkembang adalah penting, karena kurva kemungkinan untuk berkembang dengan laju cepat sampai titik ketika kematangan tulang sepenuhnya dicapai pada masa remaja dewasa. Penelitian kolektif selama beberapa dekade menunjukkan bahwa cara perkembangan kurva skoliotik sangat berkorelasi dengan faktor-faktor seperti besarnya dan pola dari kurva tersebut, usia pasien, tanda Risser dan, pada wanita, tahap menarche (kejadian pertama menstruasi).

Jadi, kapan Anda mengatakan bahwa kurva skoliosis Anda telah berkembang? Para ahli mendefinisikan perkembangan sebagai suatu peningkatan 5 derajat atau lebih di dalam sudut Cobb. Di sini, mari kita mulai memahami sedikit rinci tentang perkembangan kurva.

Penting untuk diketahui

Ketika mencoba untuk memahami semua hal tentang skoliosis, terdapat garis yang sangat tipis antara penyebab kurva dan faktor-faktor yang bertanggung jawab untuk perkembangan kurva. Sementara yang terdahulu berbicara tentang alasan mengapa seorang individu akan mengembangkan kurva, pembicaraan kedua tentang faktor-faktor yang bertanggung jawab atas segala perkembangan kurva yang lebih lanjut.

Di-skrining dan didiagnosis dengan skoliosis hanyalah langkah pertama menuju pengobatan. Sebelum dokter Anda dapat memulai setiap bentuk pengobatan, ia perlu tahu dengan persisnya tentang seberapa jauh kurva Anda akan cenderung memburuk. Menjelang akhir periode diagnostik ini, dokter Anda akan menggunakan indikator tertentu yang akan memberinya perkiraan tentang berapa banyak kurva Anda yang kemungkinan akan memperburuk. Penelitian ekstensif menunjukkan bahwa faktor-faktor yang menentukan risiko pengembangan yang paling akurat adalah potensi pertumbuhan dan besarnya kurva tersebut, meskipun faktor-faktor lainnya memang ada.

Sementara perkiraan ini hanyalah sebuah perkiraan kira-kira dan tidak bisa memprediksi perkembangan dengan akurasi yang maksimal, memberikan pandangan tentatif bagaimana kurva tersebut mungkin akan bereaksi dalam waktu dekat. Pada bagian berikut ini, kami akan memberitahukan kepada Anda tentang 4 indikator utama atau prediktor yang digunakan oleh para dokter untuk mengidentifikasi masa depan dari kurva tersebut.

Korelasi Faktor-faktor

Masing-masing dari faktor yang akan kita bahas adalah baik faktor independen dan juga dalam kolerasi. Misalnya, meskipun usia merupakan faktor penting yang menunjukkan apakah kurva akan berkembang lebih lanjut, perkembangan juga akan tergantung pada apakah Anda berjenis kelamin laki-laki atau perempuan dan berapakah ukuran kurva Anda saat ini. Oleh karena itu, masing-masing dari faktor tersebut berarti secara individual serta memiliki dampak gabungan tentang memutuskan seberapa jauh kurva akan berkembang.

Perkembangan Kurva: 4 Faktor yang paling penting

Teruslah membaca untuk penjelasan dan wawasan terperinci ke dalam empat utama faktor atau indikator yang menunjuk ke arah cakupan perkembangan kurva yang mungkin.

Kurva - Lokasi dan Keparahannya

Penelitian dengan jelas menunjuk pada kenyataan bahwa besarnya sudut Cobb awal merupakan salah satu indikator yang paling penting di dalam perkembangan kurva jangka panjang. Pengukuran sudut Cobb juga menunjukkan apakah kurva kemungkinan akan berkembang melebihi kematangan skeletal. Terdapat penelitian yang menunjukkan bahwa sudut Cobb 25° adalah ukuran ambang batas yang penting untuk perkembangan kurva jangka panjang. Oleh karena itu, seorang individu yang dideteksi dengan derajat skoliosis yang lebih besar dari 25 ° akan jauh lebih mungkin mengalami perkembangan lebih lanjut. Bahkan, di sini faktor seperti usia, jenis kelamin atau kematangan skeletal pada saat pengukuran kurva mungkin kurang penting dibandingkan tafsiran sudut Cobb.

Mari kita melihat beberapa fakta penting di sini.

Derajat /Tingkat dari kurva

→ Jika kurva kurang dari 30 derajat pada usia kematangan skeletal, bukan tidak mungkin untuk berkembang banyak.

→ Jika kurva adalah antara 30 sampai 50 derajat, ini kemungkinan untuk berkembang pada tingkat 10 sampai 15 derajat di seluruh jangka hidup.

→ Jika kurva adalah lebih dari 50 derajat pada usia kematangan skeletal, ini kemungkinan untuk berkembang pada tingkat lebih dari 1 derajat setiap tahunnya.

→ Kurva pada 25 sampai 30 derajat selama masa remaja

→ Remaja dewasa (13 dan 19tahun) cenderung mengalami perkembangan pesat dengan pertumbuhan lebih lanjut.

Lokasi kurva

→ Kurva thoraks cenderung untuk berkembang lebih dari torakolumbalis atau kurva-kurva lumbar.

→ Kurva thoraks yang kurang dari 50 derajat pada deteksinya cenderung untuk berkembang dengan tingkat yang lebih lambat daripada yang lebih besar dari 50 derajat.

→ Kurva dengan puncak di atas tulang vertebra T12 cenderung untuk berkembang sangat lebih banyak daripada kurva lumbal yang terisolasi.

→ Kurva lumbar lebih dari 30 derajat pada saat kematangan skeletal/tulang akan berkembang lebih dari kurva dengan tingkat yang lebih rendah

→ Pola kurva ganda lebih mungkin untuk berkembang daripada pola kurva tunggal.

Usia pada saat diagnosis - Pertumbuhan skeletal yang akan datang

Aturan praktis dengan skoliosis mengatakan bahwa semakin tinggi usia anak maka akan semakin sedikit kecenderungan bagi kurva untuk berkembang. Misalnya, jika kita membandingkan dua gadis muda (gadis berusia 13 tahun dan gadis yang lebih tua dari 15 tahun) didiagnosis dengan kurva yang kurang dari 19 derajat; kurva tersebut kemungkinan untuk berkembang pada tingkat yang tinggi dari 10% untuk gadis yang lebih muda, dan hanya 4% untuk gadis yang lebih tua.

Ketika seorang adolescent didiagnosis dengan skoliosis, risiko perkembangannya tetap tinggi apabila ada potensi pertumbuhan utama yang masih tersisa. Terdapat berbagai laporan penelitian yang menunjukkan bahwa pertumbuhan skeletal/tulang yang cepat pada masa remaja dewasa merupakan salah satu faktor utama yang mempengaruhi perkembangan kurva skoliotik.

Kolom tulang belakang diperkirakan akan tumbuh berjalannya usia, dan terus tumbuh sampai kematangan tulang sepenuhnya tercapai. Oleh karena itu, korelasi antara usia dan kematangan tulang adalah salah satu yang kuat.

Mari kita memahami logika yang mendasari kuncinya di sini. Tingkat pada yang mana kurva dari seorang anak muda mungkin akan berkembang tergantung pada tahap kematangan tulang, yang berarti adolescent atau remaja dewasa yang masih belum matang tulangnya kemungkinan menghadapi tingkat perkembangan kurva yang lebih tinggi daripada individu yang sudah mencapai kematangan tulang.

Apakah kematangan tulang (skeletal) itu?

Kematangan tulang (skeletal) adalah istilah yang kami berikan untuk proses pertumbuhan pada struktur tulang individu atau sistem kerangka. Seseorang dikatakan telah mencapai titik kematangan tulang saat pertumbuhan tulang belakangnya mencapai puncak kemajuan yang diharapkan. Karena laju pertumbuhan dan perkembangan pada manusia tidak pernah seragam dan selalu memiliki episode percepatan dan perlambatan, evaluasi kematangan tulang memiliki signifikansi besar dalam bidang kedokteran. Hal ini berdasarkan penilaian tersebut sehingga metode yang optimal untuk pengobatan dapat dengan sesuai diputuskan.

Untuk keperluan skoliosis, kita dapat menilai kematangan skeletal individu menggunakan salah satu dari dua metode:

→ Metode Risser
→ Fusi dari epifisis tangan dan pergelangan tangan

Ketika seseorang telah mencapai titik kematangan tulang, ini seringkali diukur melalui parameter seperti pengerasan dari iliac apophysis dan penghentian pertumbuhan tulang belakang. Pengerasan iliaka apophysis terjadi ketika pertumbuhan tulang di daerah pinggul dianggap selesai. Langkah ini biasanya menunjukkan bahwa kematangan tulang penuh telah dicapai dalam individu tersebut. Pengerasan ini dimana tulang manusia akhirnya terbentuk sebagai struktur yang solid, mungkin tidak selalu menjadi tanda kematangan kerangka sepenuhnya. Bahkan jika dilaporkan demikian dengan skala Risser, sering kali terdapat kemungkinan bahwa waktu pengerasan yang sepenuhnya mungkin tidak sama seperti penghentian pertumbuhan tulang belakang.

Kematangan Tulang dan Pengerasan

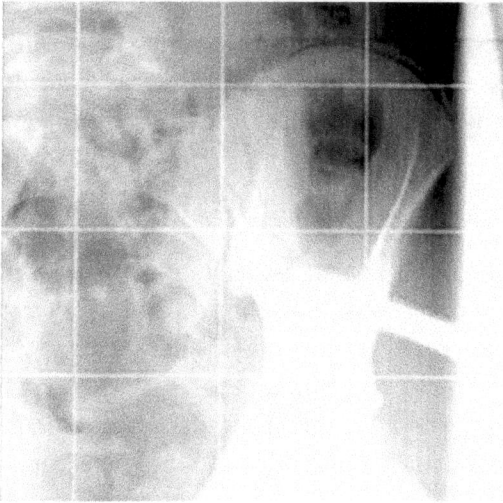

Tahap osifikasi pada pelvis (Risser Sign) sesuai dengan kematangan rangka dan dapat dilihat pada x-ray.

Tingkat Risser-Ferguson

Tingkat Risser-Ferguson pada dasarnya adalah skala 0 sampai 5 yang memberikan perkiraan berguna tentang seberapa banyak pertumbuhan tulang yang masih tersisa. Pengukuran ini dilakukan dengan gradasi perkembangan fusi tulang dari iliac apophysis, dimana daerah di bagian atas tulang pinggul dinilai berdasarkan jumlah tulang yang menyatu. Sementara tingkat rendah di skala Risser akan menunjukkan bahwa masih banyak pertumbuhan tulang yang tertunda, tingkat tinggi akan berarti bahwa pertumbuhan tulang adalah menjelang kematangan dan bahwa kurva tulang belakang tidak mungkin untuk berkembang lebih banyak lagi. Baca pada bagian di bawah ini untuk mempelajari lebih lanjut tentang perhitungan kematangan tulang dengan menggunakan metode Risser.

Adalah mungkin untuk menggunakan metode Risser dalam mengukur kematangan tulang sebagaimana iliac apophysis mengeras dengan cara yang standar dan sangat diharapkan, dari depan ke belakang, sepanjang krista iliaka (iliac).

Tingkatan Risser dikategorikan sebagai berikut:

- Tingkat 0 = Tidak ada pengerasan
- Tingkat 1 = Pengerasan sampai 25%
- Tingkat 2 = osifikasi 26 - 50%
- Tingkat 3 = osifikasi 51 - 75%
- Tingkat 4 = osifikasi 76 - 100%
- Tingkat 5 = Fusi tulang apophysis yang lengkap

Mengacu pada gambar di bawah ini untuk melihat dengan lebih jelas.

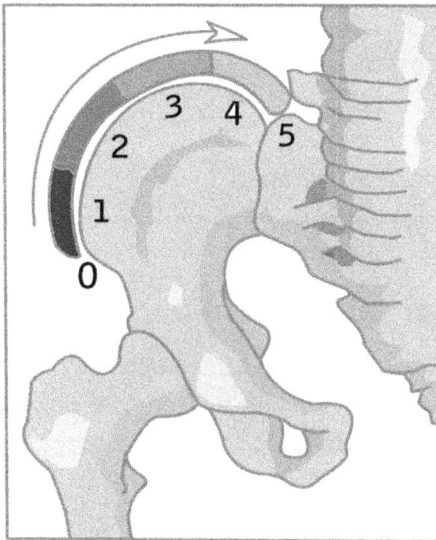

TINGKATAN RISSER - 0 Sampai 5

Mengerasnya apophysis iliaka menciptakan tanda-tanda Risser.

Risiko Perkembangan Kurva - Berdasarkan *Cobb Angle* dan Risser Kelas

Kurva (derajat)	Potensi pertumbuhan (Risser kelas)	risiko *
10 sampai 19	Terbatas (2 sampai 4)	rendah
10 sampai 19	Tinggi (0 ke 1)	moderat
20 hingga 29	Terbatas (2 sampai 4)	Rendah / sedang
20 hingga 29	Tinggi (0 ke 1)	tinggi
> 29	Terbatas (2 sampai 4)	tinggi
> 29	Tinggi (0 ke 1)	sangat tinggi

* Risiko Progression:
Risiko rendah = 5 sampai 15 persen;
Risiko sedang = 15 sampai 40 persen;
Berisiko tinggi = 40 sampai 70 persen;
Sangat berisiko tinggi = 70 sampai 90 persen.

Perkembangan di luar kematangan tulang (skeletal)

Semua hal di atas yang telah dibahas, adalah sama pentingnya untuk disebutkan di sini bahwa perkembangan kurva mungkin berlanjut bahkan saat kematangan tulang (skeletal) telah dicapai sepenuhnya. Sebagai contoh yang khas, kurva lumbal yang lebih dari 30 derajat adalah sangat mungkin untuk berkembang pada tingkat konstan bahkan melampaui kematangan tulang. Demikian pula, kurva yang didiagnosis dengan 50-70 derajat pada saat kematangan tulang pada orang dewasa dapat berkembang pada tingkat yang hampir 1 derajat per tahun.

Perkembangan pada orang dewasa

Penelitian menunjukkan bahwa kurva skoliotik menunjukkan kecenderungan untuk berkembang bahkan selama masa dewasa, terutama jika sudut Cobb adalah lebih dari tiga puluh derajat pada saat kematangan tulang. Meskipun sejumlah besar studi difokuskan pada perkembangan kurva pada remaja adolescents, terdapat juga pola yang spesifik dimana kurva berkembang pada orang dewasa, meskipun tingkatnya mungkin jauh lebih lambat, seperti 0,5-2 derajat per tahun.

Sementara lekukan yang kurang dari 30 derajat pada adolescents adalah mungkin untuk berkembang, orang-orang dengan lebih dari 50 derajat berada pada risiko terbesar dari perkembangan di masa dewasa. Pada kenyataannya, bahkan tingkat kecil skoliosis yang terdeteksi pada usia 6 atau 7 tahun dapat berkembang menjadi lengkungan besar pada masa dewasanya, memerlukan pemantauan dan pengendalian rutin.

Berbicara tentang faktor-faktor yang dapat membantu orang dewasa mengetahui seberapa besar kurva-nya kemungkinan untuk berkembang, rotasi vertebra apikal dapa berfungsi sebagai pengukur yang baik yang dapat memprediksi perkembangan dari kurva dan bahkan memperkirakan apakah dan kapan pasien mungkin memerlukan operasi untuk skoliosis.

PERKEMBANGAN KURVA PADA ORANG DEWASA

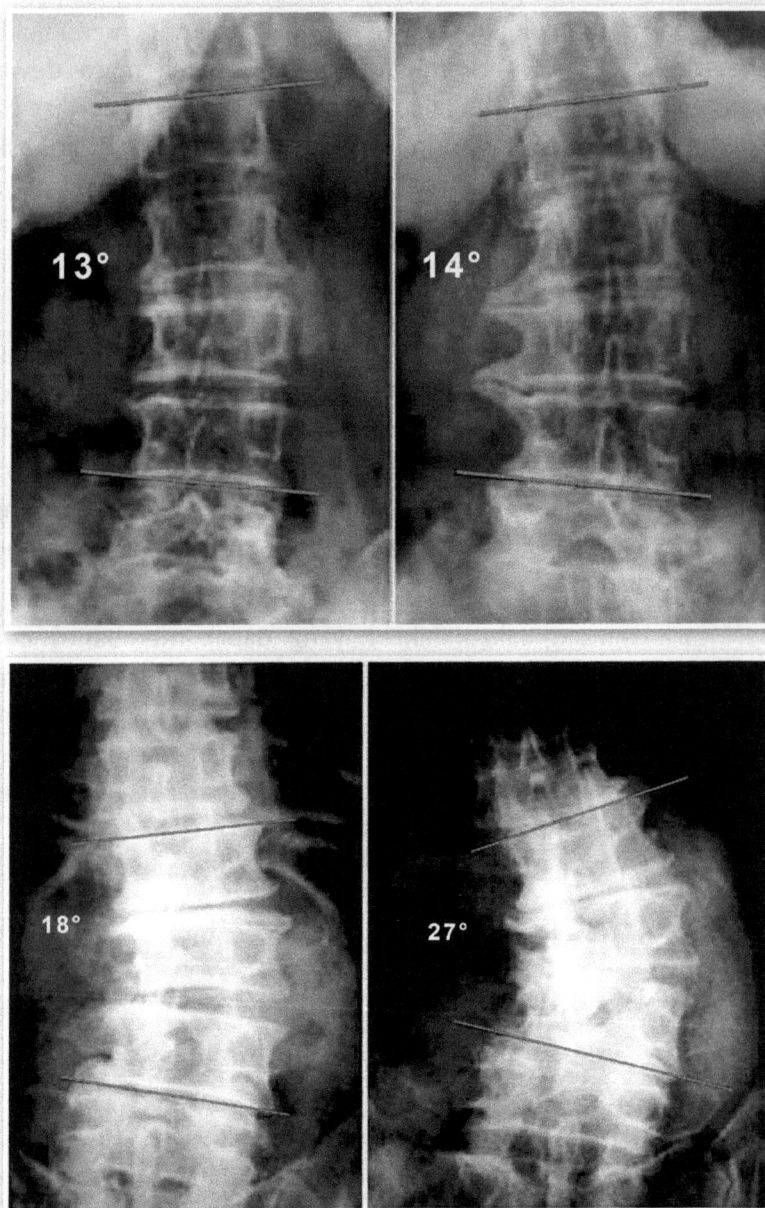

Gambar-gambar x-ray di atas menggambarkan perkembangan kurva dari dua orang dewasa yang berusia di atas 20 tahun. Di sini digambarkan bahwa semakin besar tingkat awal kelengkungan pada saat skrining menyebabkan kesempatan perkembangan yang lebih tinggi.

Kesimpulan

Apakah usia dan pertumbuhan tulang belakang yang bersamaan sebenarnya berkontribusi pada perkembangan kurva Anda adalah masalah utama dari penelitian dan perdebatan baru-baru ini. Dalam studi mereka, para peneliti asal Kanada Hongfa Wu dan rekan-rekannya menemukan bahwa usia menjadi faktor yang paling penting dibandingkan dengan faktor-faktor lainnya seperti jenis kelamin atau besarnya dan tingkat keparahan kurva.

Jenis kelamin

Penelitian sering mengarah pada korelasi kuat yang ada antara jenis kelamin anak dan kemungkinan-kemungkinan perkembangan kurva. Korelasi ini seharusnya menjadi lebih signifikan dari faktor-faktor lainnya seperti pola kurva, besar dan kematangan tulang. Sebagai sebuah temuan umum, skoliosis cenderung berkembang lebih cepat pada anak perempuan daripada anak laki-laki, dengan perbedaan jenis kelamin yang sangat menonjol dalam studi kejadian deformitas tulang belakang. Penelitian bahkan memperkirakan bahwa skoliosis setidaknya 10 kali lebih sering terjadi pada anak perempuan daripada anak laki-laki, dengan rasio yang drastis 11: 1.

Sebagaimana temuan lainnya yang menarik, kurva mungkin berkembang sedikit pada anak perempuan yang menderita skoliosis pada tulang belakang mereka yang lebih rendah dan dimana terdapat tulang belakang yang tidak sejajar 1 inci atau lebih. Lihatlah gambar di bawah ini untuk mengetahui lebih banyak tentang bagaimana jenis kurva pada anak perempuan akan menentukan lingkup perkembangannya.

Jenis-jenis kurva yang paling mungkin akan berkembang pada anak-anak perempuan

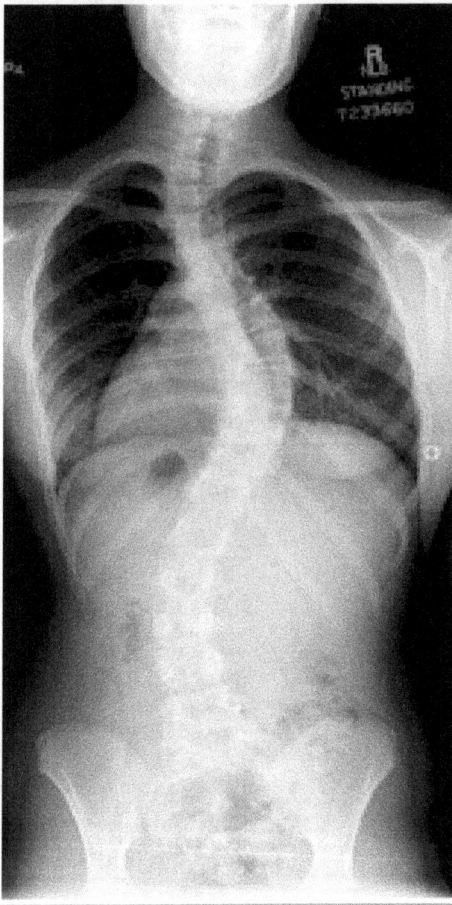

Pada anak perempuan, pola-pola kurva yang mungkin berkembang adalah kurva thoraks/dada kanan dan kurva utama ganda.

Sementara pada anak-anak perempuan, kurva thoraks/dada kanan dan kurva utama ganda kemungkinan menghadapi perkembangan yang maksimal, kurva lumbal yang tersisa pada anak laki-laki kebanyakan mungkin akan berkembang. Juga, kurva skoliotik dengan lebih dari 30 derajat pada anak perempuan akan menghadapi lebih banyak perkembangan daripada anak laki-laki dengan derajat yang sama.

Keadaan/tahap pubertas dari menarche

Sebagai pengamatan umum, anak perempuan mengalami perkembangan kurva paling cepat dari skoliotik mereka sebelum terjadinya menstruasi pertama mereka, sekitar 11 atau 12 tahun, sedangkan anak laki-laki menghadapi seperti sedikit perkembangan kemudian, pada usia sekitar 13 atau 14 tahun.

Bahkan, terdapat bukti yang menunjukkan bahwa anak perempuan yang didiagnosis dengan skoliosis pada masa adolescence, mereka, mungkin akan mengalami tingkat perkembangan 10 sampai 15 derajat setiap tahunnya, terutama jika mereka saat ini berada pada ambang menarche.

Pada gadis-gadis muda, perkembangan kurva akan jauh lebih tinggi jika kelengkungan telah terdeteksi sebelum terjadinya menarche. Bahkan, gadis-gadis yang berada pada tahap pra-menarche mungkin akan mengalami perkembangan yang cepat jika mereka didiagnosis dengan kurva lebih dari 20 derajat ! Di sisi lain lainnya, orang-orang dengan kurva ringan, diukur dengan kurang dari 20 derajat, adalah tidak mungkin mengalami perkembangan cepat tersebut, terutama setelah kematangan tulang telah tercapai. Anda dapat merujuk ke bagian di atas untuk mengetahui lebih lanjut tentang kematangan tulang.

Adapun korelasi dari status menarche gadis remaja dewasa dengan ruang lingkup perkembangannya, diketahui bahwa pola kurva, sudut Cobb pada masa pubertas, dan kecepatan perkembangan kurva merupakan faktor prediktif yang kuat dari perkembangan kurva. Misalnya, skoliosis juvenile yang lebih besar dari 30 derajat akan meningkat dengan cepat dan membawa 100% prognosis untuk pembedahan.[2]

Tahap Tanner, sebuah metode berbasis penelitian yang digunakan untuk menilai tahap kematangan seksual, adalah alat utama yang digunakan untuk memprediksi perkembangan kurva. Pada dasarnya, kurva akan mengalami perkembangan yang maksimal selama tahap 2 atau 3 dari Tanner.

Sistem Tanner didasarkan pada pertumbuhan rambut kemaluan untuk kedua jenis kelamin, perkembangan alat kelamin anak laki-laki, dan pengembangan payudara pada anak perempuan.

Faktor-faktor lainnya

Selain di atas, terdapat faktor-faktor lainnya yang berpengaruh yang juga telah ditemukan, seperti faktor genetik atau bahkan epigenetik. Satu penelitian menunjukkan bagaimana dalam kasus kembar monozigot, bukan hanya merupakan peluang dari pengembangan skoliosis yang jauh lebih tinggi, namun tingkat perkembangan kurva juga hampir sama, meskipun menghadapi pengaruh lingkungan yang bervariasi.[3] Faktor lain yang mungkin terlibat adalah tinggi dari individu. Misalnya, seorang gadis berusia 14 tahun, dengan kurva 25-35 derajat, yang lebih pendek dari gadis-gadis lain seusianya, akan berada pada risiko perkembangan yang lebih rendah daripada seorang gadis yang lebih tinggi dengan usia yang sama, dengan tingkat kelengkungan yang sama. Juga, pada anak-anak yang lahir dengan skoliosis bawaan, kondisi tersebut kemungkinan akan memburuk dengan kecepatan yang sangat cepat setelah kelahiran dan bersama-sama dengan usia.

Untuk meringkas, grafik di bawah ini akan memberitahu Anda faktor-faktor yang mengatur perkembangan kurva. Ini juga akan memandu Anda tentang berapa banyak kurva skoliosis Anda akan berkembang dan pada tingkat berapa:

Ringkasan – Faktor-faktor yang menentukan perkembangan

FAKTOR MENGATUR	HUBUNGAN
usia	Usia yang lebih muda, semakin banyak kesempatan akan perkembangan
jenis Kelamin	Anak-anak perempuan mengalami tingkat yang lebih tinggi
perkembangan kurva (derajat/arah /sejauh)	Kurva ganda akan berkembang lebih cepat. Semakin besar kurva yang dideteksi, semakin cepat itu akan berkembang
Menarche/kematangan seksual	Kurva yang didiagnosis sebelum timbulnya menarche akan lebih berkembang

*Laporan penelitian yang tersedia dapat bervariasi.

Risiko-resiko utama dari Kurva Progresif

Sebuah perkembangan kurva skoliotik yang tidak dirawat/ disembuhkan atau tidak dikendalikan dapat menyebabkan estetika yang parah serta masalah fungsional. Sakit berkelanjutan dan ketidakseimbangan postural sering terjadi sebagai dampak jangka panjang dari kurva progresif, seringkali di punggung, bahu, pinggul, kaki dan leher.

Namun, risiko yang paling umum dan mengkhawatirkan dari kurva progresif adalah kemungkinan dampaknya terhadap fungsi paru-paru.

Ketika kurva dada berkembang lebih lanjut, mereka dapat menyebabkan sesak napas yang parah. Terdapat penurunan linear di dalam jumlah kapasitas paru-paru Anda untuk diisi dengan udara yang dihirup. Sementara itu, dengan kurva sebesar 100 derajat, jumlah pengurangan dapat diperkirakan sebanyak 20%. Sebagai efek sejenis dari kurva progresif, dada rongga akan menjadi cacat, yang akhirnya dapat menyebabkan sakit paru paru yang ketat.

Anda dapat merujuk pada bab 4 untuk membaca lebih lanjut tentang fungsi paru-paru dan sesak napas.

Spondylosis, kondisi rematik tulang belakang, adalah faktor risiko terkait lainnya dari kurva progresif. Ketika kurva berkembang, sendi tulang belakang menjadi meradang, tulang rawan, yang menjadi bantalan cakram, akan menjadi tipis dan akhirnya dorongan-dorongan tulang yang menyakitkan mungkin akan berkembang.

Dalam beberapa kasus, terutama pada wanita, skoliosis mungkin akhirnya menjadi terkait dengan osteopenia, suatu kondisi yang meliputi kehilangan massa tulang. Jika tidak diobati, osteopenia pada akhirnya akan menyebabkan osteoporosis, hilangnya kepadatan tulang serius di antara pasca menopause perempuan. Remaja dewasa yang memiliki skoliosis juga pada peningkatan risiko dari pengembangan osteoporosis di masa dewasa akhir mereka.

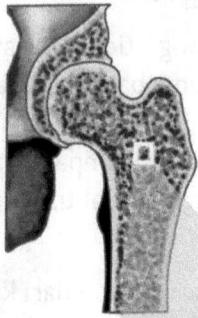

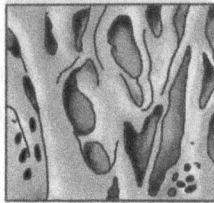

tulang yang normal   **tulang osteoporosis**

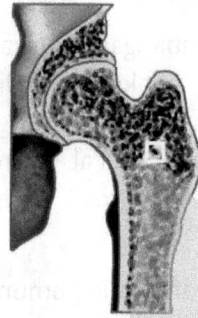

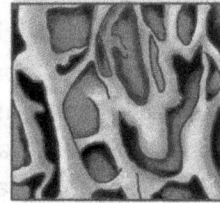

Risiko lain yang menonjol dari kurva progresif, terutama pada orang dewasa, adalah dampak yang dapat dimiliki pada pilihan penyembuhan.4 Bahkan, penelitian sangat mengarah pada fakta bahwa jika deteksi yang tepat waktu dilakukan dan ruang lingkup perkembangan diukur dengan benar, pilihan bedah lanjutan akan benar-benar dapat dihindari.5

Selain itu, pasien dengan kurva skoliotik progresif cenderung akan mengalami dampak emosional yang berat yang akan timbul dari cacat fisik, masalah yang terkait dengan keindahan penampilan dan konsekuensi hilangnya produktivitas dan kualitas hidup.

Cerita Nyata Skoliosis: Kecepatan Perkembangan!

Meskipun laju perkembangan kurva diatur oleh serangkaian faktor, namun perkembangan yang cepat selalu memiliki dampak psikologis yang sama pada pasien. Elena di kelas delapan dan pada usia 13 tahun ketika ia pertama kali didiagnosis dengan skoliosis. Kurva berubah dari hanya 30 derajat menjadi 46 derajat besarnya dalam beberapa tahun. Para dokter menyarankan dia melakukan pembedahan hanya jika kurvanya melampaui 50 derajat.

Sementara itu, penampilan fisiknya mulai memburuk. Sisi kiri tulang rusuknya mulai mencuat dan menjadi tidak sama dibandingkan dengan yang lain. Pinggulnya yang tidak merata dan satu sisi tubuhnya mulai miring ke arah satu sisi, terutama ketika berdiri. Punuk di sisi kanan tulang rusuknya membuat dia terlihat seperti bungkuk, terutama ketika ia membungkuk ke bawah. Hal ini membuat tampilan dan perasaannya sangat sadar diri dan tidak nyaman. Dia mulai menjadi sangat berhati-hati memakai pakaian renang di depan teman-temannya. Dia tidak bisa berdandan dengan baik karena pakaiannya tidak sesuai dengan baik. Dampaknya akhirnya direbus ke titik ketika seluruh postur tubuhnya tampak canggung dan ia menjadi khawatir untuk tampil di depan umum. Dia akhirnya mendaftar untuk fusi tulang belakang yang dia miliki ketika dia berusia sekitar 18 tahun.

BAB 8

Pilihan Penyembuhan Anda

Pada bagian ini, kami akan membawa Anda melihat berbagai pilihan yang tersedia untuk mengurus skoliosis Anda termasuk berbagai pilihan non-invansif. Kami akan memberitahu Anda secara rinci apa yang masing-masing pilihan tersebut perlukan, termasuk analisis masing-masing darinya. Kita akan juga berbicara tentang kapan waktu yang tepat untuk memutuskan pembedahan sebagai pilihan terakhir.

Pengantar

Skoliosis pada dasarnya adalah penyakit tulang belakang, secara harfiah tulang punggung dari tubuh Anda. Untuk mengetahui apakah garis hidup aktuil dari tubuh Anda adalah menderita dan apakah ini mungkin berpenyakit yang menakutkan dan demoralisasi. Namun, dengan munculnya penelitian ilmiah dan analisis mendalam dari deformitas tulang belakang ini, pasien dengan skoliosis memiliki alat yang tepat untuk mengendalikan dan mencegah masalah tersebut. Apakah Anda hanya memiliki derajat kelengkungan minimal ataupun Anda dengan cepat berkembang ke arah titik dimana pembedahan akan menjadi satu-satunya pilihan, setiap tahap skoliosis dapat secara efektif ditangani, dikendalikan dan dirawat.

Dalam bab ini, kita akan menjelaskan pilihan pengobatan yang tersedia bagi Anda sesuai dengan derajat atau tahap skoliosis yang didiagnosiskan untuk Anda. Menggunakan panduan ini akan memberi Anda arah yang lebih jelas pada garis penyembuhan yang Anda harus pilih untuk mengurus kelengkungan Anda.

1) Observasi dan Pengelolaan

Sebagian besar dianggap sebagai kursus penyembuhan pasif, observasi biasanya merupakan langkah pertama yang diambil untuk mengelola skoliosis pasien dari jenis berikut:

→ Mereka dengan kurva kurang dari 25 sampai 30 derajat, masih tumbuh yang belum mencapai kematangan tulang mereka.

→ Mereka dengan kurva kurang dari 45 derajat yang telah mencapai pertumbuhan penuh.

→ Mereka dengan kurva yang mungkin sebagai suatu akibat dari kondisi seperti peradangan, kejang otot atau panjang kaki tidak sama.

→ Anak-anak dengan kurva yang lebih kecil, tetapi memiliki pola yang seimbang

Pada dasarnya, kurva yang berada pada risiko perkembangan rendah merupakan para calon ideal yang dijaga di bawah pengamatan. Misalnya, anak laki-laki yang lebih tua dari 17 tahun dan seorang gadis yang lebih tua dari 15 tahun dengan kurva skoliotik pada kisaran 25 sampai 40 derajat umumnya akan dijaga di bawah pengamatan. Dalam kasus ini, seorang dokter akan berada dalam kasus tersebut untuk melakukan pemeriksaan fisik secara teratur dan x-ray untuk memastikan bahwa kurva tidak akan berkembang lebih jauh.

Ilustrasi - kasus yang direkomendasikan untuk observasi

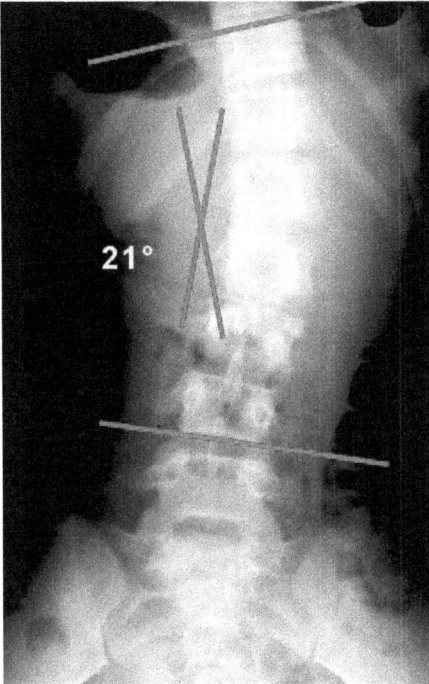

Sebuah X-ray dari anak berusia 16 tahun, didiagnosis dengan skoliosis lumbal kanan dianjurkan untuk dijaga di bawah pengawasan, karena ada kesempatan rendah untuk berkembang.

Terdapat dua bagian utama dari tahap penyembuhan ini, observasi dan manajemen. Sebelum kita melangkah lebih jauh, pertama-tama mari kita mulai dengan memahami sedikit tentang kedua hal ini.

Observasi

Bagian pertama dan paling penting dari observasi adalah untuk memastikan bahwa kurva yang ada tidak menimbulkan bahaya bagi tulang belakang. Dengan observasi dan pemantauan tulang belakang dan kurva yang konstan melalui pemeriksaan fisik dan x-ray yang berurutan, dokter akan merekam pertumbuhan apapun yang mungkin dan juga mencoba untuk memprediksi lingkup perkembangan. Anda dapat melihat pada Bab 7 untuk mengetahui lebih banyak tentang kemungkinan faktor-faktor yang mungkin berkontribusi terhadap perkembangan lebih lanjut dari kurva skoliosis.

Pengelolaan

Bagian kedua dari model penyembuhan ini adalah untuk mengelola kurva yang ada. Dokter Anda akan mencoba untuk menghentikan kurva dari perkembangan lanjutan dengan mengidentifikasi penyebab-penyebab yang mungkin seperti sikap tubuh yang buruk atau menyarankan intervensi non-medis seperti diet dan olahraga seperti berenang /pilate/yoga atau gaya hidup yang disesuaikan seperti yang ditemukan pada buku pertama saya *"Program Pencegahan dan Penyembuhan Skoliosis untuk Anda"* untuk membantu memperbaiki kelengkungan.

Alat untuk observasi dan pengelolaan

Masing-masing dua tujuan dari pengamatan dan pengelolaan kurva Anda di atas pada tahap ini akan dicapai dengan dokter Anda dengan menggunakan serangkaian alat, termasuk salah satu atau lebih dari yang berikut ini:

- Kontrol Postur
- Fisioterapi, termasuk latihan
- Terapi okupasi
- Yoga/Pilate
- Terapi nutrisi
- Stimulasi Listrik
- Konsultasi perawatan kiropraktik
- Obat-obat alternatif

Apa yang dikatakan oleh para ahli

Walaupun pengamatan untuk pasien skoliosis adalah pendekatan yang benar dan dianjurkan adalah sering menjadi bahan perdebatan. Ada kelompok ahli tertentu yang gigih melawan observasi, menyatakan bahwa jika kurva dapat dikendalikan pada tahap ringan, tida ada gunanya membiarkannya memburuk sebelum merawatnya. Kelompok tertentu ini sangat menganjurkan bahwa segera setelah kurva terdeteksi, adalah terbaik untuk memulai pengobatan konservatif untuk menghindari pembedahan. Pendekatan konservatif dan aneh ini diberitakan di seluruh akademisi yang mungkin alasan untuk praktek ini.

Sementara itu, para ahli di sisi lainnya berpendapat bahwa tindakan yang terbaik adalah menunggu dan melihat dalam kasus dimana kurva minimal atau tidak mungkin untuk berkembang lebih jauh untuk menghindari kemungkinan komplikasi lainnya yang terkait dengan pengobatan. Bahkan, kelompok peneliti ini, tiga serangkai fisioterapi, scoliosis intensive in-patient rehabilitation (SIR) dan bracing sering menjadi bentuk pengobatan yang konservatif dan efektif untuk mengelola skoliosis. Pada bagian berikutnya, kita akan menjelaskan aspek-aspek penting dari masing-masing metode yang tercantum di atas yang dokter Anda mungkin gunakan untuk observasi dan pengelolaan kondisi Anda.

Kontrol postur

Pengelolaan postur sering dianggap sebagai langkah pertama dalam pengobatan non-invasif dari skoliosis atau tahap observasi dan pengelolaan. Selama studi postur, aspek-aspek berikut ini biasanya dipertimbangkan:

→ Kolerasi postur dengan skoliosis
→ Dampak skoliosis pada keseimbangan postural
→ Perubahan kebiasaan postural untuk mengontrol skoliosis

Bila Anda memiliki skoliosis, terdapat hilangnya ketinggian lengkungan di kaki karena pronasi berlebihan dari kaki, yang pada gilirannya akan memicu dari serangkaian kesalahan postural dan perubahan, yang mungkin mencakup:

- Rotasi internal tibia dan femur
- Penurunan panggul, menjatuhkan panggul ke sisi pronate selama berdiri lurus atau berjalan
- Panggul miring, menurunkan basis sakral, yang selanjutnya memicu ketidakseimbangan
- Punuk rusuk dapat berkembang, jika kelengkungan berlangsung pada tulang belakang thoraks

Postur yang tidak tepat dan tidak seimbang mungkin merupakan efek yang paling menonjol dan kadang-kadang merupakan dampak jelas skoliosis, terutama skoliosis idiopatik. Pasien dengan skoliosis umumnya ditemukan sudah memiliki kontrol stabilitas postural yang lemah dengan penelitian yang dengan jelas menunjukkan bahwa skoliosis idiopatik mengubah kontrol keseimbangan. Tambahan lagi, kurva tulang belakang telah dikenal untuk mengubah hubungan aktuil antara segmen tubuh, yang secara drastis dapat mempengaruhi postur anak-anak skoliotik.

Terdapat bukti yang menunjukkan fakta bahwa otak manusia sebenarnya memiliki kemampuan untuk mengendalikan postur, pada gilirannya akan mengubah keseimbangan pada skoliosis. Bahkan, pada pasien skoliosis, beberapa bagian dari otak seperti korteks vestibular dan batang otak telah menunjukkan ketidakseimbangan.

Menariknya, para pasien skoliosis menggambarkan sifat postural yang berbeda sesuai dengan lokasi skoliosis yang mereka memiliki seperti lumbal, torakolumbalis, thoraks atau sebagainya. Penelitian dilakukan pada kontrol postural yang statis dan dinamis yang menunjukkan dampak postural maksimal dalam kondisi statis bagi pasien dengan kurva lumbal, sementara mereka dengan kurva thoraks menunjukkan dampak maksimum dalam kondisi yang dinamis.

Jadi, apakah artinya ini?

Analisis khusus ini menunjukkan bahwa jika Anda memiliki kurva di bagian bawah tulang belakang Anda (tulang belakang lumbal), Anda mungkin mengalami instabilitas postural maksimum dalam kondisi duduk atau statis. Sebaliknya, jika kurva Anda lebih menonjol di pertengahan tulang belakang (tulang belakang thoraks/dada), Anda mungkin memiliki instabilitas postural maksimum dalam kondisi dinamis atau bergerak.

Latihan ulangan postur - 3 metode utama untuk digunakan

Sekarang, karena kami sudah menunjukkan bagaimana postur yang salah bisa berkontribusi pada skoliosis, kita akan bergerak maju untuk menunjukkan bagaimana cara memodifikasi kebiasaan postural Anda untuk mengelola skoliosis ringan dan mendiskusikan keberhasilannya.

a) Menggunakan perangkat

Dalam beberapa tahun terakhir, orang-orang dengan kurva skolitik telah banyak diuntungkan dari penggunaan perangkat dan mesin yang dimaksudkan untuk menstabilkan postur guna menghentikan dan memperbaiki kurva. Contoh dari ini adalah *Vertetrac* dan *Dinamis Brace System* (DBS) yang ditawarkan oleh Meditrac. Perangkat ini menawarkan suatu sistem traksi rawat jalan lumbal yang dinamis dan sangat ramah pasien untuk penyembuhan kurva. Untuk memulainya, sistem brace bekerja dengan dekompresi tulang belakang dan meningkatkan ruang intervertebralis. Namun, dengan penggunaan jangka panjang, ini menggunakan tekanan kekuatan yang akhirnya untuk mendorong segmen tulang belakang Anda yang tidak sejajar kembali ke keseimbangannya yang awal agar menghentikan perkembangan kurva.

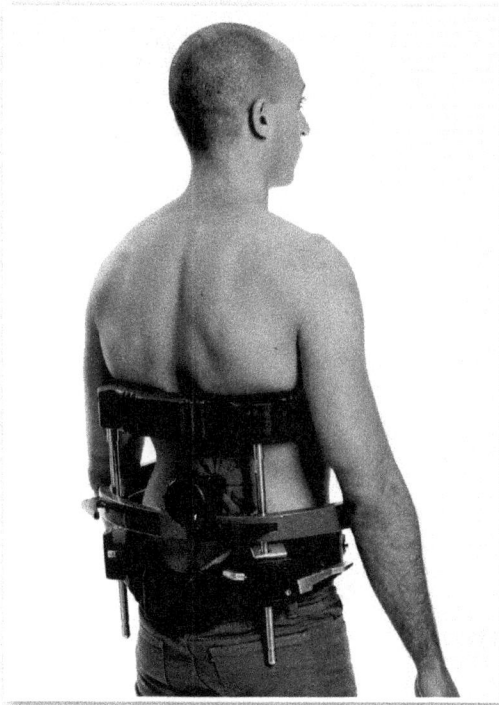

Vertetrac dan Dinamis Brace System (DBS)

b) Pengamatan Sukarela dan koreksi diri

Hal kedua yang dapat Anda lakukan adalah dengan mengamati kebiasaan postural Anda sendiri dan mencari setiap postur yang abnormal, postur yang tidak tepat dalam waktu yang lama. Hal ini terutama berlaku jika kurva telah terdeteksi dan Anda masih bekerja berjam-jam di depan komputer atau di bidang lain dimana Anda mungkin menegangkan punggung atau leher terlalu lama.

Setelah diidentifikasi, maka Anda dapat bekerja untuk perbaikan kebiasaan ini guna mencapai kontrol yang lebih baik atas postur tubuh Anda. Koreksi diri tersebut dinilai sebagai alat utama untuk mencapai stabilisasi tulang belakang dan karenanya memecahkan demormitas postural tersebut.

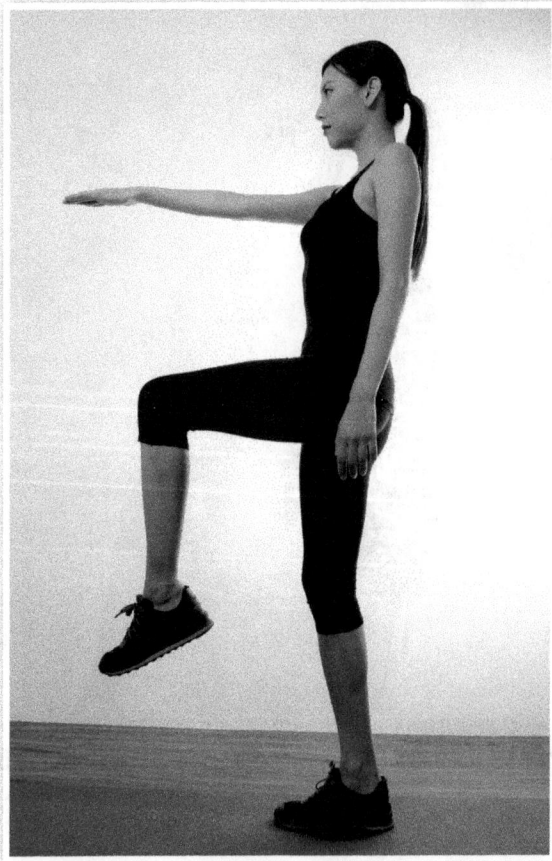

10 Tips Postur yang Penting

Berikut adalah 10 tips yang dapat Anda ikuti untuk memastikan bahwa Anda mendapatkan kembali keseimbangan postural Anda yang mungkin telah hilang lebih dari bertahun-tahun karena merosot dan membungkuk.

1. Praktek berdiri tegak. Letakkan punggung dan kepala di sebelah dinding dan lihat ke depan. Tahan posisi selama satu menit, bersantai dan ulangi.

2. Perhatikan tanda-tanda membungkuk di sepanjang kegiatan harian Anda terutama kegiatan yang dilakukan berkepanjangan selama periode waktu ..

3. Berjalan tegak, terutama di luar ruangan.

4. Cobalah untuk mempertahankan postur yang ideal ketika melakukan segala bentuk olahraga dan aktivitas fisik.

5. Sesuaikan tinggi kursi Anda sehingga paha Anda sejajar dengan lantai dan lutut sejajar dengan pinggul Anda dengan kaki datar di atas tanah.

6. Letakkan bantal kecil di antara punggung Anda dan belakang kursi Anda, memungkinkan diri Anda untuk duduk dengan posisi punggung lurus. Hal ini juga penting untuk dipertimbangkan saat mengemudi atau naik mobil.

7. Sejauh mungkin, jangan menyilangkan kaki sambil duduk seperti itu menciptakan ketidak sejajaran tubuh.

8. Selalu tidur di kasur keras.

9. Jaga otot Anda meregang dengan olahraga teratur.

10. Ketika berdiri, jaga kedua kaki tetap datar. Bersandar pada satu kaki dapat menyebabkan atau memperburuk kelengkungan.

c) Stimulasi eksternal

Alat ini melibatkan petunjuk khusus dari seorang ahli yang akan memberikan instruksi untuk koreksi postural, selain menunjukkan penyimpangan postural yang jelas. Pasien juga diajarkan bagaimana cara untuk melakukan koreksi ringan atau penyesuaian posturnya di bagian tubuh yang berbeda dengan cara stimulasi eksteroseptif atau dengan memprovokasi reaksi keseimbangan, pada dasarnya dengan menggunakan kekerasan atau tekanan eksternal.

2) Fisioterapi

Karena skoliosis adalah semua tentang struktur tulang belakang dasar yang berada di luar keseimbangan, fisioterapi dapat dapat dilakukan untuk memperkuat punggung Anda serta membantu tubuh Anda mendapatkan kembali keseimbangan aslinya. Jika Anda memiliki skoliosis, Anda mungkin disarankan pergi melakukan fisioterapi untuk latihan yang diresepkan guna mencapai simetri yang optimal, yang memenuhi tujuan-tujuan berikut:

- Untuk mencapai koreksi postural yang independen
- Untuk memperkuat otot-otot batang tubuh Anda
- Untuk meningkatkan dukungan punggung keseluruhan

Fisioterapi dan berbagai latihannya, seperti dalam bentuk Pilates dan Teknik Alexander dianggap sebagai cara yang cukup halus menyelaraskan keseimbangan tubuh Anda dan postur yang tidak tepat. Bahkan, fisioterapi akan bekerja jauh lebih baik jika penyebab dasar skoliosis Anda terletak pada masalah otot atau cacat postural.

Apakah fisioterapi akan berhasil untuk skoliosis?

Penelitian di masyarakat telah menunjukkan efektivitas latihan fisioterapi dalam mengelola skoliosis. Entah diambil secara mandiri, atau bersama dengan bantuan ortopedi, latihan ini sering membantu dalam mempertahankan fleksibilitas dan fungsi dalam individu skoliotik. Menurut data yang diperoleh dari klinik Schroth di Bad Sobernheim, Jerman, fisioterapi dapat secara efektif membantu dalam meningkatkan fungsi paru-paru dan mengurangi rasa sakit pada pasien skoliosis yang parah.

Dengan kata lain, fisioterapi dapat bekerja terbaik bagi pasien skoliosis yang tidak memiliki penyebab lain, seperti gangguan neuromuskuler, trauma cacat bawaan, degenerasi yang terkait dengan usia dan sejenisnya. Namun, bahkan dalam kasus ini, fisioterapi dapat membantu sampai batas tertentu dalam kombinasi dengan intervensi lainnya.

Meskipun fisioterapi tidak dapat dilihat sebagai penyembuhan terfokus untuk skoliosis, namun ini adalah cara pasti untuk memfasilitasi penyembuhan utama skoliosis. Ini memberikan kontribusi untuk grafik keberhasilan dengan memperkuat punggung Anda dan memperbaiki keseimbangan alami dari tulang belakang Anda untuk menghentikan perkembangan kurva Anda. Selanjutnya di bagian ini, kami telah mendaftar beberapa latihan fisik utama serta pose yoga yang dapat Anda latih untuk penyembuhan skoliosis konservatif.

3) Program Latihan Schroth

Metode Schroth ini dianggap sebagai pendekatan physiotherapeutic utama untuk deformitas tulang belakang. Pendekatan tiga dimensi ke penyembuhan skoliosis, metode ini memandang skoliosis terutama sebagai banyaknya gangguan postural dan bertujuan untuk membantu pasien skoliosis dengan sebagai berikut:

- Mengurangi rasa nyeri
- Meningkatkan kapasitas vital
- Menghentikan perkembangan kurva
- Meningkatkan keseimbangan postural
- Menghindari operasi/pembedahan

Dikembangkan pada tahun 1920 oleh Katharina Schroth (1894-1985), Metode Schroth ini menjadi pengobatan non-bedah standar untuk skoliosis di Jerman pada tahun 1960-an. Latihan dari metode Schroth diajarkan pada para fisioterapis dan pasien di Katharina Schroth Spinal Deformities Centre,, Sobernheim, Jerman. Setiap tahun, hampir 1.200 pasien menghadiri kursus intensif rawat inap fisioterapi ini untuk jangka waktu empat sampai enam minggu.

Meskipun berbagai pola kurva yang mungkin adalah cukup beragam, Metode Schroth ini hanya mempertimbangkan 3 pola kurva dasar untuk mengatasi sebagian besar temuan khusus dalam skoliosis. Ini termasuk:

- Fungsional pola 4 kurva, dan sebagai bentuk khusus dari 4 kurva Pola pola kurva torakolumbalis
- Fungsional pola 3 kurva dengan panggul netral
- Fungsional Pola 3 kurva dengan dekompensasi

3 logika utama yang mendasari Metode Schroth

Metode skoliosis Schroth bekerja atas dasar 3 logika yang mendasar, termasuk:

- Batang tubuh sebagai komposisi dari tiga blok yang berbeda
- Pernapasan rotasi
- Koreksi postural

Kami akan menjelaskan masing-masing dari mereka di bagian berikut ini.

a) 3 blok dari batang tubuh

Dalam penyembuhan Metode Schroth, batang tubuh dibagi menjadi tiga blok yang ditumpangkan persegi panjang, termasuk korset panggul, tulang rusuk dan bahu korset. Ketika Anda mengembangkan skoliosis, tiga blok batang tubuh ini akan menyimpang dari sumbu vertikal, pada akhirnya akan mengakibatkan pergeseran lateral dari tulang belakang. Gambar di bawah ini akan menjelaskan dengan baik.

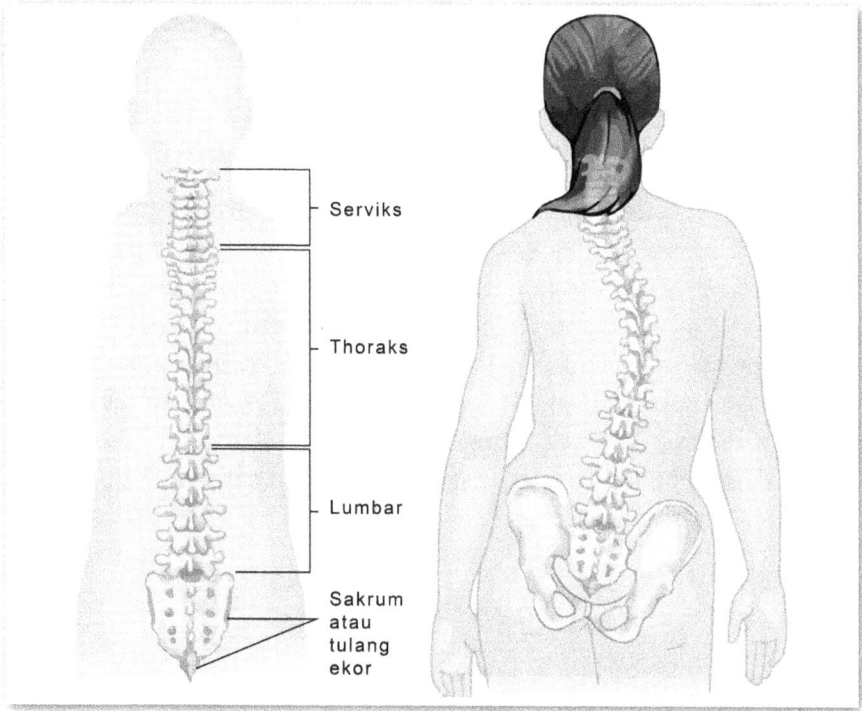

Serviks

Thoraks

Lumbar

Sakrum atau tulang ekor

b) Pernapasan rotasi

Sesuai dengan tafsiran dan pembelajaran dari metode ini, tulang rusuk dihubungkan dengan artikulasi dengan proses lateral vertebra. Ketika latihan Schroth dilakukan, torsi dari batang tubuh yang disebutkan akan berkurang dengan bantuandari pernapasan yang sesuai.

Konsep latihan ini bekerja pada prinsip dari sebuah konsep baru, yang disebut sebagai gerakan pernapasan thoraks. Sesuai konsep ini, sisi dari tulang rusuk yang tertekan diperlebar dari dalam menggunakan latihan pernapasan. Akhirnya, ruang yang lebih luas akan dibuat, sehingga tulang rusuk berpindah kembali ke arah yang tepat.

c) Koreksi postural

Aspek khusus dari Latihan Metode Schroth ini dalam kelanjutan dari ukuran pernapasan rotasi di atas. Pelebaran ruang rusuk yang dibahas sebelumnya dicapai melalui koreksi gangguan postural pertama melalui koreksi postural.

Apa artinya ini bagi orang awam?

Latihan Metode Schroth bekerja atas dasar prinsip-prinsip yang dibentuk oleh pendirinya Katharina Schroth. Dia bekerja pada logika bahwa skoliosis pada pokoknya merupakan gangguan penyimpangan postural yang berdampak lanjut pada struktur tulang belakang. Melalui prinsip-prinsip latihan pernapasan dan koreksi postural-nya, metodenya memandu pasien untuk mengenali pola-pola yang salah dan juga melatih kembali tubuh untuk mengembangkan keselarasan postural yang benar melalui kesadaran diri dan satu set latihan yang direncanakan secara sistematis.

4) Yoga dan Latihan

Yoga, praktek India kuno untuk mencapai relaksasi dan meringankan dari penyakit, dianggap sebagai pengobatan yang efektif dan konservatif untuk skoliosis juga. Selain mencapai keseimbangan postural dan mengoreksi penyimpangan, yoga juga diyakini menjadi alat utama untuk menghilangkan stres, sehingga meningkatkan kemampuan Anda untuk bersantai, yang mana merupakan faktor yang sangat penting dalam pengobatan penyakit apapun. Latihan yoga rutin sebenarnya telah terbukti untuk mengatur berat badan dan mengurangi tingkat stres, sehingga mempercepat proses penyembuhan skoliosis.

6 cara dimana yoga akan membantu skoliosis

Sebelum kita melangkah lebih jauh untuk menjelaskan lebih lanjut tentang beberapa latihan fisik dan latihan yoga yang paling penting, mari kita memahami beberapa sorotan tentang bagaimana yoga akan membantu skoliosis.

I. Iyengar Yoga, bentuk Hatha Yoga yang menempatkan penekanan pada keselarasan postural, sangat membantu untuk pasien skoliosis, karena penyimpangan postural adalah salah satu dari fitur pembentukan skoliosis.

2. Yoga memberi Anda peningkatan kesadaran akan ketidakseimbangan tubuh dan wawasan untuk meningkatkan postur tubuh Anda.
3. Yoga mengurangi rasa nyeri dan sesak yang berhubungan dengan deformitas tulang belakang dengan membantu untuk memperpanjang dan memperkuat otot-otot tersebut.
4. Pose-pose yoga melibatkan postur berdiri yang memperkuat kaki, yang pada akhirnya akan membantu tulang belakang merenggang lebih banyak lagi dan meringankan sendiri dari kesesakan yang terkait dengan skoliosis.
5. Pose yoga yang membentangkan paha belakang, paha depan dan fleksor pinggul sangat membantu dalam menyembuhkan skoliosis karena mereka berperan untuk meningkatkan postur.
6. Pose yoga yang meningkatkan pengetahuan napas membantu memperbaiki fungsi paru-paru yang abnormal yang berhubungan dengan skoliosis.

Hal Untuk Direnungkan

Seperti semua alat-alat lain dari observasi dan pengelolaan konservatif untuk skoliosis, yoga juga hanya akan efektif dalam membalikkan kelengkungan jika dilakukan sesuai pedoman, pada suatu jangka panjang dengan cara yang konsisten dan disiplin.

Latihan Fisik dan Pose Yoga

Baca terus untuk daftar langkah demi langkah dari beberapa latihan yang paling umum yang dapat Anda lakukan untuk skoliosis.

Koreksi kurva thoraks

Tujuan dari latihan khusus ini adalah untuk berlatih mempertahankan posisi yang benar sehingga dapat kembali melatih tubuh Anda pada rasa kinestetik-nya. Untuk melakukan latihan ini, ikuti langkah-langkah di bawah ini:

1. Duduk tegak di kursi tinggi.
2. Pegang kursi dengan tangan kiri Anda.
3. Perlahan-lahan regangkan lengan kanan atas dan tekuk diagonal. Renggangkan sampai batas maksimal Anda.
4. Ulangi dengan lengan lainnya dalam set 5.

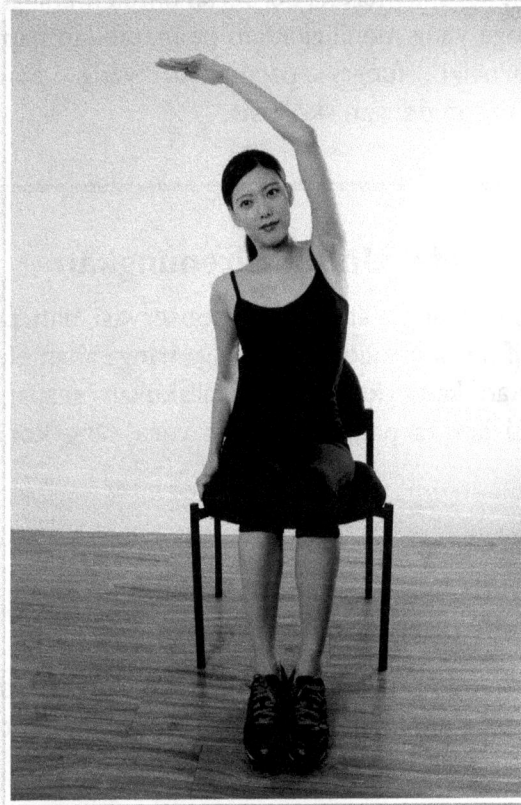

Koreksi skoliosis thoraks kanan, lumbar kiri

Latihan ini bertujuan untuk memperbaiki rotasi dada/thoraks yang merupakan fitur yang mendasari kurva dada kanan. Untuk melakukan latihan ini, ikuti langkah-langkah berikut:

1. Berbaringlah di atas matras, dengan punggung sejajar dengan lantai.

2. Tempatkan kedua tangan di belakang kepala.

3. Angkat lutut kiri ke posisi menekuk.

4. Cobalah untuk mengangkat kepala dan menyentuhkan siku kanan dengan lutut kiri, jaga otot-otot perut Anda tetap rileks.

5. Ulangi dengan sisi lainnya dengan hitungan 10.

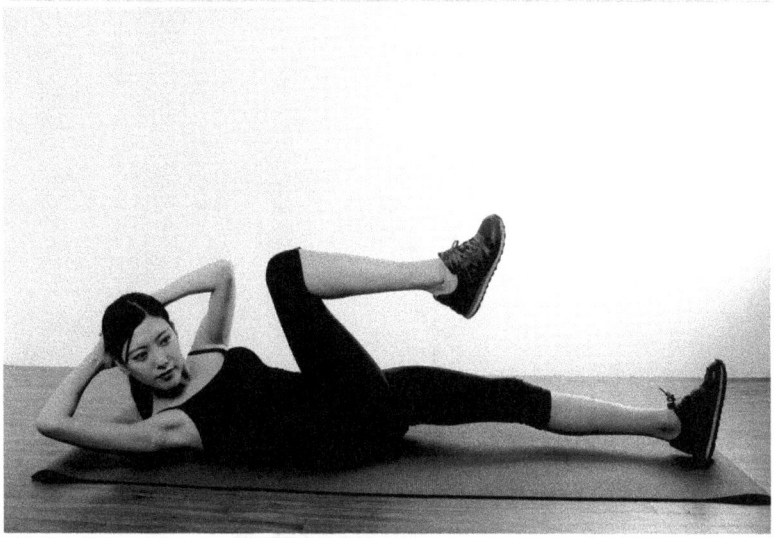

Duduk putar

Latihan yang melibatkan pemutaran tulang belakang sering ditemukan menjadi sangat membantu dalam membalikkan kelengkungan skoliosis. Ikuti langkah-langkah di bawah ini untuk melakukan latihan ini dengan cara yang benar.

1. Duduk tegak di kursi tinggi, sisi kiri tubuh Anda menghadap ke belakang kursi.
2. Jaga kaki Anda tetap rata di atas lantai.
3. Dorong perlahan dengan tangan kiri dan putar badan Anda ke arah kiri.
4. Paksa bahu Anda bersama-sama di belakang Anda, jaga tulang belakang Anda tetap terpanjangkan.
5. Memperdalam putaran Anda di setiap usaha.
6. Ulangi dengan sisi lainnya.

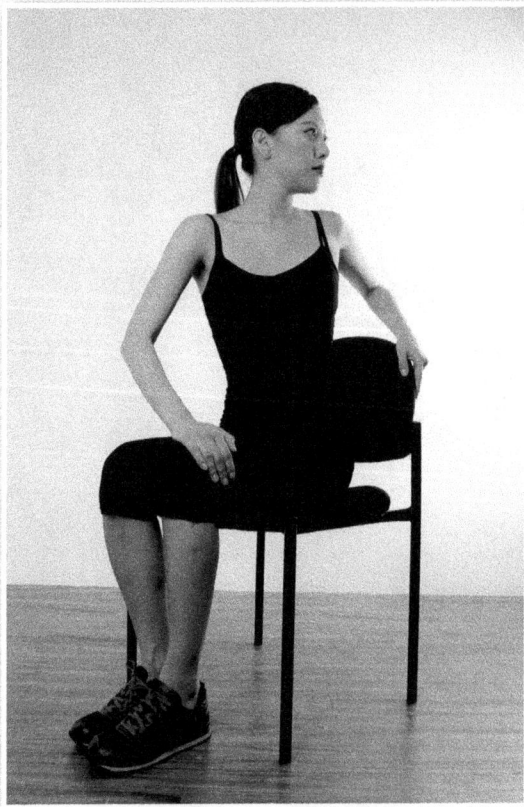

Latihan Sentakan

Latihan ini bekerja terbaik bagi kurva lumbal atau torakolumbalis. Dengan panggul terangkat ke sisi konveks Anda dapat menggunakan otot Anda untuk membantu mendapatkan keselarasan tulang belakang yang tepat. Ikuti langkah-langkah di bawah ini untuk melakukan latihan sentakan:

1. Berdiri tegak pada kedua kaki Anda.
2. Tumit Anda pada sisi konveks dari kurva, usahakan untuk menjaga pinggul dan lutut Anda tetap lurus.
3. Tahan posisi sentakan ini selama sekitar 10 detik.
4. Sokong diri Anda dengan sandaran kursi, jika diperlukan.

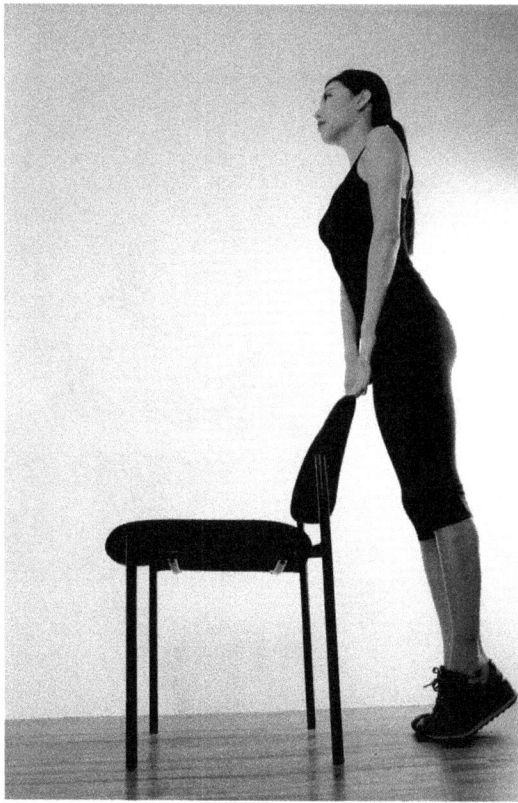

Latihan Penguatan Batang Tubuh

Selain di atas, Anda juga bisa melakukan serangkaian latihan penguatan batang tubuh. Yang paling penting di antara mereka termasuk:

Penguatan perut

1. Berbaringlah lurus di atas alas.

2. 2. Dengan lengan di sisi tubuh Anda, perlahan-lahan, angkat kaki kanan sampai 90 derajat dan tahan sampai hitungan ke-10.

3. 3. Turunkan ke bawah secara bertahap untuk 60 derajat pertama dan kemudian 30 derajat dari lantai dan rileks.

4. 4. Sekarang kembalikan kaki dan ulangi.

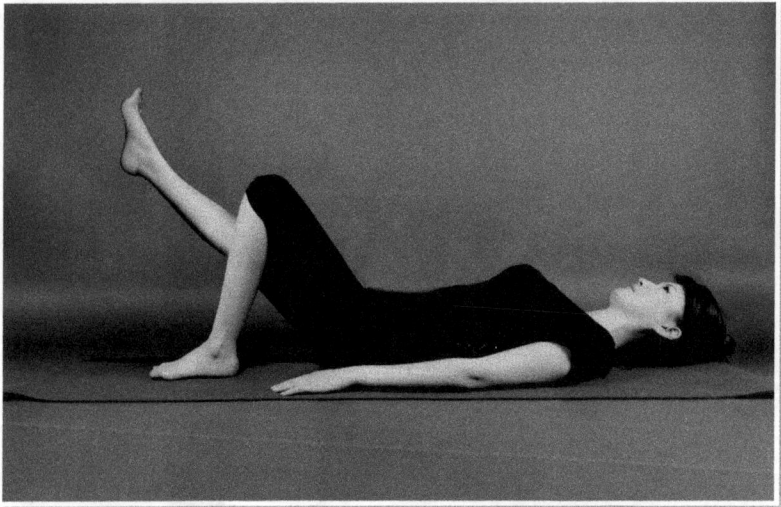

Sepeda

1. Berbaringlah di atas lantai, dengan kaki Anda terangkat.
2. Sekarang lakukan aksi bersepeda di udara dengan kaki Anda.
3. Jaga punggung bawah Anda di atas lantai setiap saat.

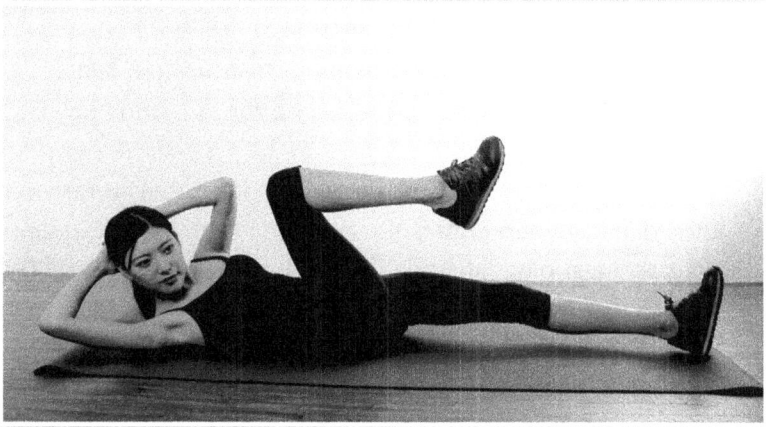

Stabilitas punggung

1. Berbaringlah telungkup dengan lengan terentang ke depan.
2. Angkat batang tubuh Anda dan lengan-lengan dalam sebuah garis lurus dengan kaki bergantian dan tahan selama 5 detik.
3. Ulangi pada setiap sisi sebanyak 10 kali.

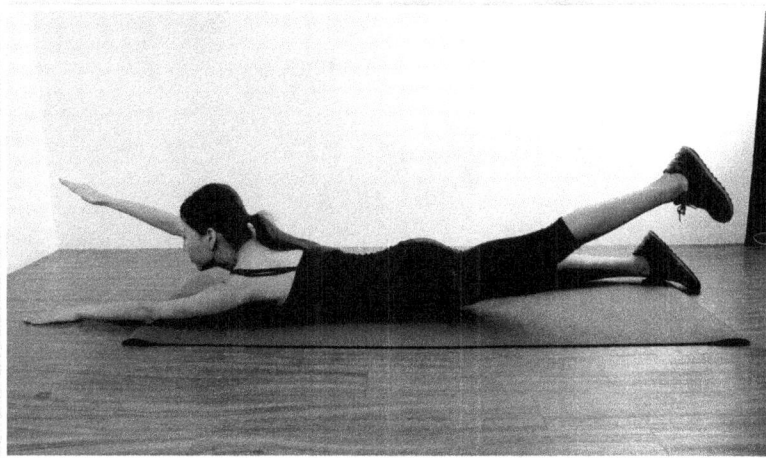

Peregangan Sudut Dinding

Latihan ini dimaksudkan untuk memperpanjang tulang belakang Anda dan membuka bahu Anda untuk menciptakan keseimbangan di antara otot-otot dari punggung atas Anda. Ikuti langkah-langkah di bawah ini untuk peregangan sudut dinding:

1. Berdiri beberapa meter dari dinding.
2. Jaga kaki Anda pada jarak pinggul dari satu sama lain.
3. Bersandarlah ke depan dan letakkan tangan Anda ke dinding, jarak bahu berjauhan.
4. Hasil akhirnya harus menjadi sudut yang tepat antara badan Anda dan kaki, sementara tangan Anda akan menekan dinding, tepat setinggi pinggul Anda.
5. Dengan kaki yang kuat di atas tanah, dorong ke dinding dengan Anda tangan.
6. Ulangi 5- 6 kali per sesinya

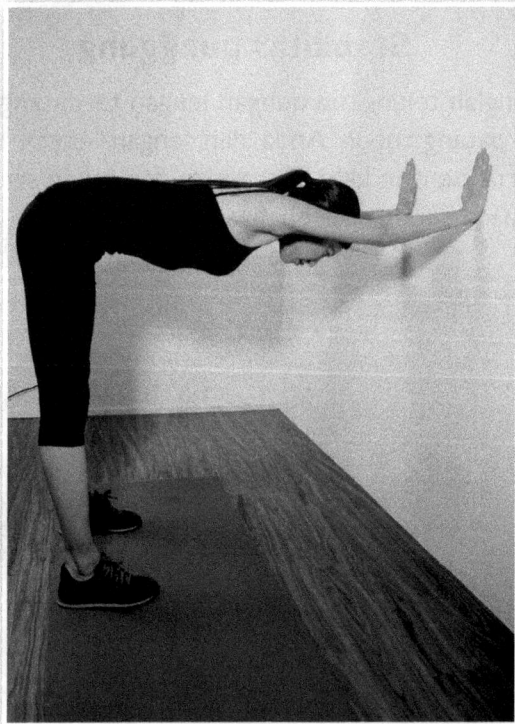

Peregangan urat lutut

Karena urat lutut yang keras dapat berkontribusi untuk postur tubuh yang buruk, latihan ini dapat terbukti cukup berguna. Ikuti langkah-langkah di bawah ini.

1. Berbaringlah telentang di atas matras.
2. Ambil sebuah band resistensi atau handuk dan loop di sekitar band dari kaki kanan, pegang ujung-ujung tali dengan tangan Anda.
3. Jaga kaki kiri datar dan dengan perlahan perpanjang kaki kanan atas, di atas kepala Anda.
4. Ketika Anda merasa keras di paha belakang Anda, berhenti sebentar dan kemudian perdalam peregangan sedikit lebih lagi.
5. Ulangi dengan kaki yang lain.

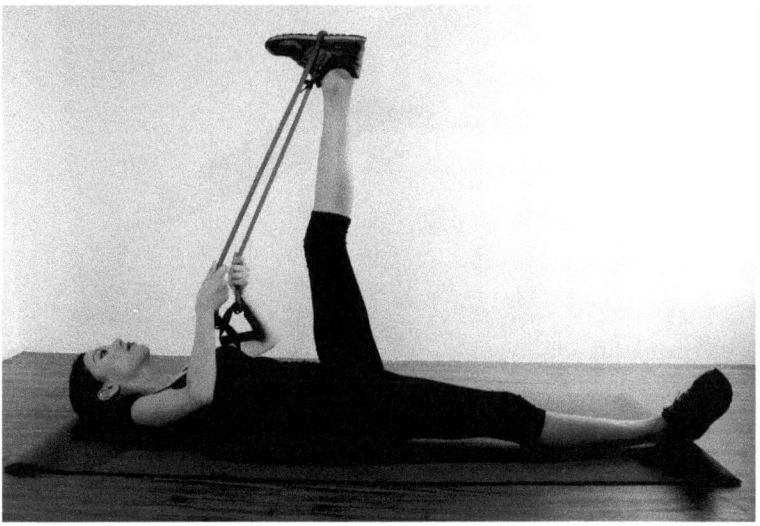

Menekuk lutut

Ikuti langkah-langkah di bawah ini untuk melakukan tekukan lutut untuk membantu skoliosis:

1. Duduklah di lantai dalam posisi berlutut.
2. Pindahkan kaki kanan ke depan dan lutut belakang turun di atas lantai.
3. Dengan lembut, tekuk lutut ke depan sehingga lutut depan Anda berada di atas tulang pergelangan kaki, ini adalah penting untuk lutut Anda untuk tidak maju melewati pergelangan kaki Anda.
4. Cobalah untuk merasakan peregangan di paha belakang dan pangkal paha.
5. Ulangi.

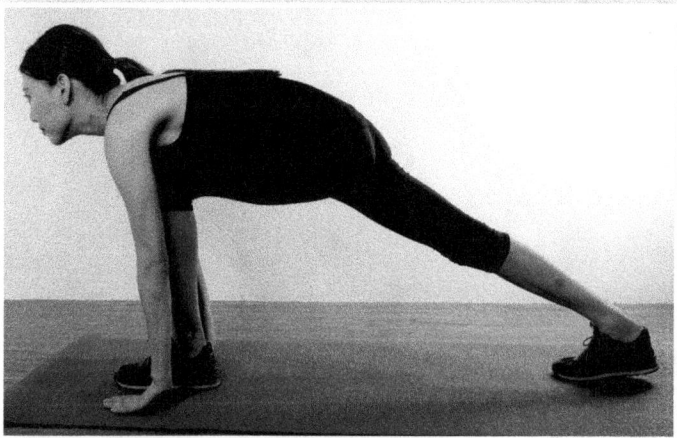

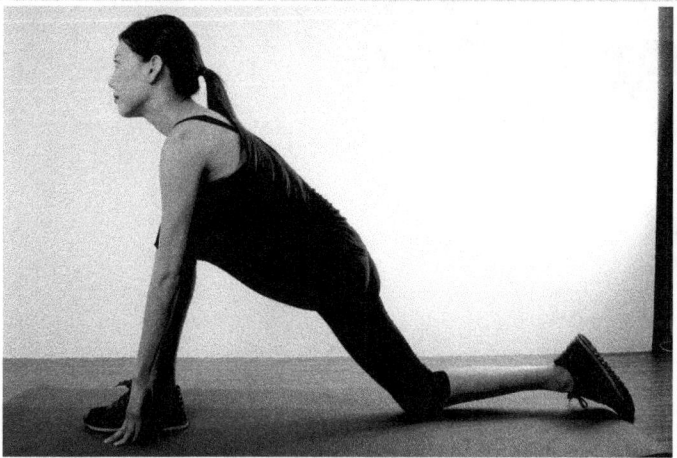

Pembuka pangkal paha

Untuk melakukan yoga pose ini, ikuti langkah-langkah di bawah ini:

1. Turun ke bawah dengan posisi Anda merangkak.
2. Pindahkan kaki kanan dan lutut ke depan dan tempatkan di atas lantai.
3. Sejajarkan pinggul Anda dan coba untuk menggeser kaki kiri lurus ke belakang.
4. Perlahan-lahan, cobalah untuk turun dengan tangan Anda di depan.
5. Ulangi dengan sisi lainnya.

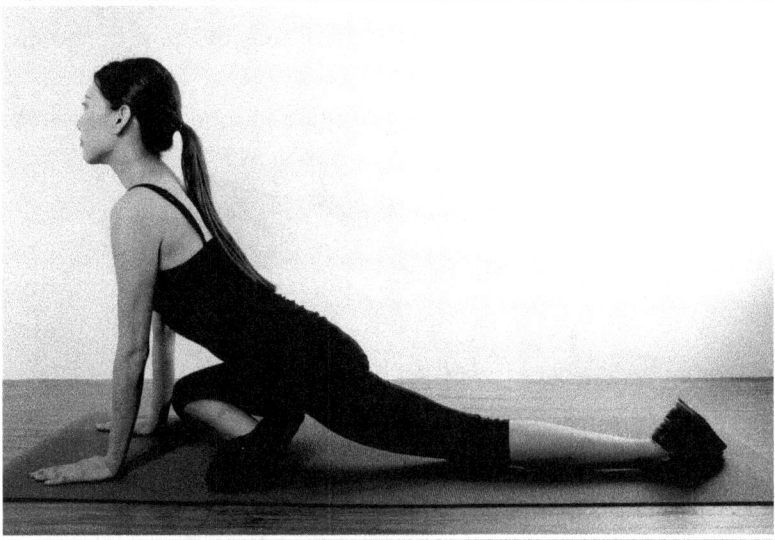

Tarikan tiga bagian

Ikuti langkah-langkah di bawah ini untuk melakukan pose yoga ini:

1. Berdiri tegak, hadap wastafel dapur, atau platform apapun yang lainnya dengan pinggiran.
2. Tarik punggung berlawanan dari pinggiran wastafel.
3. Jaga jarak kaki Anda dari wastafel dan jaga kaki Anda tetap lurus, membungkuk dari pinggul dan renggangkan pantat.
4. Mengambil langkah-langkah ke depan dengan syarat ketika Anda membungkukkan lutut Anda, kaki Anda harus berada pada sudut yang benar dengan paha sejajar dengan lantai dan lutut di atas tumit.
5. Sekarang tarik punggung sedikit.
6. Ambil beberapa langkah ke depan dengan tumit berhubungan dengan tanah.
7. Turunkan pantat untuk jongkok dan kemudian tarik kembali.

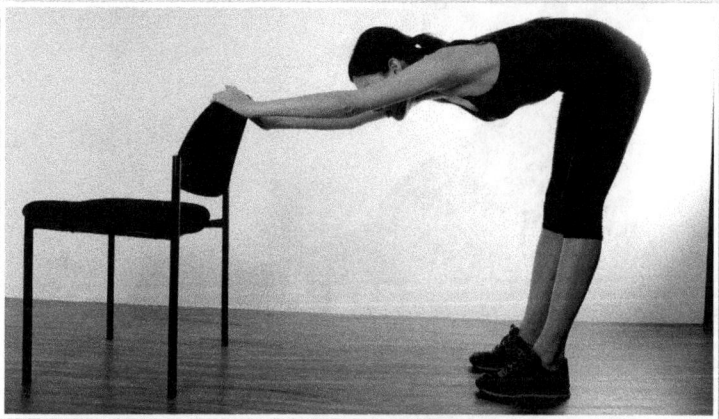

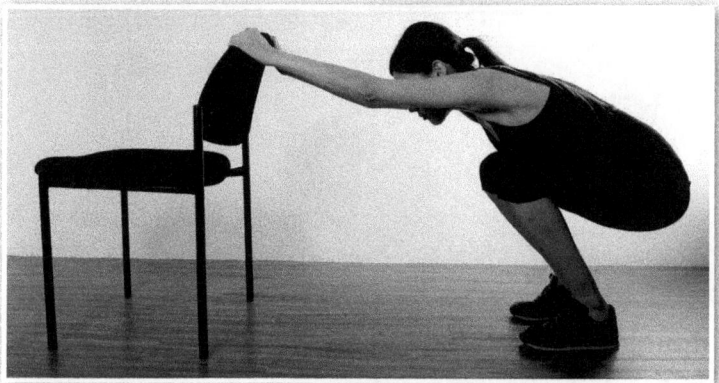

5) Occupational Therapy (OT)

Skoliosis pada umumnya dipandang sebagai gangguan payung, yang meliputi banyak aspek kehidupan pasien. Sebagai deformitas postural dan tulang belakang yang terbentuk, dimensi yang terkait dengan kehidupan sehari-hari mulai terpengaruh. Misalnya, dengan timbulnya skoliosis dan kemungkinan membutuhkan untuk dilakukannya terapi atau bracing, kehidupan profesional pasien mungkin akan terpengaruh, terkait fungsi tubuh seperti pernapasan mungkin juga akan dikompromikan, dan di atas semuanya, tingkat harga diri dan kepercayaan diri mungkin akan terpukul. Mengacu pada gambar di bawah ini yang akan menjelaskan ini dengan lebih baik.

Hal ini merupakan alasan bahwa gangguan seperti skoliosis melintasi tanda-tanda menjadi gangguan fisik semata dan memerlukan pendekatan holistik dan komprehensif, untuk penyembuhan.

Dampak Multi-Dimensi dari Skoliosis

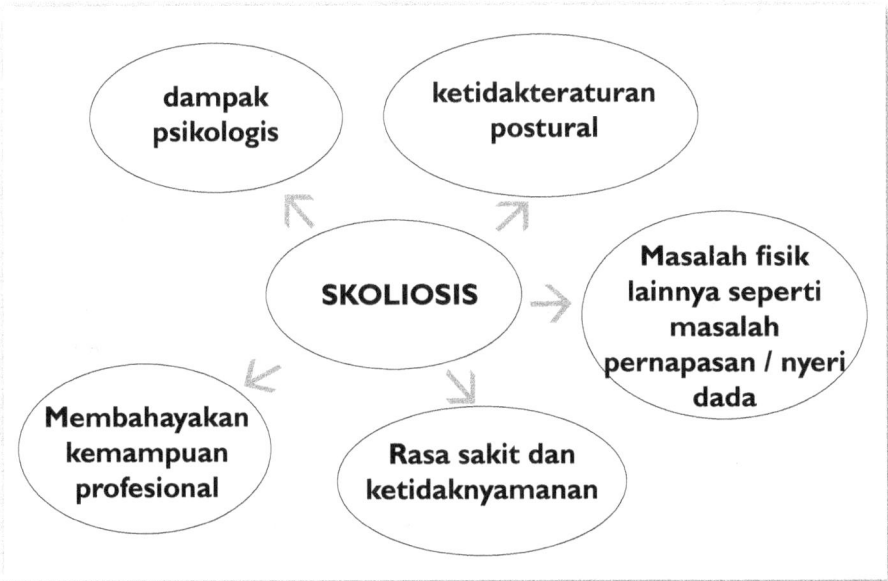

Menjelang akhir ini, terapi okupasi dipertimbangkan sebagai pendekatan penyembuhan yang efektif setelah pasien didiagnosis dengan skoliosis. Dianggap sebagai bagian integral dari tahap pengamatan skoliosis, pendekatan holistik dari terapis okupasi diyakini akan sangat membantu dalam mengatasi deformitas tulang belakang dengan berbagai cara.

Jadi, apa yang seorang ahli terapi okupasional akan lakukan untuk membantu Anda? Seorang terapis okupasional akan membantu dalam pengelolaan keseluruhan kondisi skoliosis. Dia pada dasarnya akan berusaha untuk mengembalikan fungsi kehidupan normal Anda hidup dengan mengembangkan pendekatan penyembuhan yang:

→ Membalikkan/menghentikan kurva Anda
→ Mengembalikan kemampuan profesional optimal Anda
→ Memperbaiki hilangnya harga diri/percaya diri

Fitur dasar yang paling penting dari terapi okupasi adalah peran yang dimainkan oleh pasien yang didorong untuk aktif berkontribusi selama proses penyembuhan.

Terapi okupasional untuk skoliosis – Sorotan Utama

Meskipun kebanyakan pasien dengan skoliosis akan mendapatkan keuntungan dari layanan dari seorang ahli terapi okupasional, kelompok pasien yang paling mungkin untuk mendapatkan manfaatnya adalah mereka yang telah mengembangkan skoliosis karena penyakit atau cedera, karena menyebabkan hambatan dalam melakukan aktivitas kehidupan mereka sehari-hari, ADL.

Seorang ahli terapi okupasional pada dasarnya akan membantu Anda untuk sepenuhnya menjadi independen dalam kehidupan sehari-hari Anda melalui langkah-langkah berikut ini:

→ Penaksiran kondisi Anda dan dampaknya terhadap aspek kehidupan yang berbeda
→ Perencanaan strategi yang sesuai untuk intervensi
→ Evaluasi yang berlangsung untuk menilai kinerja untuk revisi strategi

Di sini, mari kita memahami beberapa sorotan penting tentang bagaimana kerja terapi akan membantu Anda dengan kelengkungan tulang belakang Anda.

→ Melakukan analisis aktivitas yang sesuai dan modifikasi ADL dan merencanakan strategi intervensi yang sesuai.

→ Membantu Anda dalam memahami gejala-gejala Anda dengan lebih baik dan membimbing Anda dengan cara terbaik untuk mengelolanya.

→ Membimbing untuk latihan ulang postural dalam berbagai posisi termasuk tidur, duduk dan berdiri.

→ Membimbing Anda dengan cara terbaik untuk melakukan perawatan diri, yang mungkin telah terpengaruh karena kondisi Anda

→ Menilai efisiensi dan kinerja dari modalitas penyembuhan Anda, terutama yang melibatkan peralatan dan latihan pengendalian rasa nyeri

→ Membimbing Anda tentang cara terbaik untuk meningkatkan produktivitas Anda dan menilai kebutuhan untuk menggunakan instrumen seperti kursi roda listrik.

→ Melakukan analisis kerja yang tepat dan menyarankan cara-cara untuk meningkatkan hasil keseluruhan dan produktivitas Anda.

→ Membimbing Anda tentang cara terbaik untuk mengubah gaya hidup Anda sesuai dengan kondisi Anda

→ Melatih Anda dalam penggunaan terbaik dari peralatan adaptif seperti perangkat ortopedi, pakaian khusus dan item dukungan seperti korset, roll, wedge, dan bantal.

6) Diet

Tubuh manusia bekerja pada premis keseimbangan dalam keseluruhannya, mulai dari struktur fisik sampai basil bagi gizi dan kesehatan psikologis. Tubuh dan sistemnya beroperasi dengan baik jika keseimbangan alam ini dipertahankan dan diikuti di dalam kehidupan kita sehari-hari. Namun, kelainan mulai muncul ketika tubuh didorong keluar dari keseimbangan alam karena faktor-faktor seperti penyakit atau gaya hidup yang tidak layak.

Meninjau diet dan gizi, kelompok makanan yang mendorong tubuh keluar dari keseimbangan alam dapat diidentifikasi dan kemudian cara diet yang cocok dapat dibentuk dengan tujuan untuk pengaturan keseimbangan dengan tepat.

Untuk mempelajari bagaimana diet dapat membantu sebagai sebuah alat di tahap pertama penyembuhan, pertama-tama adalah penting untuk memahami bagaimana kekurangan makanan dapat menjadi faktor etiologi dalam skoliosis. Sebuah tinjauan yang relevan dari artikel-artikel Amerika dan Eropa pada tahun 1955-1990 mengungkapkan bahwa gizi menjadi faktor etiologi yang besar dari skoliosis idiopatik.[1] Fakta bahwa modifikasi diet dapat mengubah cara gen kita mendorong preferensi selera kita dan kebiasaan diet membantu menjelaskan peran penting gizi sebagai Alat untuk mengobati skoliosis. Bahkan, terdapat bukti yang menunjukkan bahwa perubahan tersebut di dalam status epigenetik kita dapat langsung diubah oleh berbagai perubahan lingkungan atau bahkan oleh faktor-faktor makanan dari pihak ibu atau maternal.[2]

Penelitian tersebut berlaku sebagai ilustrasi yang efektif untuk fakta kembar bahwa:

→ Diet bisa menjadi penyebab kritis dan mungkin dari skoliosis idiopatik
→ Modifikasi makanan dapat menjadi efektif sebagai salah satu langkah yang pertama dalam penyembuhan skoliosis

Setelah peran diet telah ditetapkan, sekarang kita akan melanjutkan bagaimana cara untuk menemukan penyimpangan pola makan dan pedoman penting untuk mengembangkan rutinitas diet yang baik.

Langkah I - Mengidentifikasi pola diet yang salah

Ketika Anda memutuskan untuk menggunakan diet sebagai sarana penyembuhan untuk skoliosis, langkah penting pertama untuk diambil adalah dengan mengidentifikasi daerah-daerah dimana diet Anda mungkin menyebabkan masalah.

Penelitian menunjukkan terdapat korelasi yang menarik antara gejala skoliosis dan gandum atau sensitivitas gluten. Didalam relevansi, autoantibodi terkait dengan gandum sering terkait dengan pengembangan skoliosis. Menjelang akhir ini, Anda harus terlebih dahulu memastikan bahwa Anda mengidentifikasi apakah Anda memiliki alergi atau sensitivitas makanan. Langkah ini juga akan membantu Anda menganalisis apakah Anda menderita kekurangan gizi yang dapat bertindak sebagai salah satu penyebab kurva tulang belakang Anda. Melatonin, hormon yang disekresikan oleh kelenjar pineal di otak, adalah contoh dari salah satu kekurangan tersebut.

Melatonin dikaitkan dengan siklus pertumbuhan pubertas. Kekurangan melatonin dapat memicu pubertas lebih awal dari biasanya, yang akan berarti bahwa remaja akan mendapatkan kematangan pubertas lebih cepat, akhirnya berdampak pada laju pertumbuhan kurva. Selain itu, melatonin juga mengikat kalmodulin, yang pada gilirannya akan mempengaruhi fungsi kalsium intraseluler. Pasien yang didiagnosis dengan skoliosis idiopatik sering kali ditemukan telah memiliki tingkat kalmodulin yang tinggi, yang terjadi pada korelasi dengan tingkat yang lebih rendah dari sirkulasi melatonin.

Oleh karena itu, Anda harus secara teratur menilai diet Anda untuk setiap alergi makanan, sensitivitas dan kekurangan jika Anda telah didiagnosa dengan skoliosis.

Langkah 2 - Mengembangkan Diet Sehat

Diktat yang paling penting dari diet yang sehat berlaku dalam pendekatan gizi untuk skoliosis. Diet yang benar untuk skoliosis akan membantu Anda mencapai tujuan sebagai berikut:

- Membantu Anda menurunkan berat badan yang tidak perlu
- Membantu Anda meningkatkan metabolisme Anda
- Membantu Anda mengatasi kekurangan gizi yang terkait

4 Nutrisi penting

Sebuah diet yang tepat untuk pasien skoliosis adalah semua tentang pemenuhan kebutuhan untuk kesehatan tulang dan nutrisi tulang yang seimbang. Jika Anda telah didiagnosis dengan skoliosis, pastikan diet Anda memiliki cukup dari nutrisi yang dibahas di bawah ini.

1) Kalsium

Selain membantu dalam membangun massa tulang, kalsium juga berfungsi sebagai mineral penting untuk saraf dan otot. Adalah penting bahwa Anda termasuk dosis yang tepat kalsium dan juga memastikan bahwa tubuh Anda menyerap itu dengan cara yang benar. Lihat daftar di bawah ini untuk belajar lebih lanjut tentang makanan mana yang memiliki dan untuk menghindari jika Anda memiliki scoliosis.

2) Vitamin D

Nutrisi ini akan membantu tubuh Anda menyerap kalsium dan fosfor dari diet Anda dan suplemen gizi dengan cara yang lebih baik dan juga penting untuk kesehatan tulang yang baik.

3) Vitamin E

Vitamin E memiliki sifat anti-oksidan yang kuat dan juga memperkuat sistem kekebalan tubuh dengan memerangi radikal bebas. Nutrisi penting ini juga dikenal untuk membantu dalam memperkuat otot dan menjaga jaringan otot yang sehat.

4) Vitamin K

Vitamin K diyakini sebagai suatu nutrisi dengan kemampuan membangun tulang yang kaya. Karena atribut ini, bahkan dapat membantu dalam mencegah tulang terkait dengan masalah seperti osteoporosis, terutama pada populasi usia lanjut.

Makanan yang harus dikonsumsi dan dihindari

Tabel di bawah ini akan memberikan daftar terperinci tentang makanan apa yang harus Anda mengkonsumsi dan mana yang harus dihindari untuk membantu kondisi Anda.

Makanan yang harus dikonsumsi	Makanan yang harus dihindari
sayuran segar	Jeruk dan jus
buah-buahan segar	Soda dan minuman bersoda
Daging, telur dan unggas	pemanis buatan
Susu, keju dan produk susu	Lemak dan minyak
makanan fermentasi	Sirup jagung, sirup fruktosa
Kacang-kacangan dan biji-bijian	permen
lemak sehat	Teh, kopi
	tepung putih
	Makanan yang digoreng/junk food

Hanya sebuah pendapat ...

Pada pendapat ini, ini benar-benar akan berguna untuk merujuk pada buku 'Program Pencegahan dan Penyembuhan Skoliosis untuk Anda' (Dr. Kevin Lau) yang menjelaskan secara rinci pentingnya dari diet yang baik untuk pasien skoliotik. Dari kelompok makanan yang membantu, hingga nutrisi yang diperlukan dan akhirnya, rencana diet yang ideal yang harus Anda ikuti berdasarkan tipe metabolis dan skoliosis Anda sendiri, buku ini akan menjelaskan semuanya!

7) Stimulasi Listrik

Terdapat kasus skoliosis yang mungkin tidak menanggapi terapi fisik dan modifikasi nutrisi seperti yang diharapkan. Untuk individu tersebut, stimulasi listrik dapat dianggap sebagai pilihan untuk mendapatkan bantuan dari rasa sakit dan juga, mungkin, akan menghentikan kurva.

Seperti namanya, stimulasi listrik adalah proses yang digunakan untuk memperkuat otot-otot dengan melewatkan arus listrik ke otot atau kelompok otot, menyebabkan mereka berkontraksi. Stimulasi listrik diyakini membantu skoliosis dengan meningkatkan sirkulasi darah dan meningkatkan jangkauan gerak. Hal ini secara luas dianggap sebagai cara yang paling aman untuk meningkatkan fleksibilitas otot dan adaptasi.

Sebelum kita melangkah lebih jauh, pertama mari kita memahami lebih lanjut tentang terapi stimulasi listrik. Terdapat tiga jenis dasar dari terapi stimulasi listrik, termasuk umum, muskular dan Transcutaneous electric nerve stimulation (TENS), dengan masing-masing dari mereka memiliki penggunaan-penggunaan spesifik sebagai berikut:

→ Terapi listrik umum - Digunakan untuk menghilangkan rasa sakit dan penyembuhan luka

→ Stimulasi listrik muskular - Digunakan untuk memperkuat otot dengan mengurangi kejang otot

→ TENS - Digunakan untuk mengobati nyeri kronis

Bagaimana cara kerjanya?

Tujuan menggunakan stimulasi listrik untuk skoliosis adalah untuk memfasilitasi kontraksi otot di lokasi dari kurva tulang.

Untuk menggunakan stimulasi listrik, terapis fisik terlatih dalam metode pengobatan ini akan menggunakan elektroda kulit ke otot-otot dari batang tubuh. Elektroda ditempatkan sedemikian rupa sehingga mereka akan memungkinkan tingkat maksimum kontraksi pada titik dimana kurva skoliotik berada pada puncaknya. Para ahli menyarankan bahwa sebagian besar dari terapi stimulasi listrik untuk skoliosis ini harus dilakukan pada malam hari, ketika pasien sedang tidur, terutama dalam kasus anak-anak.

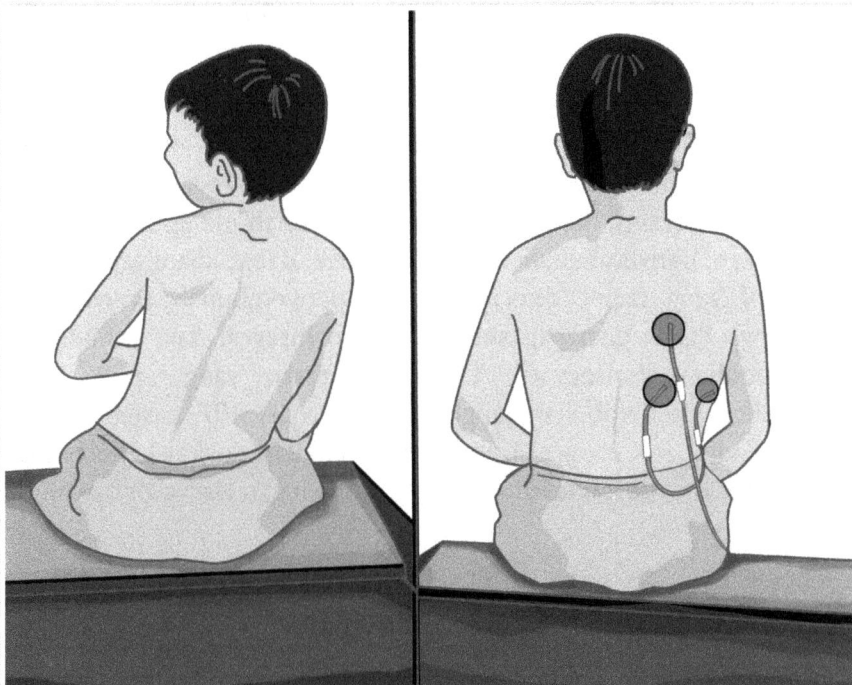

Anak-anak dengan kurva skoliotik yang menjalani terapi stimulasi listrik

Informasi penting

Para ahli menunjukkan bahwa bagi seorang anak dalam memenuhi persyaratan untuk terapi stimulasi listrik, kurva tulang belakangnya harus kurang dari 35 derajat dan juga, harus setidaknya dua tahun pertumbuhan yang masih tersisa.

Apakah ini akan bekerja?

Analisis terkontrol dilakukan di antara kelompok pasien skoliosis yang diobati dengan stimulasi listrik neuromuskuler menunjukkan rasio keberhasilan sekitar 44%. Menurut penelitian ini, jumlah koreksi yang dicapai meningkat pada tingkat yang sama dengan panjang lengan tuas skeletal yaitu rusuk dan panggul, interkoneksi otot yang dirangsang dengan tulang kurva tulang belakang.

Namun terdapat banyak kontroversi, seperti dalam penelitian lainnya, stimulasi listrik telah ditemukan efektif bagi 40 pasien yang dirawat dengan metode ini, dengan tingkat kegagalan meningkat menjadi 50 persen. Namun penelitian lain telah melaporkan bahwa permukaan penyembuhan stimulasi listrik dapat dianggap sebagai alternatif yang dapat diterima untuk penyembuhan bracing dan karenanya dapat dianggap sebagai bagian integral dari pendekatan penyembuhan konservatif. Dengan catatan yang sama, studi melibatkan penyembuhan jangka panjang dari 107 pasien dengan skoliosis idiopatik progresif yang menunjukkan tingkat keberhasilan 93% dalam mencegah lebih lanjut perkembangan kurva di bawah 30 derajat.

8) Kiropraktor

Perawatan kiropraktik dipandang sebagai pendekatan holistik untuk skoliosis, dengan penekanan berada pada manipulasi tulang belakang dan pengaturan gaya hidup bukan ketergantungan pada obat-obatan atau pembedahan.

Secara umum, pendekatan kiropraktik diharapkan dapat memenuhi tujuan sebagai berikut:

- Untuk meningkatkan kemantapan dan stabilitas tulang belakang
- Untuk menghentikan perkembangan kurva
- Untuk mengurangi tingkat kurva

Laporan acak menunjukkan bahwa perawatan kiropraktik menjadi efektif dalam hampir 70 persen kasus, dimana ia berhasil mengurangi rasa sakit dan ketidaknyamanan dan dalam beberapa kasus bahkan menghentikan perkembangan kurva. Menurut sebuah studi terbaru, perawatan kiropraktik telah terlihat cukup efektif dalam mengurangi rasa sakit dan kecacatan yang terkait dengan skoliosis dewasa.

Sesuai hasilnya, penyesuaian kiropraktik yang telah ditemukan akan membantu dalam meringankan kompresi saraf serta memfasilitasi keselarasan tulang belakang dengan tepat.

Bagaimana caranya?

Pada kunjungan kiropraktik pertama untuk skoliosis Anda, Anda akan belajar bahwa para kiropraktor mengikuti prosedur yang sangat standar untuk pemeriksaan awal serta evaluasi menyeluruh dari riwayat kesehatan Anda sebelumnya. Kebanyakan kiropraktor juga akan lebih memilih untuk melihat detail tentang gaya hidup Anda, riwayat keluarga dan status kesehatan secara keseluruhan. Menuju tujuan ini, kunjungan awal Anda kemungkinan besar melibatkan Adam's Forward Bending Test (FBT). Mengacu pada bab 5 untuk mengetahui lebih banyak tentang tes ini. Tes ini, bersama dengan beberapa berbagai studi gerak, terutama akan dilakukan untuk memastikan apakah perawatan kiropraktik adalah pilihan yang tepat untuk penyembuhan Anda.

Kiropraktor Anda akan memberikan terapi dengan melakukan manipulasi manual dalam upaya untuk melonggarkan tendon dan ligamen. Melalui stimulasi tulang belakang ini, kiropraktor Anda juga akan berusaha untuk melatih otot-otot Anda agar kembali ke posisi semula.

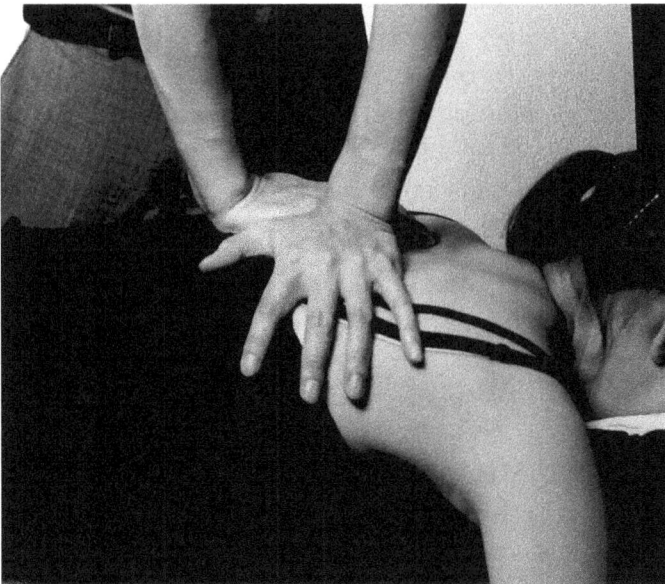

Seorang kiropraktor melakukan pengobatan untuk skoliosis

Tergantung pada tingkat keparahan kurva Anda dan juga rincian riwayat kesehatan Anda, kiropraktor Anda akan menggunakan salah satu dari terapi yang disebutkan di bawah ini untuk penyembuhan. Jika sesuai, dokter Anda bahkan mungkin akan memutuskan untuk menggabungkan 2 atau lebih dari teknik kiropraktik.

→ Pijat traksi: tujuan dari metode ini adalah untuk merileksasikan otot-otot di sekitar tulang belakang, membuat gerakan tulang belakang menjadi lebih efektif dan nyaman. Untuk metode ini, Anda akan terlebih dahulu diminta untuk berbaring telentang dengan bantal di bawah lutut. Saat ini, satu set rol yang dirancang khusus akan bergerak ke atas dan ke bawah tulang belakang Anda untuk memijat dan meregangkan otot punggung.

→ Latihan fisik: Seperti yang telah kita bahas di atas, latihan fisik dapat dilakukan untuk mengurangi rasa sakit dan ketidaknyamanan yang berhubungan dengan skoliosis. Sebagai bagian dari penyembuhan kiropraktik Anda, Anda akan dianjurkan melakukan satu set latihan tertentu untuk memperkuat punggung, leher dan ekstremitas dari pasien.

→ Pijat manual: Selesai menggunakan teknik yang benar, pijat dapat secara efektif mengurangi rasa nyeri dan juga meningkatkan sirkulasi, sehingga akan membantu kondisi Anda. Untuk menambahkan khasiatkanya, mungkin dikombinasikan dengan pilihan lain seperti stimulasi listrik, stimulasi otot, USG atau terapi panas/es.

→ Perubahan gaya hidup: masalah gaya hidup mungkin memiliki dampak yang lebih besar pada penyebab skoliosis daripada kebanyakan orang yang mungkin ketahui. Seorang kiropraktor akan menyarankan perubahan yang sesuai pada gaya hidup Anda untuk tujuan ini, yang kemungkinan akan mencakup langkah-langkah seperti mengurangi konsumsi alkohol, berhenti merokok, melakukan diet sehat dll. Bahkan, beberapa kiropraktik terbaik dalam menyembuhkan skoliosis juga meresepkan diet terperinci dan latihan terjadwal untuk pasien mereka guna membantu kondisi mereka.

Sebagai bagian dari perawatan kiropraktik Anda, dokter Anda mungkin juga akan menyarankan perawatan tambahan seperti pengangkat sepatu, manipulasi tulang belakang, terapi stimulasi listrik atau teknik latihan aktif/isotonik. Menariknya, terdapat beberapa hasil positif dari penggunaan perangkat tersebut pada pasien skoliosis.

Pendekatan yang mengintegrasikan

Skoliosis sering merespon penyembuhan yang sangat baik ketika pendekatan berbeda terintegrasi bersama-sama untuk pengobatan deformitas secara holistik dan alami. Misalnya, kombinasi modifikasi diet yang tepat dengan latihan yang tepat sering dianggap sebagai pendekatan yang efektif untuk mengelola skoliosis. Anda dapat merujuk pada serangkaian besar sumber daya yang sama dan metode dijelaskan dalam seri buku dan DVD termasuk Kesehatan di Tangan Anda, *Olahraga untuk Pencegahan dan Perbaikan Skoliosis DVD* (Edisi Internasional) dan sejenisnya. Anda bisa juga menjadwalkan janji eksklusif di klinik untuk mengetahui lebih lanjut tentang pendekatan terpadu untuk pengobatan.

9) Obat alternatif

Ketika berkaitan dengan kesehatan manusia, obat-obatan alami sering berubah menjadi solusi efektif untuk mengembalikan kondisi semula dari keseimbangan dan vitalitas tubuh. Para ahli berpendapat bahwa skoliosis, menjadi deformitas tulang belakang yang utama, mungkin tidak merespon dengan baik terhadap obat-obatan alternatif atau solusi alami ringan. Namun, penelitian telah menunjukkan bahwa obat-obatan alternatif, herbal dan alami adalah efektif dalam keseimbangan fisik tubuh manusia serta memberikan bantuan pada rasa nyeri, keduanya merupakan persyaratan penting dari pengobatan skoliosis.

Dikatakan bahwa ini adalah penting bagi pasien untuk pertama-tama memverifikasi bahwa obat alternatif tersebut telah cukup diteliti dan memiliki khasiat yang terbukti secara ilmiah dalam pengelolaan skoliosis.

Pada bagian ini, kita akan berbicara tentang beberapa pengobatan alternatif yang umum yang tersedia untuk skoliosis.

a) Homeopati

Dengan tujuan menyembuhkan gejala-gejala utama yang terlibat, obat homeopati berikut ini mungkin dapat dipilih untuk skoliosis:

- Karbohidrat Calcaria
- Bryonia
- Tepung Calcaria
- Sulph Calcaria
- Merc cor
- Silicea
- Asam fosfat
- Numx vom
- Arsenik
- Belladonna

b) Minyak esensial dan aromaterapi

Para ahli juga berbicara tentang teknik yang efektif, yang dikenal sebagai teknik Raindrop yang menggunakan sembilan minyak esensial yang berbeda di sepanjang punggung, leher dan kaki menggunakan sebuah variasi pelepasan tekanan dan panas lembab.

c) Obat Herbal

Untuk memenuhi kebutuhan tubuh Anda akan nutrisi penting, seperti mineral silika yang penting untuk kesehatan tulang; Anda dapat mencoba obat herbal ekor kuda. Selain itu, Anda bahkan dapat menambahkan ramuan ekor kuda untuk teh herbal Anda. Atau, Anda dapat menambah sekitar 10-15 tetes tingtur ini dengan air dan lakukan secara teratur. Satu sendok makan jus ekor kuda herbal yang diminum setiap hari juga dapat berfungsi sebagai obat yang efektif.

d) Biofeedback

Ini adalah teknik lain dari pengobatan komplementer dimana Anda bisa melakukannya untuk skoliosis. Biofeedback pada dasarnya mengajarkan Anda untuk mengontrol fungsi tubuh Anda, seperti denyut jantung, dengan bantuan dari pikiran Anda sendiri. Menghubungkan Anda ke sensor listrik, Anda diajarkan untuk mengukur dan menerima informasi tentang tubuh Anda. Akhirnya, Anda kemudian diajarkan untuk membuat perubahan halus pada tubuh Anda, hasil utamanya adalah relaksasi otot dan nyeri yang berkurang.

Pengobatan lainnya

Serangkaian pengobatan lainnya bisa dicoba dalam kasus pasien yang dipastikan sebagai kandidat yang tepat untuk hal yang sama. Termasuk seperti:

- Bunga Bach
- Emotional Freedom Technique (EFT)
- Terapi kranial/ akral
- Teknik Bowen

Garis Tipis Antara Pilihan-pilihan - Pendekatan Multimodal

Membuat suatu pilihan antara metode pengobatan yang digunakan untuk observasi mungkin tidaklah sederhana. Mungkin terdapat garis tipis antara manfaat dari berbagai metode, seperti latihan fisik, yoga, kontrol postur dan sebagainya. Pendekatan multi-modal, konsep menggunakan berbagai metode pengobatan dalam konjungsinya dengan satu sama lain, sering bekerja terbaik karena kombinasi terapi biasanya efektif. Anda harus belajar untuk mendengarkan tanggapan tubuh Anda sendiri dan menyusun rencana pengelolaan skoliosis Anda sendiri yang disesuaikan pada tahap ini.

Pada tahap ini, pasien juga sangat disarankan menentang beralih ke metode yang tidak dilakukan penelitian yang cukup baik atau tidak realistis dan klaim palsu untuk menawarkan hasil atau penyembuhan yang cepat.

10) Bracing

Apakah Bracing itu?

Sebuah brace/penjepit adalah perangkat orthotic disesuaikan yang dimaksudkan untuk mendorong tubuh ke dalam keselarasan aslinya. Sejarah bracing modern diyakini kembali kepada tahun 1946, ketika Blount dan Schmidt mulai menggunakan brace untuk tujuan imobilisasi pasca operasi atau pengobatan non-operatif, Menurut National Scoliosis Foundation, 30.000 anak dipasang brace setiap tahunnya untuk mengelola skoliosis.

Sebuah brace biasanya dibuat dengan tujuan untuk mencegah kurva dari perkembangan yang lebih lanjut dan mungkin tidak memiliki banyak efek pada pembalikan kurva atau pengobatan skoliosis.

Kapan menggunakan brace?

Secara klinis Anda akan disarankan untuk menggunakan brace jika kurva skoliotik Anda berubah ke salah satu kategori di bawah ini:

→ Kurva berukuran sedang (25 sampai 40 derajat)

→ Kurva progresif, meningkat lebih dari 5 derajat selama 1-2 tahun

→ Tahap awal kematangan tulang, dengan mayoritas pertumbuhan yang masih tertunda (Tingkat Risser = 0 sampai 2)

Jenis-jenis brace

Terdapat berbagai jenis brace yang dapat digunakan untuk menghentikan perkembangan kurva skoliotik Anda. Brace dapat dibedakan satu sama lainnya atas dasar bahan yang terbuat, area-area tubuh yang mereka tutupi atau waktu hari mereka akan dikenakan.

Faktor-faktor yang perlu dipertimbangkan

Dokter dan orthotist (profesional yang mengkhususkan diri dalam pembuatan perangkat tersebut) biasanya akan mempertimbangkan deretan faktor di bawah ini ketika memutuskan pada jenis brace apa yang harus Anda pakai.

→ Lokasi kurva Anda

→ Fleksibilitas kurva Anda

→ Jumlah kurva

→ Posisi dan rotasi vertebra tulang belakang Anda

→ Usia, jenis kelamin dan pekerjaan profesional Anda

→ Riwayat medis Sebelumnya

Di bawah ini, kami telah memberikan penjelasan singkat dari masing-masing pilihan bracing yang tersedia.

a) Milwaukee brace – brace penuh tubuh

Sebuah brace penuh torso, brace Milwaukee harus dipakai selama 23 jam sehari, hanya dilepas untuk periode waktu yang singkat selama kegiatan seperti olahraga dan mandi. Jenis brace ini terdiri dari bar lebar dan datar di depan dan dua bar kecil di belakang. Bar-bar tersebut berada di belakang kemudian melekat pada sebuah cincin yang melingkar di sekitar leher. Cincin ini memiliki penyangga dagu dan juga penyangga untuk bagian belakang kepala.

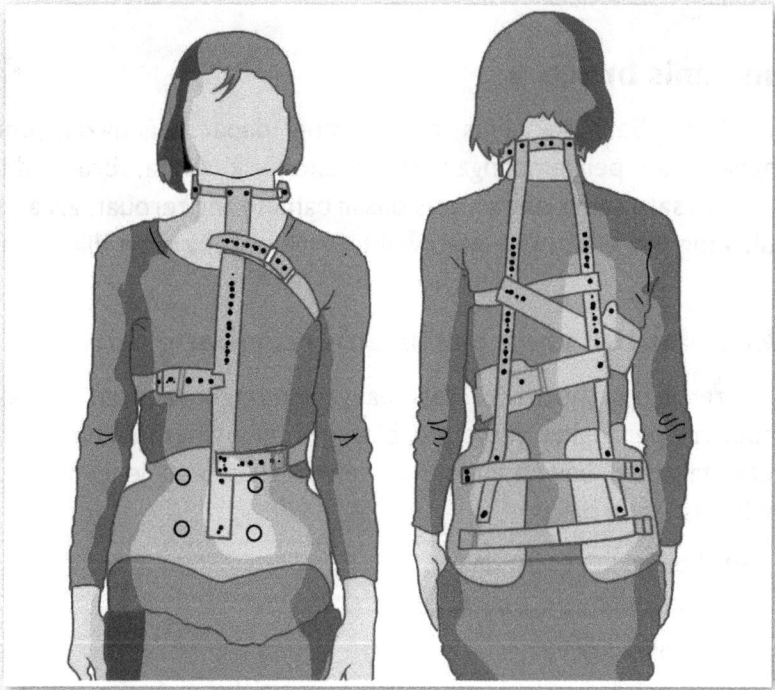

b) Brace lentur Charleston - brace malam hari

Sebuah brace malam yang populer, Brace lentur Charleston terbuat dari plastik, ditahan dengan aman di tempat oleh tiga tali untuk memfasilitasi penyesuaiannya. Brace lentur Charleston ini memberikan tujuan yang sangat berguna karena menyelamatkan pasien dari ketidaknyamanan ketika memakainya di siang hari. Para ahli juga percaya bahwa brace malam hari tersebut memberikan penggunaan sepenuhnya dari produksi hormon pertumbuhan alami remaja, yang pada puncaknya antara jam tengah malam sampai sekitar jam 02:00.

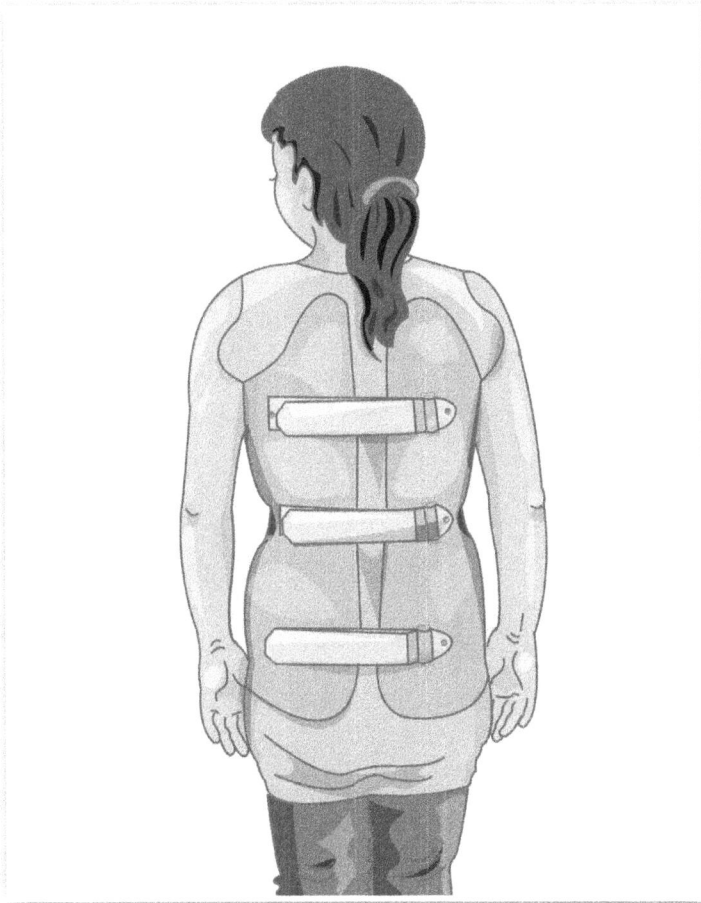

c) Brace Boston - Torakolumbalis sacral orthosis (TSLO)

Brace Boston sering dikatakan sebagai jenis brace yang paling efektif dalam menyembuhkan kurva dari punggung bagian tengah atau bawah. Juga merupakan sistem bracing pra-fabrikasi pertama modular yang dipatenkan di dunia, pada dasarnya merupakan jenis torakolumbalis orthosis sakral, yang berarti bahwa brace ini merupakan brace yang dibentuk kembali daripada yang dapat dipasang sangat dekat dengan kulit.

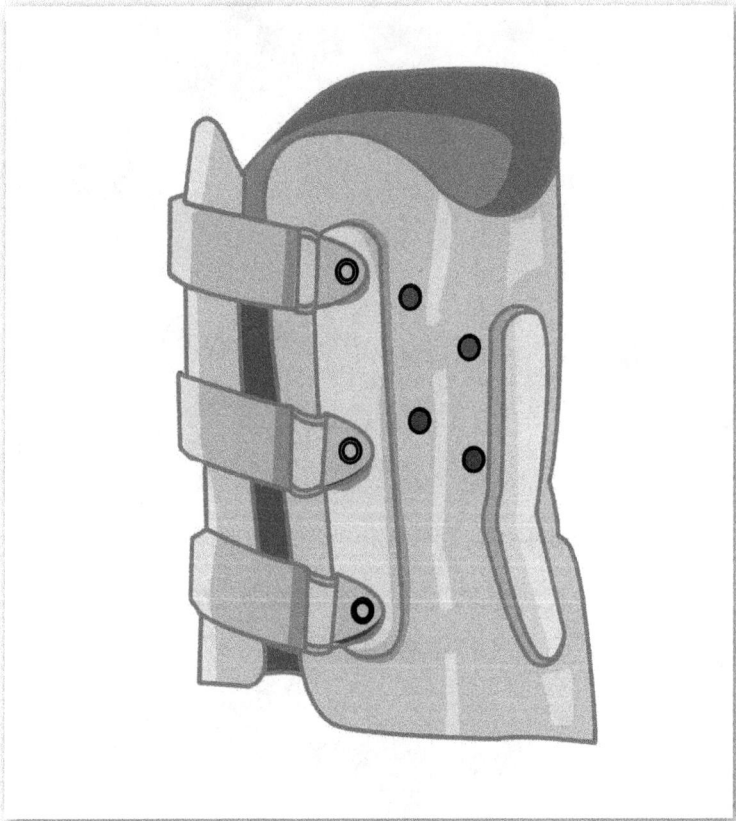

d) Sistem pemeliharaan (perawatan) malam skoliosis

Brace malam lainnya, brace pemeliharaan malam bertujuan untuk mengambil kecanggungan dan ketidaknyamanan karena harus memakai penjepit sepanjang hari. Ini dibuat dari pengukuran yang diambil dengan mempersilahkan pasien berbaring di atas papan orthometri, yang mana menetapkan penempatan pad korektif. Brace ini juga mungkin digunakan bersamaan dengan Brace Boston.

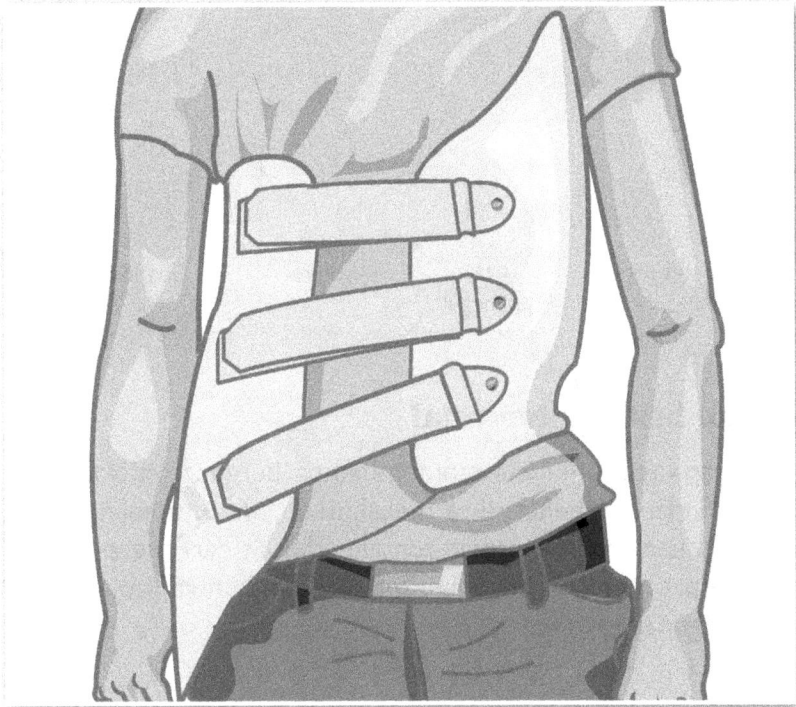

e) Brace skoliosis korektif SpineCor – BraceFleksibel

SpineCor adalah brace fleksibel yang terkenal, memberikan pasien waktu jeda yang sangat dibutuhkan dari brace bentuk pas yang terbuat dari logam dan plastik yang kaku. SpineCor menggunakan band yang disesuaikan dan pada dasarnya terbuat dari rompi katun, sehingga tidak akan membatasi gerakan.

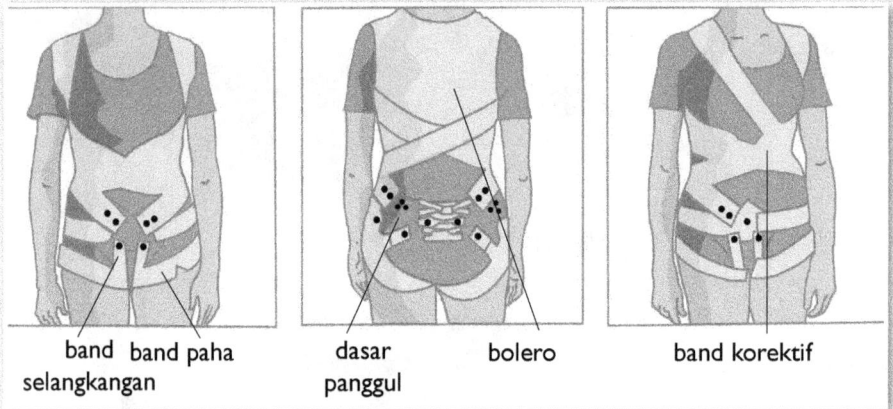

band band paha   dasar   bolero   band korektif
selangkangan   panggul

Apakah bracing bekerja?

Beberapa teori muncul tentang betapa bergunanya bracing atau dapat dihindari. Sebelum kita melanjutkan untuk menjelaskan apa yang dikatakan oleh penelitian tentang khasiat dari brace, mari kita dengan cepat mempelajari beberapa pro dan kontra yang lebih jelas dari menggunakan brace.

Pro: Faktor-faktor yang mendukung penggunaan kawat gigi

→ Menghentikan perkembangan kurva
→ Mendorong tulang belakang kembali pada keselarasannya yang benar
→ Varietas modern dapat dengan mudah dikenakan di bawah pakaian
→ Dapat memfasilitasi dengan lebih baik fungsi di siang hari (Brace Malam Hari)

Kon: Alasan untuk menghindari brace

→ Struktur kaku, non-fleksibel yang dapat membatasi gerakan
→ Material yang membuat brace dapat menyebabkan penyakit yang lebih lanjut/alergi
→ Kurva mungkin memburuk jika brace tidak dipakai dengan benar
→ Kebanyakan dari brace harus dipakai sepanjang hari, sehingga menyebabkan ketidaknyamanan
→ Kurva mungkin akan memburuk setelah dihentikan
→ Masalah kecantikan yang serius dan masalah kepercayaan diri dapat terjadi terutama pada anak remaja

Apa pendapat dari para ahli?

Bracing telah lama menjadi pilihan yang berlaku bagi para pasien dengan skoliosis, karena penelitian cukup terbagi pada apakah atau tidak efektif untuk penyembuhan skoliosis. Ambil contoh studi observasional yang dilaporkan oleh Goldberg pada tahun 1993 di Dublin pada pasien yang tidak memakai brace. Menariknya, dia melaporkan bahwa kliniknya hampir memiliki jumlah yang sama dari operasi bahkan ketika pasien telah menggunakan brace sebelumnya.[3]

Kami juga dapat mempertimbangkan serangkaian penelitian yang ditunjukkan oleh Ringkasan Cochrane yang menunjukkan bahwa memang terdapat bukti yang sangat kurang untuk membuktikan bahwa bracing lebih efektif dalam mengelola skoliosis dibandingkan pengelolaan observasi atau bahkan pengobatan seperti stimulasi listrik.[4] Studi tersebut menimbulkan keraguan serius pada validitas dan efisiensi sistem brace saat ini.

Namun, penelitian serupa yang dilakukan oleh Scoliosis Research Society mengungkapkan bahwa bracing mencegah kurva semakin besar dibandingkan dengan kasus-kasus dimana tidak ada penyembuhan yang diteaprkan.[5] Meskipun studi tersebut tidak menunjuk pada efisiensi brace valid yang mungkin, tetapi laporan medis pasti menekankan pada penurunan utilitas pilihan pengobatan ini.

Bahkan, pendapat bervariasi yang ada pada masalah ini. Misalnya, terdapat bukti yang menunjukkan bahwa brace malam seperti brace malam Charleston adalah cukup efektif, terutama karena fakta bahwa mereka dapat digunakan pada malam hari, ketika tidur. Dalam satu studi tersebut, 77% dari 95 pasien yang diteliti menunjukkan adanya perbaikan dengan brace malam Charleston, dengan tingkat keberhasilan 80% dilihat untuk pasien yang memiliki kurva mulai dari 25 hingga 30 derajat dan 76% untuk mereka dengan kurva yang lebih besar di kisaran 31-40 derajat.[5]

Namun analisis lain yang dilakukan oleh SRS *Natural History and Prevalence Committee* mengungkapkan bahwa sementara pasien yang dirawat dengan stimulasi listrik lateral menunjukkan tingkat keberhasilan 39%, kurva bisa dihentikan oleh bracing setidaknya pada 92% kasus.[7] penelitian serupa juga menunjukkan bahwa kurva yang dibatasi sampai 50 derajat atau kurang pada saat kematangan dengan menggunakan bracing adalah tidak mungkin untuk berkembang melebihi waktu.

Ringkasan - Apa artinya ini?

Bagi Anda, sebagai pasien, kami telah merangkum di sini hal-hal penting mengenai efisiensi bracing sebagai sarana untuk menyembuhkan skoliosis:

→ Bracing dengan pasti berfungsi sebagai upaya untuk menghentikan perkembangan kurva Anda.

→ Ini lebih dari alat untuk mengelola kondisi atau menghentikan perkembangan kurva Anda daripada menyembuhkan deformitas atau kecacatan.

→ Bracing akan bekerja jauh lebih baik jika Anda menggabungkannya dengan pendekatan proaktif yang mengidentifikasi tanda-tanda dan berurusan dengan permulaan yang cukup awal, seperti yang dijelaskan di Olahraga untuk Pencegahan dan Perbaikan Skoliosis DVD, buku Kesehatan di Tangan Anda dan karya-karya lainnya yang terkait.

→ Bracing yang kaku sering dapat menyebabkan atrofi otot.

→ Bracing pada umumnya bukan pilihan yang sangat menguntungkan bagi remaja dewasa dan remaja karena alasan kecantikan.

→ Brace tidak akan efektif untuk kurva yang lebih dari 45 derajat.

→ Braces akan memberikan hasil terbaik jika anak masih muda dan memakai brace untuk jumlah jam dalam satu hari yang ditentukan dan untuk jumlah tahun yang ditentukan sampai kematangan skeletal telah tercapai.

→ Durasi berkepanjangan dari brace yang harus dipakai (terutama Brace Milwaukee dan Boston) dapat mengakibatkan kerusakan fisik lainnya yang sejenis dan jugapenyakit. Hal ini juga dapat mengakibatkan masalah kulit seperti gatal dan ruam.

→ Brace yang kaku dapat membatasi pernapasan dan kapasitas paru-paru.

→ Karena ini mungkin dengan semua penyembuhan bentuk non-invasif lainnya, bracing saja tidak dapat memastikan bantuan skoliosis.

→ Hasil bervariasi pada anak laki-laki dan perempuan, seperti yang mereka lakukan pada pasien kelompok usia yang berbeda juga.

→ Hasil dari studi klinis juga bervariasi pada apakah perbaikan yang diperoleh dengan bracing terus ada sekali bracing dihentikan.

→ Bracing tidak bisa menjadi pilihan seumur hidup karena ketidaknyamanan fisik yang terlibat dan pembatasan dalam jangkauan gerak Anda.

11) Bedah

Alternatif Akhir

Sesuai perkiraan National Scoliosis Foundation, hampir 38.000 pasien masuk untuk operasi fusi tulang belakang setiap tahunnya. Rangkain laporan lainnya menyatakan bahwa hampir 6% dari kasus skoliosis akan membutuhkan operasi atau pembedahan, terlepas dari metode penyembuhan yang diadopsi.

Ketika kita berbicara tentang pilihan penyembuhan untuk skoliosis, observasi dan pengelolaan menggunakan peralatan yang dijelaskan di atas masih merupakan pilihan yang lebih disukai kebanyakan. Terdapat satu rangkaian umum hasil yang diharapkan saat menggunakan intervensi seperti usaha pengendalian postur, fisioterapi, stimulasi listrik, pengaturan diet dan sejenisnya.

Yang paling penting di antara harapan-harapan tersebut adalah:

→ Menghentikan perkembangan kurva
→ Meringankan rasa nyeri
→ Pembalikan parsial kurva
→ Peningkatan efisiensi, sebelumnya dirusak oleh kelengkungan

Kombinasi beragam dari pendekatan ini digunakan oleh para spesialis yang terlibat sampai ukuran bantuan yang tepat tercapai. Akan Tetapi, ada berbagai situasi dimana pengelolaan konservatif tidak mendapatkan hasil yang diperlukan dan intervensi bedah perlu dipertimbangkan. Di sini, kita mengurutkan 10 alasan utama dimana pembedahan mungkin direkomendasikan.

10 Alasan utama agar mempertimbangkan pembedahan

1. Jika kurva tulang belakang lebih dari 40 derajat dan metode konservatif lainnya menghasilkan hasil yang tidak memuaskan.

2. Jika kurva adalah lebih rendah, tapi hasilnya tidak memuaskan untuk alasan tertentu seperti masalah kecantikan atau kondisi yang memiliki dampak negatif pada kehidupan profesional maupun pribadi.

3. Jika tingkat kurva tidak memungkinkan untuk langkah-langkah seperti latihan dan stimulasi listrik untuk menjadi efektif.

4. Jika pengobatan kurva, di tingkat apa pun dan mana sedang mengalami, yang menyebabkan ketidaknyamanan tertahankan atau ketidaknyamanan atau mengganggu kehidupan normal.

5. Jika kurva kemungkinan akan mengakibatkan masalah serius seperti fungsi paru-paru yang abnormal atau masalah jantung.

6. Jika mayoritas nasihat medis mengarah pada kemungkinan suatu koreksi.

7. Jika nasihat medis menyatakan pasien pada tahap yang tepat akan kematangan tulang dan laju perkembangan kurva. Kedua hal tersebut harus sesuai untuk pembedahan.

8. Jika langkah-langkah seperti latihan dan bracing adalah tidak layak, mengingat kondisi kesehatan atau gaya hidup pasien.

9. Jika kurva telah berkembang sampai batas maksimum dan tidak mungkin untuk perkembangan lebih lanjut, namun komplikasi terus meningkat.

10. Jika kurva memiliki dampak keseluruhan pada kualitas Anda hidup.

Kisah Nyata Skoliosis: Rekening pribadi untuk bracing

Seorang gadis sekolah berusia 11 tahun, didiagnosa skoliosis. Perenang cepat, dia tidak benar-benar khawatir karena dia pikir dia akan mengatasi deformitas karena aktifnya gaya hidup. Dia juga tahu bahwa itu adalah masalah genetik dengan keluarganya, sehingga terjadinya kurva cukup mungkin.

Setelah ia mempejalari kurva-nya, dokter menganjurkan dia untuk menunggu dan mengawati selama sekitar 2 tahun. Sayangnya, kunjungan ke dokter lagi setelah kurun waktu 2 tahun mengungkapkan bahwa kurva-nya telah berkembang cukup drastis. Dia diinstruksikan untuk memakai brace selama 2 tahun, 24 jam sehari, 7 hari seminggu. Telah menjalani gaya hidup yang sangat aktif, dia merasa sangat sulit untuk menyesuaikan brace kerasnya yang membuatnya merasa tidak nyaman dan berkeringat.

Nah, setelah berhasil hidup dengan brace selama 2 tahun, dia berharap untuk diberitahu bahwa kurva-nya telah membaik. Akan Tetapi, merupakan sebuah kejutan baginya untuk mengetahui bahwa tulang belakangnya telah mengembangkan dua kurva utama, termasuk thoraks serta kurva lumbar, yang keduanya meningkat pada tingkat yang mengkhawatirkan. Sementara kurva thoraks-nya meningkat hingga 45 derajat, kurva lumbal-nya naik menjadi 55 derajat.

Meskipun telah mencoba bracing untuk beberapa waktu, dia bisa melihat bahwa tidak ada perbaikan pada kurva-nya. Oleh karena itu, satu-satunya pilihan yang tersisa pada dia adalah bahwa suatu fusi tulang belakang. Ini pendapat saya karena bekerja dengan para pasien saya bahwa bracing sendiri sering tidak akan membantu. Buku pertama saya, *Program Pencegahan dan Penyembuhan Skoliosis untuk Anda* menjelaskan logika mengapa bracing saja tidak bisa menangani, mengurangi atau menghentikan kurva Anda dengan efektif. Pada akhirnya, perawatan alami termasuk modifikasi gaya hidup, olahraga teratur dan rehabilitasi aktif dalam kombinasi dengan atau tanpa bracing biasanya akan berubah menjadi sangat lebih baik dan metode yang efektif untuk memperkuat tulang belakang dan kurva.

BAGIAN DUA

Jalan Menuju Pembedahan

BAB 9

Pengambilan Keputusan untuk Pembedahan

B ab ini dimaksudkan bagi para pasien yang sudah melewati keseluruhan penyembuhan non-invasif atau orang-orang yang telah disarankan untuk mempertimbangkan operasi sebagai tindakan yang terbaik bagi mereka. Di sini, kita akan membahas berbagai faktor yang akan membantu Anda memutuskan apakah Anda adalah seorang calon yang ideal untuk operasi atau pembedahan skoliosis.

Pembedahan - Pilihan

Proses penyembuhan keseluruhan untuk skoliosis dimulai dengan Anda dan penyedia layanan kesehatan Anda merenungkan atas pendekatan 'menunggu dan melihat' yang khas. Kurva Anda akan terdeteksi dan diukur untuk memahami seperti apa kondisi Anda. Jika Anda masih agak jauh dari mencapai kematangan tulang dan dengan kurva 25 sampai 30 derajat, atau telah mencapai kematangan tulang penuh dengan kurva sekitar 45 derajat, kemungkinannya adalah Anda akan dimasukkan ke dalam penguatan postur dan manajemen diet, latihan fisik, yoga, stimulasi listrik, perawatan terapi fisik dan okupasi, penyesuaian kiropraktik dan lain sebagainya. Jika Anda adalah orang dengan kurva yang berhenti berkembang dan gejala-

gejalanya mereda, Anda bisa dengan mudah berlanjut dengan pilihan manajemen ini dalam waktu dekat juga.

Namun, penelitian menunjukkan bahwa terdapat kasus skoliosis yang akan, baik:

→ Hanya menanggapi pembedahan, gagal yang mana kurva dapat berkembang ke situasi yang mengancam jiwa

atau

→ Kurva yang menyebabkan rasa nyeri atau ketidaknyamanan dan menyebabkan gangguan besar dalam kehidupan sehari-hari pasien

Pembedahan dilakukan sebagai upaya terakhir dalam rencana penyembuhan yang tersedia untuk skoliosis. Namun, bukan berarti adalah pembedahan dianggap hanya sebagai bentuk lain dari penyembuhan. Sebuah pembedahan skoliosis adalah keputusan sepanjang hidup yang perlu dianalisis dan dipikirkan yang cermat. Setelah semuanya, pembedahan skoliosis merupakan prosedur invasif berat yang juga dilengkapi dengan adanya potensi komplikasi, dengan segera pasca pembedahan serta di kemudian.

Seperti kami memandu Anda sebelumnya melalui seluruh tahapan skrining, diagnosis dan pengukuran lekuk tubuh Anda, sekarang kita akan beralih ke membimbing Anda melalui sebuah keputusan yang sulit, yaitu menjalani pembedahan. Kami akan menjelaskan suatu rangkaian 7 faktor yang berguna yang dapat Anda gunakan sebagai alat untuk membantu Anda memutuskan apakah harus atau tidak Anda menjalani pemedahan skoliosis Anda. Bab-bab selanjutnya juga akan memastikan bahwa Anda memiliki pengetahuan penuh tentang prosedur yang Anda miliki, efek setelahnya dan pengaruh-pengaruh yang akan terjadi di dalam hidup Anda.

Baca terus untuk penjelasan terperinci dari masing-masing 7 faktor yang menentukan.

7 Pertanyaan untuk Ditanyakan pada Diri Sendiri

1. Apa Status kurva Anda?

Hal ini penting untuk melihat status kurva Anda ketika memutuskan apakah akan mempertimbangkan pembedahan untuk memperbaiki skoliosis Anda. Anda akan perlu melihat beberapa aspek penting tentang kurva Anda, seperti tingkat keparahan dan lokasi. Di sini, kami akan menjelaskan masing-masing aspek dari kurva Anda:

Tingkat keparahan: Umumnya, pembedahan akan diusulkan sebagai pilihan bagi Anda jika sudut Cobb kurva Anda lebih dari 45 sampai 50 derajat dan menyebabkan ketidaknyamanan yang besar. Hal ini terutama berlaku untuk anak-anak kecil, adolescents dan pra-remaja.

Lokasi kurva Anda: Tergantung pada apakah skoliosis Anda terletak di tulang belakang bagian atas (dada), tengah-tengah tulang belakang (torakolumbalis) atau tulang belakang yang lebih rendah (lumbal), dokter akan memutuskan apakah pembedahan adalah hanya pilihan mungkin yang tersisa.

2. Seberapa matang sistem skeletal atau tulang Anda?

Tergantung pada seberapa banyak pertumbuhan tulang belakang yang masih tersisa, Dokter Anda akan membuat keputusan yang sesuai. Kuncinya di sini adalah apakah tulang belakang Anda masih tumbuh atau jika telah mencapai potensi pertumbuhan yang penuh. Jika Anda memiliki tingkat kelengkungan yang tinggi dan Anda masih jauh dari mencapai kematangan tulang belakang Anda, dokter Anda mungkin ingin menunda pembedahan. Sebaliknya, jika kurva Anda telah mencapai sekitar 45 derajat dan Anda telah mencapai kematangan tulang yang penuh atau potensi pertumbuhan dan kurva tersebut menyebabkan masalah-masalah utama, pembedahan mungkin menjadi pilihan yang tepat bagi Anda. Anda dapat merujuk pada bab 7 untuk membaca lebih banyak tentang kematangan skeletal, tanda-tanda Risser dan bagaimana hal itu akan mempengaruhi tingkat dari perkembangan kurva skoliotik Anda.

Intinya di sini adalah bahwa, dalam banyak kasus, pembedahan dapat menunggu jika kurva Anda masih mungkin untuk berkembang dan Anda belum mencapai kematangan tulang Anda.

3. Apa risiko dari perkembangan kurva Anda?

Pasien yang berada di bawah risiko perkembangan yang lebih besar untuk kurva mereka adalah lebih mungkin disarankan untuk menjalani pembedahan. Anda dapat merujuk pada bab 7 untuk membaca lebih lanjut tentang faktor-faktor yang dapat membantu memprediksi risiko perkembangan kurva Anda. Misalnya, jika Anda belum mencapai kematangan tulang atau skeletal, kemungkinan perkembangan kurva akan jauh lebih tinggi. Demikian juga, orang dewasa yang memiliki tingkat kelengkungan yang lebih besar dari 50 derajat adalah cenderung memiliki perkembangan lebih lanjut dari kurva mereka dan karenanya memerlukan pembedahan.

4. Seberapa efektif penggunaan Metode konservatif dan non-invasif?

Secara umum, respon pasien individu terhadap Metode observasi akan dipelajari untuk jangka waktu sekitar 6 sampai 12 bulan untuk menganalisis efektivitas langkah-langkah seperti kontrol postur, manajemen diet, fisioterapi, yoga, stimulasi listrik, penyesuaian kiropraktik dan sejenisnya. Pertanyaan penting lainnya yang perlu dipertimbangkan di sini adalah bahwa seberapa efektif pilihan untuk bracing untuk Anda. Misalnya, di beberapa rumah sakit, pembedahan untuk anak-anak dihindari kecuali kurva mereka sebesar 80 derajat atau lebih. Namun, pada saat yang sama jika ada anak dengan kurva 50 derajat disertai dengan perkembangan yang cepat, maka ia akan menjadi calon langsung untuk pembedahan skoliosis.

Saya sangat percaya bahwa manajemen konservatif menggunakan Metode non-invasif harus selalu menjadi pilihan yang pertama. Sebelum Anda mempertimbangkan pembedahan, pastikan Anda telah kehabisan semua opsi-opsi lainnya. Juga, sering disarankan untuk mempertimbangkan serangkaian pendapat dari para ahli bedah saraf atau ahli bedah ortopedi untuk membuat keputusan tersebut.

5. Apakah Anda cukup sehat untuk menjalani pembedahan?

Selain di atas, Anda juga perlu melihat kesehatan Anda. Bagaimana kesehatan medis Anda? Apakah Anda mengikuti diet dan olahraga dengan baik dan rutin seimbang? Dengan kata lain, apakah Anda sudah mengikuti gaya hidup yang sehat? Semua faktor ini akan membantu menentukan apakah Anda cukup sehat untuk menanggung risiko yang mungkin terkait dengan pembedahan dan pemulihan. Kami akan memberitahu lebih lanjut tentang risiko yang terlibat dalam pembedahan di bab berikutnya.

6. Apakah Anda memiliki status keuangan yang sesuai?

Sebuah pembedahan skoliosis dapat menjadi salah satu prosedur yang paling mahal yang mungkin telah Anda alami di seluruh hidup Anda. Penelitian menunjukkan bahwa di Amerika Serikat, setiap tahun hampir 20.000 pembedahan implantasi batang Harrington dilakukan di antara pasien skoliosis, dengan biaya rata-rata $ 120.000 yang dikeluarkan per operasi. Anda perlu mengetahui berapa banyak biaya penutupan asuransi Anda dan modalitas yang juga terkait, seperti biaya kunjungan dokter, biaya rehabilitasi dll? Anda akan membaca lebih lanjut tentang biaya tersebut di Bab II. Faktor-faktor ini juga bervariasi dari satu negara ke negara lainnya, maka meneliti dan memverifikasi biaya adalah sangat penting.

7. Bandingkan skenario

Apa yang lebih penting: Biaya dan ketidaknyamanan hidup dengan skoliosis atau menanggung biaya operasi? Bentuk ini merupakan salah satu dari sebagian besar aspek penting pengambilan keputusan yang akan meminta Anda melakukan studi banding dari masing-masing tiga faktor yang tercantum di bawah ini.

Masing-masing faktor tersebut membandingkan jenis kehidupan yang Anda miliki sekarang hingga bagaimana hidup Anda akan berlangsung setelah operasi. Setelah mempelajari masing-masing dari ketiga faktor tersebut, Anda akan dapat memutuskan apakah Anda dapat hidup dengan deformitas Anda sebagai lawan dari melakukan pembedahan dan menghadapi kemungkinan resiko, konsekuensi atau efek sampingnya.

Untuk memulainya, analisa dampak skoliosis Anda dengan tiga aspek kehidupan Anda berikut ini:

a) Kesehatan Anda

Seberapa besar penderitaan kesehatan Anda secara keseluruhan? Apakah Anda mulai mengalami komplikasi lebih lanjut seperti kesulitan bernafas atau ketidakmampuan untuk melakukan aktivitas sehari-hari? Tanyakan pada diri sendiri, apakah hidup dengan gejala ini cukup layak atau jika menjalani pembedahan maka akan menjadi lebih baik?

Anda juga perlu untuk memastikan apakah kurva Anda mulai berdampak pada aspek lain dari kesehatan Anda. Misalnya, pembedahan skoliosis mungkin menjadi pilihan yang tepat untuk Anda jika Anda mulai mengalami gejala seperti komplikasi neurologis, fungsi paru yang abnormal atau sesak di dada.

b) Keuangan Anda

Berapa biaya yang Anda keluarkan pada perawatan sehari-hari, terapi dan obat-obatan yang akan Anda gunakan? Apakah Anda lebih suka menghabiskan uang dengan layak untuk diet, olahraga dan gaya hidup yang tepat untuk menyembuhkan sendiri, bukanuntuk pengeluaran pembedahan?

c) Produktivitas Anda

Seberapa besar produktivitas Anda berkurang dalam kehidupan sehari-hari Anda? Apakah Anda berpikir bahwa ini akan menjadi lebih dianjurkan untuk hidup dengan kehilangan produktivitas ini atau sebaliknya, Anda ingin mencoba untuk meningkatkan produktivitas Anda dengan melakukan pembedahan? Sebuah analisis komparatif tersebut akan membantu Anda memutuskan apakah Anda mendukung atau menentang operasi.

Catatan: Ini membantu untuk mengetahui bahwa masing-masing faktor di atas berada dalam korelasi satu sama lainnya. Misalnya, jika kurva Anda lebih dari 45 derajat, tetapi Anda sudah mencapai kematangan tulang yang penuh dan juga percaya bahwa Anda dapat mengelola kondisi Anda dengan metode non-invasif; maka Anda mungkin bisa mengelola skoliosis dengan baik tanpa pembedahan. Namun, Anda masih akan perlu mengunjungi spesialis Anda untuk mencari tanda-tanda perkembangan kurva, setidaknya sekali dalam setahun.

Ringkasan

Sebagai putaran akhir, tabel di bawah berikut akan memberikan ringkasan dari beberapa pertanyaan yang paling penting yang Anda butuhkan untuk ditanyakan pada diri sendiri ketika Anda memutuskan apakah atau tidak operasi skoliosis merupakan pilihan yang tepat bagi Anda.

Ringkasan - Apakah Anda membutuhkan pembedahan skoliosis?

☐ Apakah Anda memiliki ukuran sudut Cobb sekitar 40 derajat atau lebih, yang berkembang dalam pengukuran berulang pada serangkaian pemeriksaan?

Jika ya, Anda perlu dengan serius mempertimbangkan pembedahan sebagai sebuah pilihan.

☐ Apakah Anda pada usia dimana tubuh, struktur tulang dan tulang belakang Anda masih tumbuh?

Jika ya, Anda dapat mempertimbangkan untuk menunggu beberapa waktu sebelum memutuskan pembedahan skoliosis.

☐ Apakah Anda menderita faktor-faktor tertentu yang membuat Anda lebih rentan terhadap perkembangan kurva?

Jika ya, maka pertimbangkan pembedahan karena kurva Anda mungkin tidak merespon dengan baik untuk metode non-invasif.

☐ Apakah Anda mampu secara finansial membayar biaya yang terlibat?

Jika Anda berpikir bahwa pembedahan adalah satu-satunya pilihan yang layak, ini adalah Aspek penting karena merupakan suatu prosedur mahal yang akan juga membutuhkan perlindungan asuransi yang sesuai.

☐ Apakah Anda cukup sehat untuk menjalani pembedahan?

Pastikan bahwa Anda menjaga pola makan yang baik, berolahraga secara teratur dan memiliki sistem kekebalan tubuh yang sehat sebelum Anda menjalani pembedahan.

☐ Sudahkah Anda mencoba berbagai kombinasi yang tersedia pada metode non-invasif?

Pastikan Anda telah kehabisan semua opsi lainnya.

☐ Sudahkah Anda menganalisis biaya hidup dengan rasa nyeri dan ketidaknyamanan yang bertentangan dengan risiko pembedahan?

Pastikan Anda telah melakukan analisis komparatif dari semua faktor-faktor dengan yang terbaik dari kemampuan Anda.

Kisah Nyata Skoliosis: Sebuah Pilihan Sulit yang Dibuat !

Tingkat kurva biasanya adalah faktor paling penting yang membantu dalam membuat keputusan untuk atau menentang pembedahan.

Seorang gadis berusia 12 tahun didiagnosis dengan kurva 15 derajat pada skrining di sekolahnya. Karena kurva itu ringan, dia disarankan untuk melakukan pendekatan menunggu dan mengamati (sesuatu yang tidak pernah saya anjurkan) .. Namun, skrining lain setelah 2 tahun mengungkapkan bahwa kurva sudah berkembang menjadi 30-35 derajat. Pada tahap itu, ia mengenakan brace, berharap bahwa kurva dapat terkekang dengan penggunaan pendekatan non-invasif karena hal ini. Sayangnya, remaja tersebut mengalami pubertas dengan cukup terlambat, karena brace tidak berpengaruh pada kurva-nya. Oleh ketika ia mencapai tahun kedua, kurva-nya mencapai hingga 45-50 derajat. Namun, para dokter menunda pembedahan untuk beberapa waktu karena dia sangat sedikit mengalami rasa nyeri.

Sayangnya, dalam waktu beberapa tahun, kurva-nya meningkat dengan mengejutkan menjadi 70 derajat. Ini hanya dalam beberapa bulan setelah ia melahirkan anak pertamanya. Para dokter akhirnya menyarankan untuk segera dilakukan pembedahan untuk fusi tulang belakang yang akhirnya dilakukan 7 bulan setelah bayi lahir. Menunggu dan mengamati adalah pendekatan kuno yang cenderung akan memburuk kurva. Pada tanda pertama dari sckoliosis orang harus bekerja pada penguatan tulang belakang dan menyeimbangkan kembali di sekitar otot. Kehamilan adalah periode penting di mana Ibu perlu untuk belajar bagaimana agar secara efektif dapat merawat bayi mereka dan mencegah skoliosis menjadi memburuk. Lebih banyak informasi dapat ditemukan dalam buku saya, 'Panduan Esensial untuk Skoliosis dan Kesehatan Kehamilan '.

BAB 10
Mengevaluasi Risiko dari Pembedahan Skoliosis

Setelah membantu Anda dalam membuat keputusan untuk pembedahan di bab sebelumnya, di sini kita akan melangkah lebih jauh untuk membantu Anda dalam proses pengambilan keputusan tersebut. Sepanjang bab ini, kami mendaftar resiko-resiko yang mungkin dan komplikasi yang terkait dengan pembedahan skoliosis.

Dalam bab ini, kita akan membahas berbagai risiko dan komplikasi yang dapat terjadi selama atau setelah pembedahan skoliosis. informasi ini dimaksudkan untuk memberikan pengetahuan kepada para pasien mengenai risiko yang mungkin mereka akan hadapi selama atau setelah pembedahan. Pasien, bersama dengan ahli bedah, kemudian mampu membuat keputusan mengenai apakah potensi manfaat dari pembedahan lebih besar daripada potensi risikonya.

Secara keseluruhan, risiko operasi dapat muncul sekitar 5% dari semua pasien setelah menjalani prosedur untuk koreksi kurva. Sementara Itu, survei dari pembedahan fusi yang dilakukan untuk memperbaiki kurva skoliosis idiopatik antara tahun 1993 dan 2002 menunjukkan bahwa sementara tingkat komplikasi untuk anak-anak adalah 15%, tingkat tersebut setinggi 25% pada orang dewasa.

8 Risiko Medis Yang Harus Anda Ketahui

Pada bagian ini, kami telah mendaftar 8 risiko kesehatan utama yang serius yang mungkin terjadi dengan prosedur pembedahan untuk koreksi skoliosis.

I. Infeksi

Infeksi pasca operasi yang timbul karena menggunakan instrumentasi, atau faktor lingkungan lainnya adalah salah satu komplikasi yang paling umum dari pembedahan yang dilakukan untuk skoliosis. Meskipun terjadi hanya dalam sekitar I sampai 2% dari kasus, infeksi lebih sering terjadi pada anak-anak yang menderita cerebral palsy karena tingkat kekebalan yang rendah.

Salah satu alasan utama dari infeksi adalah kenyataan bahwa setelah operasi, sistem kekebalan tubuh Anda dapat berada dalam kondisi yang dikompromikan atau melemah selama 3 minggu.

Infeksi luka adalah skenario umum lainnya dalam intraoperatif serta tahap pasca pembedahan. Risiko ini diminimalkan sejauh mungkin dengan penggunaan antibiotik sebelum pembedahan, berlanjut hingga seminggu atau lebih setelah operasi, diberikan secara oral atau intravena. Dalam kasus yang jarang terjadi, prosedur pembedahan minor mungkin diperlukan untuk membersihkan dan mensterilkan luka untuk menangkal penyakit yang lebih lanjut.

2. Kerusakan saraf

Selama pembedahan yang akan dilakukan untuk koreksi kurva Anda, kekuatan ekstra ditempatkan pada tulang belakang. Paraplegia adalah bentuk yang paling umum dari kerusakan saraf yang seoranng pasien dapat derita di contoh tersebut.

Ketika ini terjadi, pasien kemudian mungkin akan mengalami kelemahan atau mati rasa parsial atau sepenuhnya pada satu atau kedua kaki. Jika dihadapi dengan kerusakan saraf intraoperatif tersebut, Anda dapat mengalami kelemahan usus dan kandung kemih di kemudian hari. Untuk alasan ini bahwa neuro-monitoring konstan dilakukan untuk pasien selama prosedur pembedahan.

Kedua saluran sensorik dan motorik dari sumsum tulang belakang pasien yang dipantau terus menerus selama pembedahan menggunakan kombinasi alat dan tes seperti yang dijelaskan di bawah ini.

Cangkokan dan Fusi - Apa Yang Terjadi dalam Pembedahan tersebut?

Meskipun bab selanjutnya akan menjelaskan tentang prosedur pembedahan yang sebenarnya secara terperinci, disini adalah penting untuk memahami dasar-dasar dari pembedahan ini untuk lebih memahami risiko-resikonya yang terlibat.

Secara garis besar, pembedahan Anda biasanya akan dilakukan dalam dua bagian, seperti yang dijelaskan dan ditunjukkan pada gambar di bawah ini.

Bagian 1: tulang belakang Anda akan diluruskan menggunakan batang-batang baja yang kaku.

Bagian 2: Posisi yang benar diperoleh pada bagian 1 kemudian menyatu dalam posisi benarnya menggunakan cangkokkan tulang, yang pada dasarnya merupakan potongan tulang yang diperoleh dari bagian lain dari tubuh Anda, seperti panggul atau dari bank tulang. Fusi ini kemudian akan mencegah tulang untuk melengkung lebih lanjut.

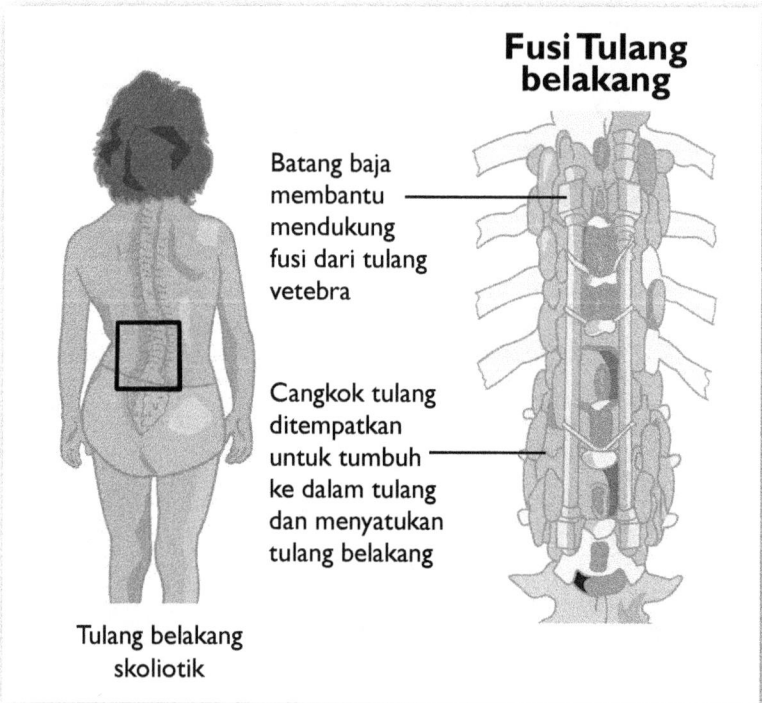

Fusi Tulang belakang

Batang baja membantu mendukung fusi dari tulang vetebra

Cangkok tulang ditempatkan untuk tumbuh ke dalam tulang dan menyatukan tulang belakang

Tulang belakang skoliotik

Tes Bangun Stagnara

Tes bangun sering dilakukan selama pembedahan untuk mengevaluasi fungsi dari jalur motorik. Dalam tes ini, pasien secara singkat dibawa keluar dari anestesi selama prosedur tersebut akan diperiksa untuk respon sensasi tubuh. Anestesi Anda akan membangunkan Anda, meminta Anda untuk menggoyangkan jari-jari kaki Anda, memindahkan kaki Anda atau melakukan tindakan serupa. Jika ada kelainan yang terlihat, dokter akan mengambil langkah-langkah yang sesuai. Jika tidak, seluruh prosedur pembedahan akan berjalan seperti yang telah direncanakan.

Somatosensory Evoked Potentials (SSEPs)

Ini adalah tes khusus yang melibatkan impuls listrik kecil yang diberikan kepada kaki dengan tafsiran impuls ini yang diambil dari otak. Setiap penurunan respon listrik tersebut akan menunjukkan kerusakan pada sumsum tulang belakang dan kebutuhan untuk segera dilakukan tindakan perbaikan. Motor Evoked Potensi (MEP) merupakan alat lain untuk menilai setiap kerusakan pada sumsum tulang belakang yang mungkin selama tahap intraoperatif. Pada proses ini, respon akan dicatat dari otot-otot setelah stimulasi langsung dari korteks motorik.

Selain mampu mengidentifikasikan kerusakan, alat-alat dan tes ini akan memandu dokter bedah Anda tentang sejauh mana koreksi yang aman dan mungkin selama pembedahan skoliosis.

3. Perangkat keras dan permasalahan sistem fusi

Dalam banyak kasus, instrumen dan perangkat seperti kait, batang dan sekrup yang digunakan untuk pembedahan fusi dapat menyebabkan masalah pasca pembedahan. Kait atau sekrup menjadi copot adalah salah satu risiko yang paling sering dilaporkan dalam relevansi ini. Dalam beberapa kasus, kait yang digunakan untuk meluruskan tulang belakang benar-benar dapat bergerak agak jauh dari posisi yang semula. Perpindahan tersebut mungkin terjadi pada sekitar 5% kasus dan biasanya akan memerlukan operasi tambahan untuk memperbaiki, terutama jika hal tersebut menyebabkan banyak rasa nyeri atau menunjukkan ruang lingkup perkembangan kurva yang lebih lanjut.

Selain itu, perpindahan batang dan ketidaknyamanan komplikasi potensial yang lainnya. Dalam beberapa kasus, sistem batang tidak memiliki fiksasi yang tepat untuk tulang belakang, yang dapat menyebabkan beberapa kerugian dalam koreksi yang diperoleh sebelumnya. Jarang, batang, yang biasanya terbuat dari titanium atau stainless steel, mungkin patah menunjukkan bahwa tulang belakang belum menyatu dengan baik.

Dalam kasus lainnya, batang mungkin mulai akan menggosok bagian sensitif tubuh. Ketidaknyamanan tersebut dapat timbul satu sampai lima tahun setelah pembedahan dan umumnya diamati pada sekitar kurang dari 10% pasien yang menjalani pembedahan.

Sebagian besar masalah yang timbul dari permasalahan perangkat keras dan instrumentasi tersebut memerlukan pembedahan revisi untuk memperbaiki, sebagian besar melibatkan penggantian perangkat keras dan pemasangan ulang dan penataan kembali perangkat keras dengan tulang belakang.

4. Pseudoarthrosis

Ini merupakan suatu kondisi yang didefinisikan oleh kegagalan khas dari tulang untuk menyatu dengan salah satu tingkat tulang belakang yang dibedah. Terjadi pada sekitar 1 sampai 5% dari pasien, pseudoarthrosis biasanya akan muncul bertahun-tahun setelah pembedahan. Lebih khusus lagi, pseudoarthrosis biasanya kondisi yang menyakitkan dimana sendi palsu akan berkembang di tempat pembedahan. Pada istilah sederhananya, ini adalah kasus di mana cangkok tulang yang telah digunakan tidak sembuh dengan baik dan menyebabkan komplikasi lebih lanjut. Untuk menyembuhkan kondisi tersebut, dokter bedah Anda akan menempatkan cangkok tulang lagi di daerah yang belum menyatu.

5. Reaksi terhadap obat-obatan dan anestesi

Dalam beberapa kasus, pasien yang mungkin akan mengembangkan reaksi yang merugikan karena anestesi atau obat yang digunakan untuk pembedahan. Jika Anda menyadari alergi atau reaksi apapun yang mungkin Anda miliki terhadap anestesi, temuilah ahli anestesi Anda sebelumnya dan mendiskusikan kasus Anda untuk menghindari komplikasi selama pembedahan.

6. Permasalahan Paru-paru

Dalam kasus-kasus tertentu, pasien mungkin mengembangkan gangguan paru-paru ringan sampai sedang. Meskipun dapat berkembang di segala macam pasien, komplikasi ini adalah yang paling sering terjadi pada anak-anak yang menderita skoliosis karena gangguan neuromuskuler seperti spina bifida, cerebral palsy atau distrofi otot. Pernapasan tersebut dan isu-isu lainnya yang berkaitan dengan fungsi paru-paru, umumnya muncul setelah seminggu dari pembedahan dan memerlukan sekitar 3-4 bulan untuk menyelesaikannya, jika tidak terlalu serius dalam sifatnya.

7. Degenerasi cakram

Pembedahan fusi yang dilakukan di punggung bawah dapat menyebabkan banyak tekanan pada cakram, yang akhirnya dapat menyebabkan degenerasi cakram. Karena faktor usia, pasien dalam kelompok usia tua adalah yang paling mungkin untuk menderita degenerasi cakram setelah pembedahan skoliosis. Setelah fusi dilakukan di beberapa bagian tulang belakang, akan terdapat segmen atas dan di bawah dari bagian yang menyatu tersebut yang akan harus bekerja lebih keras untuk mempertahankan mobilitas. Tekanan ini yang menyebabkan degenerasi lanjutan dan keausan.

8. Perdarahan

Sebagian besar pembedahan membawa risiko perdarahan atau perdarahan yang berlebihan dan kehilangan darah selama pembedahan karena sejumlah besar pengupasan otot dan daerah yang tidak terlindungi adalah besar. Untuk tujuan ini, para ahli menyarankan pasien untuk menyumbangkan darah mereka sendiri (donor darah autologous) atau mengatur darah terlebih dahulu untuk membantu jika diperlukan transfusi. Anda akan membaca lebih lanjut tentang Persiapan untuk pembedahan tersebut pada Bab 13.

Salah satu terobosan terbaru dalam hal ini adalah penggunaan erythropoietin (rhEPO) pra pembedahan, yang diyakini meningkatkan produksi sel darah merah di dalam sumsum tulang.

Komplikasi-komplikasi lainnya

Meskipun jarang terjadi, komplikasi-komplikasi lainnya juga dapat terjadi dan menyebabkan kerusakan serius jika tidak ditangani dalam jangka waktu tertentu. Beberapa ini meliputi:

- Batu empedu
- Gumpalan darah
- Pankreatitis
- Obstruksi usus

Apa yang harus saya kalahkan?

Ketika mengevaluasi risiko dan mencoba untuk memutuskan apakah mereka layak pakai, tanyakan pada diri Anda sendiri satu pertanyaan langsung

Apakah hidup Anda lebih nyaman dengan kondisi Anda saat ini daripada Anda mempertimbangkan kemungkinan risiko-resiko di atas?

Bahaya Umum dan Risiko

I. Periode pemulihan yang panjang

Meskipun ini adalah risiko yang terkait dengan sebagian besar jenis pembedahan, sebuah pembedahan dilakukan untuk koreksi kurva kemungkinan akan memerlukan waktu yang sangat lama untuk pulih.

Bagi seorang anak, masa pemulihan dari sckoliosis akan setidaknya 6 bulan jika tidak ada komplikasi kesehatan lainnya yang terjadi.

Bahkan bagi orang dewasa, waktu pemulihan diharapkan menjadi tidak begitu lama. Selama seluruh fase pemulihan, gerakan Anda bisa menjadi sangat terbatas, meskipun keuntungan yang diperoleh kemudian bisa menjadi sepadan. Bahkan, berapa lama waktu yang Anda perlukan untuk pemulihan akan tergantung pada sejumlah faktor seperti riwayat kesehatan Anda, usia, gender dan tingkat keparahan kurva Anda saat ini.

Tanyakan kepada dokter Anda untuk menjelaskan tahap pemulihan dengan jelas dan apakah risikonya lebih besar daripada manfaat yang diharapkan.

2. Nyeri kronis

Setelah Anda menjalani pembedahan untuk skoliosis, Anda mungkin harus hidup dengan nyeri kronis di punggung, terutama pada daerah lumbal atau daerah punggung yang lebih rendah untuk beberapa waktu. Penjelasan utama ini terletak pada fakta bahwa tulang belakang Anda telah menyatu, yang dapat lebih lanjut membatasi gerakan tulang belakang Anda, yang mengarah pada nyeri yang sedang hingga parah karena penggunaan tenaga. Selain itu, instrumen seperti batang dan sekrup yang digunakan untuk fusi umumnya tidak dihilangkan. Namun, pada beberapa kasus sekrup pedikel yang digunakan selama pembedahan menjadi longgar dan menyakitkan, yang kemudian perlu dihilangkan.

Bila Anda melakukan pembedahan untuk skoliosis, Anda mungkin menderita kehilangan mobilitas batang tubuh, keseimbangan dan kekuatan otot, yang bisa semuanya berkontribusi terhadap nyeri punggung bawah yang kronis. Anda mungkin memiliki fleksibilitas yang kurang di punggung Anda yang selanjutnya dapat menyebabkan rasa sakit karena tersentak atau gerakan yang tiba-tiba. .

Dalam kasus yang jarang terjadi, beberapa pasien terus mengalami rasa nyeri hebat terkait masalah dengan punggung mereka bahkan setelah bertahun-tahun dari pembedahan.

3. Bahaya pertumbuhan

Dalam banyak kasus, terutama dimana operasi melibatkan anak-anak yang sangat muda, terdapat risiko utama pertumbuhan tulang secara keseluruhan yang terhambat karena fusi yang terlibat. Dokter bedah Anda akan perlu untuk membuat analisis yang cermat antara berapa banyak kerusakan pertumbuhan yang diperkirakan versus risiko perkembangan pesat kurva bersamaan dengan usia, jika pembedahan tidak dilakukan. Meskipun tinggi anak Anda mungkin tidak akan sangat terpengaruh, bahaya keseluruhan dalam pertumbuhan lebih mungkin untuk muncul.

Menarik untuk diketahui!

Meskipun para ahli memperingatkan akan pertumbuhan yang terhambat, pada orang dewasa, pembedahan untuk skoliosis bisa membuat Anda terlihat lebih tinggi pada akhirnya. Penelitian menunjukkan bahwa setelah pembedahan tersebut, orang dewasa rata-rata mungkin tampak lebih tinggi sebesar 3/8 inci atau bahkan 3/4 lebih tinggi dari tinggi badan sebelum pembedahan mereka.

---

4. Pengembangan arthritis

Meskipun tulang belakang dan bentuk lain dari arthritis adalah hasil akhir yang umum yang berkaitan dengan usia dan keausan yang biasa, risiko akan meningkat pada pasien yang telah menjalani pembedahan skoliosis. Hal ini disebabkan oleh fakta bahwa kekuatan yang ditransmisikan ke tulang belakang melalui tindakan membungkuk dan memutar difokuskan di wilayah yang lebih kecil dan, karenanya, lebih kuat dan memiliki potensi untuk menyebabkan kerusakan yang lebih besar.

5. Bekas luka jangka panjang

Dampak penampilan terbesar dari pembedahan skoliosis adalah bekas luka Anda, yang akan kebanyakan sepanjang bagian tulang belakang yang telah menyatu. Jika Anda memiliki lebih dari satu kurva tunggal, bekas luka Anda mungkin akan benar-benar mulai dari tengah tulang belikat Anda dan ke kanan turun ke panggul Anda (lihat gambar di bawah).

Bekas khas dari sebuah pembedahan skoliosis

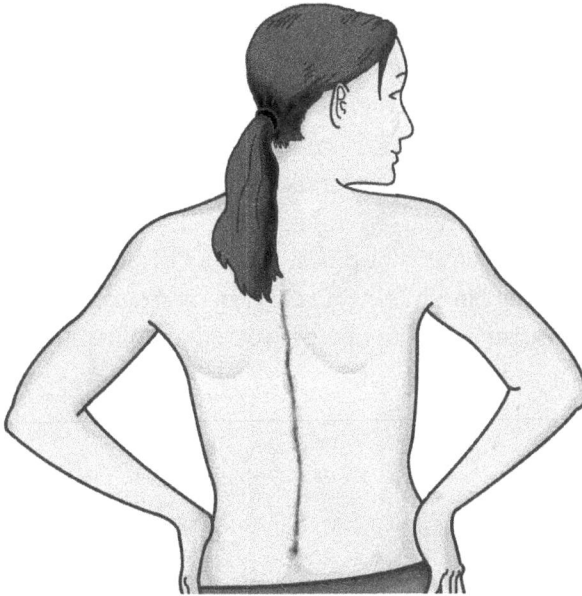

Apa yang Penelitian Ungkapkan?

Komplikasi dan risiko pembedahan yang terjadi karena memperbaiki sebuah kurva skoliotik adalah suatu faktor komunitas medis yang selalu dipertimbangkan sebelum menganjurkan pasien untuk prosedur ini. Kedua, standar Metode Harrington serta Prosedur Cotrel-Dubousset yang relatif baru telah menetapkan sendiri risiko-resiko yang menyertainya. Penelitian juga mampu mengidentifikasi segmen tertentu dari pasien yang lebih rentan untuk mengembangkan komplikasi dari pembedahan skoliosis. Misalnya, sebuah penelitian yang diterbitkan dalam edisi terbaru dari Spine mengatakan bahwa anak dengan skoliosis neuromuskuler menjadi lebih rentan terhadap risiko-resiko pembedahan, terutama jika kurva mereka adalah 60 derajat atau lebih sebelum pembedahan tersebut.2

Selain itu, tingkat komplikasi juga telah diamati menjadi lebih tinggi jika pasien mengalami osteotomi (operasi bedah dimana tulang dipotong untuk mempersingkat, memperpanjang, atau mengubah keselarasan), prosedur revisi atau telah dibahas pada pendekatan posterior gabungan dan anterior. Anda akan membaca lebih lanjut tentang pendekatan-pendekatan ini pada bab 15.

Sementara itu, tingkat komplikasi telah diamati menjadi lebih tinggi pada pasien usia lanjut, meskipun manfaat yang diharapkan juga cenderung lebih tinggi pada populasi ini. Sebuah survei yang dilakukan untuk efek ini menunjukkan bahwa sementara komplikasi yang diamati hanya pada 17% dari pasien dalam kelompok usia 25 sampai 44 tahun, mereka ditemukan pada 41% dari pasien dalam kelompok usia 45 sampai 64 tahun dan 71% di kelompok usia 65 sampai 85 tahun. Namun, populasi usia lanjut juga memiliki tingkat proporsional yang lebih tinggi dari peningkatan kecacatan dan rasa nyeri yang terkait dengan pembedahan dibandingkan dengan kelompok usia yang lebih muda.

Kisah Nyata Skoliosis: Batang yang rusak!

Seorang wanita di usia 30-an nya telah melakukan prosedur Harrington untuk memperbaiki skoliosisnya pada pertengahan 1980-an. Dia tinggal di plester cornya selama 6 bulan, diikuti dengan cor plastik selama 6 bulan. Pada saat itu cor-nya lepas, kedua batangnya telah rusak. Setelah 5 tahun, dia melakukan pembedahan lainnya untuk mengeluarkan batang tersebut. Namun, ketika dia berusia sekitar 39 tahun, tulang punggungnya mulai memburuk dengan cepat. Dalam beberapa tahun, ia terbatas di kursi roda dan memiliki pengasuh untuk membantunya memakai gaun dan mandi.

Berdasarkan para dokter, bagian bawah tulang belakangnya bahkan hampir hancur. Ini adalah satu-satunya bagian dari tulang belakangnya yang tidak hancur. Dia diberitahu bahwa skoliosis nya telah muncul kembali. Pasien tersebut juga takut bahwa paru-parunya mungkin mulai mengalami dikompresi seperti ketika dia masih remaja dengan skoliosis.

BAB 11

Pengelolaan Uang - Lubang Besar di Saku Anda

Menjalani pembedahan skoliosis, karena dengan pembedahan yang besar, merupakan keputusan yang juga besar. Entah itu untuk diri sendiri atau untuk salah satu dari anggota keluarga Anda, keputusan untuk menjalani pembedahan skoliosis harus mencakup perencanaan sebelumnya dan analisis yang cermat dari berbagai aspek yang terlibat. Sekali Anda telah memutuskan pembedahan, aspek pertama dan yang paling penting untuk dipertimbangkan adalah implikasi keuangan dari pembedahan. Dalam bab ini kita akan membahas berbagai masalah keuangan yang terlibat dalam prosedur pembedahan tersebut.

Uang Terkuras – Faktor-faktor yang Perlu Dipertimbangkan

Estimasi menunjukkan bahwa di Amerika Serikat, lebih dari 20.000 pembedahan implantasi batang Harrington dilakukan setiap tahunnya, dengan rata-rata biaya sekitar $120.000 per operasi.

Perencanaan keuangan Anda untuk pembedahan skoliosis dalam waktu dekat ini pasti merupakan prosedur besar sendiri. Ketika Anda memahami implikasi keuangan pembedahan Anda, kebutuhan pertama Anda adalah untuk menentukan jumlah yang tepat yang mungkin terlibat. Namun, karena semua individu dan situasi yang berbeda, biaya yang terlibat untuk pembetulan kurva skoliotik Anda juga akan berbeda untuk sebagian besar.

Ketika mencoba untuk menentukan perkiraan untuk biaya prosedur Anda, terdapat sejumlah faktor pertama yang akan perlu untuk dipertimbangan. Di sini, kami telah mendaftar beberapa faktor yang paling penting yang perlu Anda lihat untuk membantu Anda dalam menentukan biayanya.

I. Keparahan kurva Anda

Faktor yang pertama dan paling penting dalam menentukan biaya pembedahan skoliosis Anda adalah kurva Anda sendiri. Seberapa parah kurva Anda, dimanakah lokasinya yang tepat dan apakah semuanya akan diminta untuk diperbaiki ini semua akan dipertimbangkan dalam biaya yang tepat dari pembedahan Anda. Bahkan, keparahan kurva Anda juga akan menentukan sebagian besar faktor-faktor terkait lainnya seperti lama tinggal di rumah sakit, jenis instrumentasi yang akan digunakan dan bahkan jenis ahli bedah yang akan Anda butuhkan.

2. Lama tinggal di rumah sakit

Anda akan perlu untuk memiliki gagasan tentang berapa lama Anda akan cenderung berada di rumah sakit. Ini akan tergantung pada usia Anda, jenis pembedahan yang tepat yang akan Anda lakukan dan juga pada kondisi kesehatan Anda. Lama Anda tinggal di rumah sakit juga akan dipengaruhi oleh komplikasi pasca bedah yang mungkin terjadi.

3. Pilihan rumah sakit dan dokter bedah Anda

Setiap dokter, lembaga medis dan bahkan negara memiliki serangkaian kebijakan keuangan sendiri. Bahkan, setiap negara memiliki kebijakan spesifik mengenai bantuan yang mereka tawarkan kepada pasien pembedahan skoliosis. Misalnya, Rumah Sakit Shriners di AS dan Kanada menawarkan potongan harga untuk semua pasien skoliosis di bawah usia 18. Sementara itu, beberapa sumber juga menyatakan bahwa di negara-negara seperti Jerman, harga untuk pembedahan skoliosis biasanya 75% berkurang dari biaya pengobatan skoliosis di AS, meskipun angka tersebut mungkin berbeda-beda.

Anda harus berhati-hati menganalisis anggaran Anda yang tersedia sebagaimana dibandingkan dengan berbagai pilihan yang tersedia. Rumah sakit dan dokter bedah khusus yang Anda pilih untuk pembedahan Anda akan menentukan sebagian besar dari biaya yang terlibat untuk prosedur Anda. Dalam bab 12, Anda akan membaca lebih lanjut tentang cara memilih dokter bedah yang tepat untuk kasus Anda.

4. Jenis instrumentasi yang terlibat

Biaya operasi juga akan tergantung pada jenis instrumentasi yang terlibat untuk prosedur Anda. Selain itu, biaya tersebut juga dapat bergantung pada bagaimana prosedur baru ini. Kadang-kadang, prosedur baru yang berada di bawah percobaan adalah lebih murah daripada yang lainnya yang telah dipraktekkan sejak lama. Ini akan sangat membantu untuk belajar tentang jenis dan standar dari kait, batang dan sekrup yang akan digunakan karena mereka juga dapat bervariasi sesuai harganya.

5. Asuransi Anda

Anda perlu melakukan riset tantang berapa besar penutupan biaya asuransi Perusahaan Anda yang disediakan untuk prosedur yang akan Anda memiliki. Misalnya, beberapa perusahaan asuransi mungkin tidak menutup unsur-unsur tertentu dari biaya bedah, seperti instrumentasi. Pastikan Anda berbicara kepada penyedia asuransi Anda dan mendiskusikan semua elemen yang terlibat dalam kasus Anda. Anda juga akan perlu untuk membicarakan hal ini dengan departemen penagihan rumah sakit untuk memastikan masalah keuangan diselesaikan sebelum operasi.

Perkiraan - Biaya yang Diramalkan

Seperti halnya perawatan medis utama apapun, pembedahan skoliosis adalah prosedur yang mahal. Anda perlu merencanakannya dengan baik dan mempertimbangkan semua faktor untuk memastikan bahwa Anda cukup siap untuk memenuhi semua biaya, termasuk anggaran untuk biaya yang tidak terduga.

Biaya pembedahan skoliosis biasanya akan bervariasi sesuai dengan jumlah faktor yang telah kita bahas di atas. Menjaga semua faktor dalam pandangan, pembedahan skoliosis standar biasanya akan dikenakan biaya dalam kisaran $75.000 sampai $300,000 per operasi.

Di sini, kami telah memberikan rincian singkat dari total biaya-biaya yang diramalkan yang terlibat dalam pembedahan skoliosis.

i) Biaya-biaya infrastruktur TI

Biaya infrastruktur biasanya melibatkan biaya untuk tinggal di rumah sakit untuk pasien, serta para petugas.

ii) Biaya operasi

Ini termasuk biaya prosedur yang sebenarnya, yang pada dasarnya adalah dokter bedah Anda dan biaya rumah sakit untuk pembedahan skoliosis.

iii) Biaya-biaya Obat

Ini termasuk biaya semua obat termasuk antibiotik, obat nyeri dan anestesi yang digunakan selama pembedahan Anda, serta seperti sebelum dan setelah prosedur.

iv) Biaya-biaya Instrumentasi

Dokter bedah Anda akan menggunakan berbagai sekrup, batang, kawat, kait dan instrumen lainnya untuk memperbaiki kurva Anda. Tergantung pada jenis tepat instrumen yang digunakan, biaya dapat bervariasi antara operasi yang berbeda.

v) Biaya-biaya Terapi

Setelah keluar dari operasi, Anda akan memerlukan serangkaian tambahan terapi untuk tujuan rehabilitasi. Untuk kembali ke rutinitas normal Anda, Anda akan memerlukan bantuan fisioterapis dan profesional kesehatan lainnya yang selanjutnya akan menambah total biaya pembedahan.

vi) Biaya-biaya Petugas

Rumah sakit biasanya mengizinkan satu atau dua petugas untuk tinggal bersama Anda di rumah sakit. Akan ada biaya yang timbul atas jasa mereka, makanan dan persyaratan lainnya, yang idealnya harus dimasukkan ke dalam perkiraan total.

Tabel di bawah ini akan memberikan Anda sebuah grafik yang dapat digunakan untuk merencanakan biaya dan mencapai pada sebuah estimasi kira-kira untuk pembedahan Anda.

Tabel perkiraan biaya

Biaya yang diperkirakan	Jenis biaya pengeluaran
Biaya infrastruktur	
Biaya operasi	
Biaya obat	
Biaya instrumentasi	
Biaya terapi	
Biaya petugas '	
Total keseluruhan	

Penutupan Biaya Asuransi

Karena sejumlah besar biaya yang terlibat dalam pembedahan skoliosis, sangat penting bahwa Anda mencari cara alternatif untuk memenuhi biaya tersebut, terlepas dari sumber daya Anda sendiri yang ada. Ketika datang pada suatu pilihan, asuransi kesehatan pasti muncul sebagai pilihan yang paling alami untuk membantu menutupi biaya.

Penyertaan dan Pengecualian

Meskipun penutupan biaya asuransi biasanya tersedia untuk sebuah pembedahan skoliosis, terdapat beberapa rincian denda yang harus diberitahukan kepada Anda. Dalam beberapa kasus, penyedia asuransi Anda mungkin berpendapat bahwa beberapa aspek dari prosedur bedah yang Anda usulkan mungkin tidak diperlukan, eksperimental atau ekstrim. Asuransi untuk biaya tersebut biasanya ditolak dalam upaya pertama. Staf dokter bedah Anda kemudian akan memberikan penalaran yang relevan kepada penyedia asuransi dan bekerja di luar modalitas dasar, seperti yang telah kita jelaskan dalam "Pra-otorisasi ' di bagian bawah.

Pada bagian ini, kami telah diringkas beberapa soratan penting yang terkait dengan biaya penutupan dari asuransi yang mungkin untuk pembedahan skoliosis Anda.

→ Cangkok tulang merupakan bagian penting dari pembedahan Anda. Namun, penyedia asuransi tertentu akan melihat *Bone Protein morfogenetik* (BMP) teknik untuk mencangkok tulang sebagai proses eksperimental dan menolak biaya penutupan.

→ Karena instrumentasi titanium adalah lebih mahal daripada batang stainless steel, perusahaan asuransi Anda mungkin menilainya sebagai beban yang tidak perlu.

→ Biaya asisten bedah tertentu dan petugas di ruang operasi mungkin ditolak, meskipun mereka adalah bagian yang tidak terpisahkan dari tim bedah dokter.

→ Terkadang, PPO atau *Preferred Provider Organization* Anda atau Organisasi Penyedia yang dipilih mungkin mencakup 100% dari biaya rumah sakit. Namun, beberapa spesialis yang terkait dengan pembedahan Anda, seperti anestesi, ahli patologi atau ahli fisioterapi Anda mungkin tidak dikaitkan dengan PPO Anda, karena PPO Anda akan tidak membayar, atau mungkin membayar dengan persentase yang lebih rendah, untuk layanan-layanan tersebut. Di sisi lain, PPO Anda mungkin membayar untuk layanan ini jika spesialis Anda adalah bagian dari jaringan PPO tertentu.

Pra Otorisasi

Sebelum Anda menjadwalkan tanggal akhir untuk pembedahan Anda, pastikan Anda telah memperoleh pra otorisasi dari penyedia asuransi Anda. Di sebagian besar kasus, dokter bedah Anda akan memiliki staf khusus untuk tujuan ini yang akan memastikan pra otorisasi telah dicapai. Sebagai bagian dari langkah ini, staf dokter bedah Anda juga akan berusaha untuk bernegosiasi dengan penyedia asuransi Anda untuk menyediakan Anda dengan sebaik mungkin kompensasi untuk pembedahan Anda.

Namun, penting bagi Anda untuk mengetahui bahwa prosedur ini dari pra otorisasi kemungkinan untuk membutuhkan waktu berminggu-minggu atau bahkan berbulan-bulan. Oleh karena itu, Anda harus mengingat marjin waktu ini sebelum merencanakan untuk aspek lainnya dari pembedahan skoliosis Anda.

Selain di atas, juga penting untuk diketahui bahwa polis asuransi mengenai pembedahan skoliosis biasanya bervariasi di negara bagian dan negara yang berbeda. Sebagai contoh, di Amerika Serikat, perusahaan asuransi Anda biasanya akan mencakup setidaknya setengah dari biaya yang terlibat.

Sementara itu, di Kanada, pembedahan skoliosis biasanya 100% ditutupi oleh Sistem Kesehatan Kanada. Logika yang mendasarinya adalah bahwa jika dokter bedah Anda memutuskan bahwa pembedhan diperlukan, dan tidak semata-mata untuk alasan kecantikan, maka hanya dapat ditagih kepada pemerintah.

5 Langkah Rencana Pengelolaan Uang Anda

1. Pelajari faktor-faktor Anda dan kumpulkan pengetahuan

Mempelajari masing-masing faktor yang telah kita bahas di atas dan mengumpulkan sebanyak mungkin pengetahuan yang relevan tentang pembedahan Anda. Anda perlu untuk membuat analisis yang cermat dari semua faktor yang terlibat untuk menggambar perkiraan yang akurat tentang berapa banyak uang yang akan benar-benar Anda membutuhkan.

2. Buatlah perkiraan

Setelah langkah 1 selesai, Anda kemudian dapat melanjutkan untuk menatik perkiraan biaya yang terlibat dengan lebih baik, meletakkan biaya yang relevan terhadap masing-masing sub-bagian dan sampai di angka perkiraan.

3. Susun modalitas asuransi Anda

Mengacu pada rincian yang dibahas di atas untuk menentukan sejauh mana biaya penutupan dari PPO atau perusahaan asuransi Anda yang akan sediakan. Di sana mungkin menjadi sebuah situasi dimana Anda mungkin menemukan asuransi Anda memadai dan ingin mencari lebih lanjut cara-cara alternatif. Situasi seperti itu akan muncul dalam salah satu dari dua kasus ini:

- Anda tidak memiliki asuransi
- Penyedia asuransi Anda tidak menawarkan biaya penutupan yang cukup

Dalam situasi seperti ini, Anda dapat mengambil kebijakan kedua, atau beralih ke PPO atau asuransi perusahaan lain. Namun, sebagian besar aturan dari para penyedia asuransi akan memiliki aturan tetap mengenai biaya cakupan/penutupan yang ditawarkan untuk kondisi yang sudah ada.

4. Mengetahui kesenjangannya

Dalam kasus dimana Anda telah membuat semua upaya yang mungkin untuk membiayai pembedahan Anda dan nampaknya masih ada kesenjangan, Anda dapat melihat beberapa pilihan lainnya untuk menutupi pengeluaran Anda. Di sini, kami telah terdaftar beberapa pilihan yang mungkin Anda miliki:

→ Beberapa ahli bedah mungkin menawarkan diskon jika Anda bersedia untuk menjadi bagian dari studi penelitian

→ Pergilah ke salah satu dari banyak Rumah Sakit Shriners, yang menawarkan pembedahan untuk anak-anak sampai usia 18 tahun tanpa biaya.

→ Rumah sakit ini beroperasi di kota-kota termasuk Chicago, Illinois; Greenville, Carolina Selatan; Honolulu, Hawaii; Houston, Texas; Lexington, Kentucky; Los Angeles, California; Minneapolis, Minnesota, dan Philadelphia, Pennsylvania. Secara internasional, ada juga Shriners Rumah Sakit di Montreal dan Mexico City.

→ Periksa jika Anda dapat meminjam uang dari saldo pensiun Anda, termasuk 401 (k) atau rencana IRA.

→ Berbicaralah dengan perwakilan rumah sakit mengenai rencana pembayaran Anda, seperti yang melibatkan angsuran bulanan.

→ Mencari pinjaman bank atau dapatkan rumah Anda dibiayai kembali menggunakan kas keluar sebuah hipotek.

5. Memiliki rencana cadangan yang siap

Bahkan setelah Anda sudah melalui seluruh tahapan di atas, pastikan untuk memiliki rencana cadangan yang siap. Anda mungkin mempertimbangkan berbicara dengan keluarga atau teman dekat untuk memiliki pilihan-pilihan yang siap jika Anda memiliki biaya tak terduga atau masalah lainnya dengan aspek keuangan dari pembedahan Anda.

Kisah Nyata Skoliosis: Kendala Asuransi!

Kisah Mathew sudah menjadi salah satu kisah yang tidak biasa. Bagaimanapun, dia adalah berusia 6 bulan ketika dokter itu mendiagnosisnya memiliki skoliosis idiopatik infantil. Seperti kehadirannya menyatakan bahwa para dokter khawatir bahwa Mathew berada di risiko masalah pernapasan pada usia hanya 6 bulan. Alasannya pada sifat kurva-nya, yang progresif dan mungkin meningkat pada tingkat yang sangat cepat.

Untuk mengendalikan kurva, dokter menyarankan penggunaan bracing, yang itu sendiri merupakan hal yang sangat sulit dilakukan untuk anak kecil. Namun, bahkan bracing tidak membantu karena kurvanya terus berkembang. Saat itulah keluarga memutuskan untuk mendukungnya melakukan pembedahan skoliosis. Sayangnya, halangan lainnya menyerangnya di titik itu. Keluarga memiliki rencana asuransi kesehatan yang tidak memungkinkan penyembuhan luar tersebut. Spesialis skoliosis hanya tersedia di San Diego, California yang membentang keluar dari ruang lingkup rencana asuransi kesehatan keluarga saat ini. Hanya setelah campur tangan dari spesialis lokal mereka di Nevada dan spesialis di San Deigo, Mathew diizinkan untuk memulai perawatannya dari spesialis skoliosis yang disebutkan di San Deigo.

BAB 12

Memilih Waktu, Rumah Sakit dan Ahli Bedah

Pada bagian selanjutnya, kami akan memandu Anda melalui seluruh proses dari memilih dokter bedah Anda, bersama dengan waktu dan tempat pembedahan Anda. Anda juga akan belajar tentang daerah yang Anda akan perlukan untuk melakukan riset guna membuat pilihan informasi.

Mengapa ini Bermasalah?

Pengobatan dan pembedahan mungkin salah satu profesi yang paling banyak dipilih di seluruh dunia saat ini. Spesialisasi berlimpah, dan begitu banyak peluang untuk mendapatkan keahlian dalam bidang ini. Namun, karena pembedahan adalah suatu bidang kedokteran yang sangat khusus, layanan ditawarkan oleh ahli bedah kepada masing-masing individu tidak sesuai dengan semua jenis pasien. Seorang ahli bedah yang melakukan fusi tulang belakang untuk pengetahuan mungkin benar-benar sempurna dalam profesinya, tetapi mungkin tidak cocok untuk Anda atau kondisi Anda.

Ini adalah zona kenyamanan dengan rumah sakit dan dokter bedah yang akhirnya berarti, setelah Anda memastikan semua kualifikasi dan keahlian!

Bila Anda memilih untuk sesuatu yang rumit seperti pembedahan skoliosis, Anda sudah pasti menaruh banyak hal untuk dipertaruhkan, tapi dapat mengharapkan hasil yang baik dengan analisis dan pra-perencanaan yang cermat. Dengan semua kemungkinan, Anda sudahdianggap berpotensi pada resiko dan komplikasi yang mungkin terjadi selama dan setelah operasi.

Meskipun mayoritas risiko tersebut dapat terjadi setelah tindakan pencegahan terbaik, disarankan untuk merencanakan dan mempersiapkan diri untuk meminimalkan kemungkinan permasalahan kemudian. Memilih dokter bedah Anda, bersama dengan waktu dan tempat operasi, mungkin salah satu pilihan yang paling penting yang Anda dapat secara sukarela lakukan untuk memastikan keberhasilan maksimum pada pembedahan Anda.

Mengatur Tanggal

Jadi, Anda telah memutuskan untuk memilih pembedahan untuk memperbaiki kurva pada tulang belakang Anda? Sekarang, Anda mungkin sudah mengevaluasi risiko Anda dan bahkan merencanakan keuangan Anda, seperti yang telah kita bahas dalam bab-bab sebelumnya. Sekarang adalah saat untuk membahas logistik dan membuat rencana konkret untuk pembedahan tersebut. Sebagaimana yang mungkin sudah jelas, terdapat tiga hal utama yang akan perlu diputuskan, termasuk:

- Tanggal pembedahan
- Tempat pembedahan
- Dokter bedah Anda

Pada bagian ini, pertama-tama kita akan mulai dengan membimbing Anda melalui proses memilih tanggal untuk pembedahan Anda dengan beberapa langkah dasar.

Langkah I - Nilai kurva Anda

Anda harus mulai dengan memahami keadaan kurva Anda. Melaluhi konsultasi dengan dokter bedah Anda, Anda harus memastikan perkembangan kurva Anda dan waktu terbaik untuk melakukan pembedahan. Misalnya, jika ahli bedah Anda beranggapan bahwa penundaan lebih lanjut sebagai risiko bagi kesehatan Anda, maka Anda memiliki alasan yang baik untuk mengatur tanggal awal untuk pembedahan tersebut. Tentukan berapa banyak masa tunggu yang Anda butuhkan dan kemudian Anda dapat menetapkan tanggal yang sesuai.

Langkah 2 - Analisis kondisi kesehatan Anda

Sekali lagi, bersama-sama dengan ahli bedah dan spesialis perawat tulang belakang Anda, menganalisis kondisi medis adalah perlu diperhatikan sebelum Anda menjalani pembedahan. Misalnya, Anda mungkin menderita kulitruam atau sebuah tahapan dari arthritis yang perlu dirawat dengan baik sebelum Anda menjalani prosedur Anda. Karena pembedahan skoliosis hampir tidak pernah darurat, maka akan sangat mungkin bagi Anda menunggu sampai kondisi tersebut sudah jelas.

Langkah 3 - Menyusun logistik

Setelah Anda sudah melalui semua hal di atas, maka Anda dapat melihat faktor lain yang mungkin menentukan tanggal terbaik untuk pembedahan Anda. Di sini, kami telah mendaftar beberapa faktor umum yang perlu dipertimbangkan, namun mungkin terdapat pertimbangan lainnya juga yang sesuai dengan keadaan spesifik Anda. Beberapa faktor yang dapat mempengaruhi keputusan Anda dapat mencakup:

→ Apakah terdapat komitmen profesional utama Anda yang perlu dipenuhi karena Anda kemungkinan akan keluar dari pekerjaan untuk beberapa waktu.

→ Apakah terdapat peristiwa besar yang akan datang di keluarga Anda, seperti melahirkan, pernikahan, wisuda atau sejenisnya.

→ Jika Anda seorang wanita, cobalah untuk menetapkan tanggal yang berbeda dari perkiraan tanggal menstruasi Anda.

→ Jika ada waktu dari satu tahun, cuaca yang bijaksana, yang manakah yang dapat mempengaruhi rehabilitasi Anda.

→ Apakah Anda memiliki rencana perjalanan dalam waktu dekat.

→ Anda memiliki anggota keluarga yang tersedia yang akan dapat membantu Anda paska pembedahan.

Pilih Rumah Sakit

Langkah ini mungkin akan terjadi dalam koordinasi dengan dua lainnya. Dalam meneliti logistik pembedahan Anda, Anda sekarang akan pergi mencari rumah sakit tempat pembedahan yang akan Anda dilakukan.

Pada bagian ini, kita akan memberikan serangkaian faktor yang akan mempengaruhi bagaimana Anda memilih tempat dan rumah sakit untuk pembedahan Anda.

Faktor-faktor yang penting

1. Lokasi dan kedekatan

Hal ini biasanya membantu untuk mendapatkan rumah sakit yang dapat diakses oleh rumah Anda. Bahkan, ini mungkin merupakan salah satu keputusan yang paling sulit untuk dibuat. Anda harus menemukan keseimbangan antara kualitas pelayanan dan aksesibilitas dari lokasi. Pada awalnya, mungkin terlihat tidak perlu untuk memilih rumah sakit yang dekat dengan rumah Anda. Namun, memiliki rumah sakit pada lokasi yang dapat diakses membuat penyembuhan dan perawatan paska pembedahan Anda akan menjadi lebih nyaman.

2. Asuransi Anda

Beberapa penyedia asuransi akan memberikan cakupan lebih sedikit untuk rumah sakit yang berada di luar jaringan mereka. Periksa rincian yang relevan dengan penyedia asuransi Anda sebelum membuat pilihan untuk memastikan bahwa Anda mendapatkan kemungkinan manfaat maksimal dari asuransi Anda. Cara baik untuk melakukan ini adalah dengan mencari seorang ahli bedah ortopedi yang berkualitas di kategori spesialis medis perusahaan asuransi Anda.

3. Reputasi dan jejak rekam rumah sakit

Ada berbagai sumber yang dapat Anda ajak untuk berkonsultasi guna mempelajari lebih lanjut khususnya tentang reputasi dan jejak rekam rumah sakit. Beberapa sumber yang paling penting meliputi:

- Tanggapan dari para pasien dan keluarga mereka
- Ulasan Dokter Umum Anda
- Kartu laporan Rumah Sakit, yang memberikan Anda rincian seperti persediaan pembedahan yang dikategorikan yang telah dilakukan di rumah sakit selama setahun terakhir

4. Infrastruktur dan fasilitas

Banyak rumah sakit memiliki area khusus untuk pasien yang menjalani perawatan ortopedi. Ini akan membantu Anda untuk melakukan tur daerah dan bahkan melihat-lihat kamar. Carilah rincian seperti nomor perawat atau petugas yang dapat dihubungi dan rasio para pasien terhadap para perawat.

Hal ini juga penting bahwa rumah sakit Anda memiliki rangkaian fasilitas dan teknologi yang tepat untuk tujuan pembedahan skoliosis, beberapa contohnya adalah:

- Sistem pertukaran udara yang profesional untuk mencegah penyebaran kuman
- Sistem pemantauan lanjutan
- Pengaturan khusus bagi penyandang cacat

5. Tim

Pemilihan ahli bedah adalah sangat penting dan Anda akan membaca lebih lanjut di bagian berikut. Namun, seluruh tim dari penyedia layanan kesehatan akan terlibat dalam perawatan bedah Anda. Cobalah untuk mengetahui lebih lanjut tentang spesialis ini seperti:

- Ahli radiologi

- Anesthesiologis
- Terapis fisik
- Perawat

Tempat atau ahli bedah – Mana yang harus diprioritaskan?

Anda mungkin bertanya-tanya mengapa Anda perlu memilih baik tempat dan dokter bedah. Bagaimanapun juga, Anda mungkin berpikir bahwa pemilihan ahli bedah adalah keputusan yang paling penting dan bahwa rumah sakit tertentu tidaklah penting. Namun, semua rumah sakit tidak akan menawarkan rangkaian fasilitas yang sama untuk pembedahan skoliosis. Yang terbaik adalah untuk mencoba dan menemukan keseimbangan dari keduanya, seorang ahli bedah yang cocok yang ditempatkan di sebuah rumah sakit yang dilengkapi dengan baik dan dapat diakses.

Pilih Dokter Bedah Anda - Lihat Melebihi Layar

Dalam pengejaran Anda untuk mendapatkan ahli bedah yang paling ideal untuk pembedahan skoliosis Anda, adalah wajar bagi Anda untuk melihat beberapa fakta yang jelas seperti kualifikasi, pengalaman, ulasan dan reputasi dari dokter bedah. Sebanyak faktor-faktor tersebut adalah penting, juga membantu untuk mengetahui beberapa hal tentang dokter bedah Anda, yang mungkin tidak jelas.

Pada bagian berikutnya, kami akan memberikan panduan lengkap tentang apa yang harus diperiksa pada dokter bedah Anda, apa yang harus dicari di dalam reputasi dokter bedah dan yang paling penting, tanda-tanda peringatan apapun untuk berhati-hati.

Tentang Ahli Bedah Anda - 10 hal yang harus Anda ketahui

1. Apakah ia memenuhi syarat sebagaimana mestinya, mimiliki lisensi dan terdaftar?

Melakukan penelitian untuk menentukan rangkaian standar persyaratan untuk seorang ahli bedah tulang belakang. Pastikan dokter bedah Anda memenuhi persyaratan ini dan sepatutnya memenuhi syarat untuk melakukan pembedahan skoliosis. Dia juga harus sepatutnya berlisensi dan terdaftar untuk melakukan pembedahan untuk kategori ini.

Sebagai aturan umum, hal ini akan membantu untuk memilih seorang ahli bedah tulang belakang yang memiliki program pengikutsertaan lengkap dengan setidaknya satu tahun tambahan pelatihan, yang khusus untuk pembedahan tulang belakang.

2. Apakah dia seorang anggota dari organisasi profesional?

Hal ini penting bagi Anda untuk memastikan apakah dokter bedah Anda adalah seorang anggota dari organisasi profesional. Setiap aliran pengobatan dan pembedahan memiliki organisasi profesional sendiri yang menawarkan keanggotaan kepada para praktisi yang relevan.

Misalnya, di Amerika Serikat, keanggotaan untuk ahli bedah tersebut ditawarkan oleh American Academy of Orthopedic Surgeons dan biasanya adalah wajib.

Juga, khusus untuk skoliosis, Anda dapat merujuk ke *Scoliosis Research Society* (SRS) yang memiliki persyaratan keanggotaan yang ketat untuk spesialis tersebut. Bahkan, SRS sebenarnya menyimpan daftar yang tepat dari ahli bedah ortopedi yang berkualitas dan berlisensi yang dapat Anda cari di area Anda.

3. Apakah dia mengkhususkan diri dalam pembedahan tulang belakang?

Bahkan jika Anda sedang berbicara dengan seorang ahli bedah yang berkualitas, mereka mungkin tidak sepatutnya memenuhi syarat untuk melakukan pembedahan skoliosis. Hal ini penting untuk mengetahui apakah dokter bedah Anda memiliki keahlian dalam melakukan fusi tulang belakang spesifik yang diperlukan untuk skoliosis. Pastikan spesialis Anda memiliki keahlian dan pengalaman yang dibutuhkan dengan prosedur-prosedur tersebut.

4. Berapa banyak pengalaman yang ia miliki dalam melakukan pembedahan skoliosis?

Cari tahu berapa banyak pembedahan koreksi skoliosis yang dilakukan oleh ahli bedah tersebut sampai saat ini. Sebuah pedoman umum adalah untuk mencari seorang ahli bedah yang memiliki format pembedahan tulang belakang setidaknya 50% dari total kasusnya. Seorang ahli bedah yang terdaftar dengan asosiasi seperti SRS biasanya menunjukkan setidaknya 20% dari pengalaman ahli bedah yang telah mengobati kecacatan tulang belakang. Anda memang memiliki alasan untuk mempertimbangkan kembali pilihan Anda jika dokter bedah Anda telah melakukan pembedahan skoliosis dengan jumlah yang terbatas.

5. Berapakah tingkat keberhasilannya?

Begitu Anda telah belajar tentang tingkat pengalaman dokter Anda, kemudian ini adalah waktunya untuk menilai tingkat keberhasilannya. Carilah tanggapan aktif dari para pasien sebelumnya dari dokter bedah tersebut yang memiliki prosedur yang sama. Diskusikan tingkat kenyamanan pasien dengan dokter bedah tersebut, baik selama dan setelah operasi dan apakah mereka telah mempunyai komplikasi yang serius. Anda kemudian dapat meminta dokter bedah Anda untuk lebih memperjelas setiap pertanyaan yang Anda miliki.

6. Apa yang dikatakan oleh staf dari ahli bedah tentang mereka?

Ini akan membantu untuk mendapatkan informasi dari orang-orang yang terkait dengan dokter Anda. Dalam kebanyakan kasus, perawat, pembantu dan penyedia medis lainnya memiliki wawasan yang baik tenang bagaimana cara dokter bekerja. Untuk Misalnya, Anda bisa mendapatkan kesan dari orang-orang tersebut terkait dengan tingkat perhatian yang akan diberikan oleh dokter bedah Anda hingga detailnya yang penting ketika menangani hal-hal yang tepat seperti pembedahan tulang belakang.

7. Apakah Anda merasa nyaman dengan dia?

Hal ini sama pentingnya dengan semua isu-isu lain yang telah kita bahas di atas. Anda harus memastikan bahwa Anda memiliki tingkat kenyamanan penuh dengan dokter bedah yang Anda pertimbangkan. Sebuah pembedahan skoliosis merupakan even mengubah hidup dan memiliki kenyamanan dengan orang yang melakukan prosedur tersebut adalah sangat penting untuk keberhasilan pembedahan Anda. Dimulai dengan, dokter bedah Anda idealnya harus jujur dalam menjawab semua pertanyaan Anda, seharusnya tidak mencegah Anda dari mencari pendapat kedua dan secara keseluruhan, harus sabar dengan semua pertanyaan Anda.

8. Apakah ia aktif terlibat dalam kegiatan penelitian?

Hal ini sering membantu untuk mengetahui apakah dokter bedah yang Anda pertimbangkan adalah terlibat dalam penelitian di bidang keahliannya. Ini merupakan indikasi bahwa spesialis Anda adalah terlibat dalam pembuatan inovasi dan penemuan baru dan karenanya, kemajuan-kemajuan dalam bidang spesialisasi mereka. Anda dapat juga mengetahui apakah mereka berpartisipasi dalam peristiwa-peristiwa global yang terkait dengan profesinya, yang membantu para profesional tersebut untuk tetap mengikuti perkembangan terbaru dalam profesi mereka.

9. Apakah ia mengadopsi teknik-teknik dan peralatan baru?

Ini membantu untuk mengetahui apakah dokter percaya dalam memperbarui teknik dan peralatan mereka dengan perkembangan terbaru pada profesinya. Idealnya, seorang ahli bedah yang sukses akan selalu mencari cara untuk meningkatkan metode mereka dengan menggunakan teknik terbaru dan alat-alat yang tersedia.

10. Apakah dokter bedah Anda tercakup dalam asuransi Anda?

Melihat biaya yang terlibat, hal ini membantu untuk mengetahui apakah jasa dokter bedah yang Anda pilih akan diasuransikan oleh penyedia Anda. Cek silang dengan operator Anda sesuai dengan tempat mereka bekerja dan harga yang dikutip sebelumnya.

Suatu hal untuk diingat ...

Hanya ingat, tidak akan pernah ada formula yang sempurna untuk menghakimi pengalaman dokter bedah Anda. Parameter akan bervariasi sesuai dengan jenis operasi yang Anda cari dan banyak faktor lainnya.

Jujur

Terlepas dari pertanyaan-pertanyaan akademis dan standar di atas, ada beberapa pertanyaan yang lebih sulit yang idealnya harus Anda tanyakan saat memilih dokter bedah Anda. Jawaban atas pertanyaan-pertanyaan ini mungkin akan memberikan indikasi yang lebih baik pada kesesuaian dokter bedah Anda untuk kasus Anda.

Tips kami: Dokter bedah Anda mungkin tidak benar-benar terus terang dalam menjawab pertanyaan-pertanyaan ini. Jadilah cerdas dan cari tanda-tanda bahasa tubuh, ekspresi dan jawaban langsung untuk menentukan setiap kelemahan dari jawaban mereka.

5 Pertanyaan menakutkan yang harus Anda tanyakan

Q1. Pernahkah Anda dilarang melakukan pembedahan atau menghadapi masalah tindakan legal yang relevan dengan profesi Anda?

Q2. Apa komplikasi terburuk yang pernah Anda dialami setelah pembedahan skoliosis atau lainnya?

Q3. Ketika pertama kali Anda melakukan pembedahan tersebut dan berapa banyak yang telah Anda lakukan sejak saat itu?

Q4. Apakah anak-anak merasa nyaman dengan Anda?

Q5. Apakah Anda keberatan jika saya mencari pendapat kedua?

Bendera-bendera Merah

Meskipun masalah serius dengan dokter bedah Anda mungkin sudah diketahui, terdapat fakta-fakta tentang spesialis tersebut yang mungkin menjadi jelas selama interaksi Anda dengan dia. Perhatikan bendera merah apapun, yang akan dengan jelas menunjukkan bahwa Anda harus benar-benar menjauh dari spesialis tertentu itu.

Beberapa tanda-tanda peringatan tersebut akan mencakup:

→ Jika dokter bedah Anda pernah terlibat dalam pelanggaran hukum

→ Jika dokter bedah Anda tidak menerima pendapat kedua

→ Jika dokter bedah Anda tidak sabar dengan pertanyaan Anda

→ Jika dokter bedah Anda mencoba untuk mempengaruhi keputusan Anda apakah atau tidak menjalani pembedahan

→ Jika dokter bedah Anda menunjukkan pengabaian pilihan pengobatan yang ada yang Anda ikuti

→ Jika ada ambiguitas yang disajikan pada aspek biaya dan logistik lainnya

→ Jika pencarian Anda atas umpan balik/tanggapan mengungkapkan setiap komplikasi utama pasca pembedahan

→ Jika staf atau dokter ahli bedah Anda lainnya memberikan beberapa umpan balik yang negatif

→ Jika Anda pernah mendapatkan referensi negatif tentang dokter bedah Anda di media

BAB 13

Mempersiapkan Pembedahan Anda

Setelah membuat semua keputusan penting, sekarang sudah saatnya untuk memulai persiapan untuk pembedahan. Anda sekarang akan perlu untuk berpikir dan merencanakan ke depan untuk mempersiapkan hari terakhir. Dalam bab ini, kami akan memandu Anda tantang aspek penting dari mempersiapkan pembedahan skoliosis. Kami akan memberikan pedoman komprehensif tentang bagaimana mempersiapkan diri secara medis dalam hal tes dan obat-obatan. Kami juga akan memberikan daftar rinci tentang apa yang akan Anda perlukan untuk dibawa ke rumah sakit agar dapat membuat diri Anda merasa lebih nyaman sebelum serta setelah pembedahan.

Sebuah pembedahan skoliosis memang keputusan kolosal. Terdiri dari serangkaian spekulasi bersama dengan lingkup komplikasi mengejutkan dan keadaan yang tak terduga. Darurat medis selalu berlimpah di dalam dan di luar sebuah teater operasi dan jarang dalam kontrol sukarela pasien, dan sebagian besar bahkan dari para ahli. Oleh karena itu, disarankan untuk merencanakan dengan yang terbaik mungkin pandangan komplikasi potensialnya sehingga setiap lingkup kerusakan tersebut diminimalkan dan hasil yang sukses akan disaksikan.

I) Latihan, Fitness dan Diet

Silahkan terus membaca karena kami akan membawa Anda ke suatu pendekatan bertahap tentang cara mempersiapkan hari yang sangat ditunggu-tunggu untuk pembedahan Anda. Semakin kuat dan sehat Anda sebelum operasi, maka akan semakin cepat Anda sembuh.

Berada dalam keadaan fisik yang baik akan membantu Anda mengatasi dengan lebih baik kerasnya pembedahan skoliosis. Ini adalah keuntungan terbaik untuk berolahraga secara teratur, karena semakin sehat Anda pada pra-pembedahan, maka semakin cepat akan Anda akan pulih setelah pembedahan selesai. Bahkan, olahraga teratur sebelum pembedahan akan memiliki manfaat dua kali lipat, yang meliputi:

→ Membuat Anda bugar dan sehat

→ Memberikan Anda bantuan dari kecemasan dan stres yang terkait dengan pembedahan

Dengan semua kemungkinan, dokter akan menyarankan Anda latihan untuk daya tahan sebelum pembedahan Anda, menyiratkan bahwa Anda harus berolahraga secara teratur, berhati-hati agar tidak berolahraga dengan keras.

Apa yang mungkin tidak diberitahukan oleh dokter Anda...

Tidak semua dokter bedah menganjurkan latihan atau cara diet tertentu. Beberapa ahli umumnya akan menyarankan Anda untuk berolahraga dan mengikuti diet sehat. Namun, hal ini akan membantu untuk mencari bantuan lebih lanjut pada jenis tertentu latihan yang harus Anda lakukan dan makanan tertentu yang harus Anda makan dan hindari.

Bentuk latihan

Dokter bedah Anda mungkin menyarankan Anda untuk mengambil latihan-latihan khusus guna mencapai tujuan penting tertentu seperti fleksibilitas dan perbaikan dalam rentang gerak. Sebagai aturan umum, yang terbaik adalah untuk menggabungkan cara dasar dari pengkondisian aerobik dengan pengkondisian otot. Pengkondisian aerobik pada dasarnya akan mencakup latihan yang memperkuat jantung dan paru-paru, seperti berjalan, berenang atau bersepeda. Sementara itu, penguatan otot akan mencakup latihan yang akan membantu Anda membangun kekuatan di kaki dan tangan. Ini sangat penting karena Anda akan membutuhkan kekuatan kaki dan tangan saat transisi dari satu posisi ke posisi lainnya setelah operasi.

Apa yang Anda tidak ketahui ...

Kecuali Anda mengalami obesitas, dokter bedah Anda mungkin tidak ingin Anda menurunkan berat badan berlebih Anda sebelum pembedahan. Karena Anda mungkin akan banyak mengalami penurunan berat badan pasca pembedahan, sedikit kelebihan berat badan mungkin sebenarnya akan menguntungkan!

Mempersiapkan pembedahan Anda - Pelatihan yang dapat Anda lakukan

Di sini, kita akan membahas beberapa bentuk latihan yang akan sangat membantu yang dapat Anda dapat ikuti untuk mempertahankan dan mengembangkan kekuatan dan memastikan untuk pemulihan cepat untuk diri sendiri.

a) *Untuk rentang gerak (Range Of Motion / ROM)*

Latihan-latihan ini akan memberikan dampak yang akan paling Anda butuhkan setelah pembedahan karena otot-otot Anda akan menjadi kaku. Di sebagian besar kasus, pasien tidak akan mampu menekuk atau memutar dengan benar.

Bentuk latihan yang paling membantu untuk tujuan ini melibatkan kontraksi berulang dan pengembangan kelompok otot-otot besar di dalam tubuh. Dengan melibatkan gerakan-gerakan besar, latihan ini akan membantu meningkatkan jangkauan gerak. Bentuk yang paling umum dari latihan ini disarankan untuk tujuan yang meliputi:

- Berjalan
- Bersepeda
- Jogging
- Berenang

b) Untuk pencegahan penggumpalan darah

Anda dapat mengikuti langkah-langkah di bawah ini untuk melakukan latihan yang efektif yang dapat membantu dalam pencegahan penggumpalan darah yang terkait dengan pembedahan skoliosis Anda.

Anda dapat mengikuti langkah-langkah untuk masing-masing dari tiga latihan ini untuk membantu memastikan pencegahan pembekuan.

Latihan 1

- Perlahan-lahan, arahkan jari-jari kaki Anda ke depan, gerakkan mereka perlahan-lahan kea rah kaki di tempat tidur.
- Sekarang, cobalah untuk menarik jari-jari kaki ke arah dagu Anda.
- Ulangi 10 kali.

Latihan 2

- Dengan hati-hati, tekuk salah satu lutut Anda
- Sekarang, geser tumit Anda sampai ke kaki yang lain, ke arah pinggul Anda
- Perlahan-lahan, regangkan kaki Anda lagi dan bersantai

Latihan 3

- Dengan hati-hati, tekuk salah satu lutut Anda

- Perlahan, tapi pasti, gerakkan kaki Anda sedemikian rupa seolah-olah Anda menggambar lingkaran dengan tumit di tempat tidur.

c) Untuk pencegahan komplikasi paru-paru

Paru-paru dan komplikasi pernafasan adalah masalah yang sangat umum yang terkait dengan pembedahan skoliosis. Untuk mencegah hal yang sama, Anda dapat melakukan latihan pernafasan dan latihan batuk terlebih dahulu untuk menghindari komplikasi paru-paru sampai tingkat yang maksimal.

Ikuti langkah-langkah di bawah ini sebagai salah satu latihan bernapas dan batuk yang paling sederhana dan paling efektif untuk tujuan tersebut:

- Ambil napas dalam-dalam melalui hidung Anda
- Tahan napas, hitung sampai 5
- Sekarang, bernapas perlahan-lahan, hanya melalui mulut Anda
- Ulangi lima kali
- Ketika Anda bernapas untuk yang kelima kalinya, cobalah untuk batuk dengan keras dari perut Anda

Anda dapat mengambil petunjuk lebih lanjut dari *Program Pencegahan dan Penyembuhan Skoliosis untuk Anda*, sumber kaya informasi yang berguna untuk penyembuhan skoliosis yang alami. Di sini, Anda akan menemukan rincian dari semua jenis latihan yang bermanfaat untuk para pasien skoliosis, seperti berfokus pada fleksibilitas, keseimbangan dan penguatan, dengan menitikberatkan pada stabilitas inti.

Manajemen diet

Kuncinya di sini adalah keseimbangan. Ketika mempersiapkan untuk pembedahan tulang belakang, Anda harus mengikuti bimbingan diet yang terbaik. Diet anda harus bergizi dan sehat, yang memberikan Anda energi dan semangat untuk membantu agar cepat sembuh.

Baca terus untuk beberapa tips berguna yang akan dapat Anda gunakan:

→ Hilangkan kalori dan lemak berlebih dari diet Anda setidaknya 6 minggu sebelum pembedahan Anda.

→ Sertakan banyak buah-buahan dan sayuran dalam diet harian Anda, terutama sebelum pembedahan. Kandungan serat di dalamnya akan membantu dalam memfasilitasi gerakan usus dengan nyaman, yang jika tidak akan dapat sangat menyakitkan setelah pembedahan seperti ini.

→ Minum banyak air dan cairan secara teratur.

→ Pastikan Anda makan secara teratur dan berhati-hatilah tidak untuk mengganggu sistem pencernaan Anda dengan makan secara berlebihan atau membuat diri Anda kelaparan.

→ Ambil suplemen-suplemen zat besi, jika diperlukan.

→ Anda akan disarankan untuk tidak makan atau minum selama minimal 8 jam sebelum pembedahan Anda.

→ Pastikan Anda tidak mengkonsumsi makanan yang asin dan alkohol pada hari sebelum pembedahan dijadwalkan.

Untuk membekali diri dengan rencana diet yang tepat, mengaculah pada buku *"Program Pencegahan dan Penyembuhan Skoliosis untuk Anda"*. Ini adalah panduan komprehensif yang menawarkan kepada Anda rincian tentang pilihan makanan dan nutrisi yang akan membantu pemulihan dan baik untuk kesehatan tulang belakang dan tulang Anda.

2) Donor Darah

Hal ini sangat umum bagi para pasien untuk kehilangan beberapa darah selama pembedahan tulang belakang. Dengan tidak adanya pengisian langsung, pasien bisa menderita kerusakan serius pada sistem. Untuk perlindungan terhadap setiap kemungkinan kerusakan karena kehilangan darah ini dan juga untuk menghemat waktu yang berharga, Anda akan diberitahu tentang berbagai pilihan d mana Anda dapat mengatur darah terlebih dahulu. Baca terus karena kami telah mendaftar dua pilihan utama yang Anda akan memiliki sehingga Anda dapat membuat pilihan terencana dan terinformasi untuk pembedahan Anda.

a) Donor darah autologus

Dokter bedah Anda akan mendorong Anda untuk menyumbangkan darah Anda sendiri sebelum pembedahan. Dalam praktek ini, juga dikenal sebagai sumbangan autologous, Anda akan diminta untuk menyumbangkan sekitar 2-3 unit darah.

Jika Anda memutuskan untuk menyumbangkan darah Anda sendiri, Anda mungkin disarankan untuk mengambil resep pil zat besi, seperti sulfat besi. Anda juga bisa menambahkan dosis rutin vitamin C untuk itu. Jika Anda mengkonsumsi pil ini, hanya pastikan jika Anda mengkonsumsi buah-buahan, cairan dan sayuran dengan cukup di dalam diet Anda, karena suplemen zat besi sebenarnya dapat menyebabkan sembelit.

Apakah donor darah autologous akan memiliki dampak negatif pada operasi saya?

Nah, tidak juga! Jika Anda adalah seorang pasien yang sehat, tubuh Anda akan menggantikan isi darah dengan segera dan banyak sebelum waktu pembedahan. Bahkan, donor darah autologous akan sangat mengurangi risiko terkait dengan donor darah homolog. Pastikan Anda makan makanan bergizi sekitar 3-4 jam sebelum donor darah.

Siapa yang tidak bisa melakukan donor darah autologus?

Anda akan disarankan agar tidak menyumbangkan darah Anda sendiri jika Anda:

- ✓ Berat badan kurang dari 27kg.
- ✓ Memiliki anemia
- ✓ Secara medis tidak layak atau lemah

b) Bank Darah atau Donor yang Ditunjuk

Pilihan ini dapat digunakan jika Anda secara medis tidak layak untuk donor darah autologus atau tidak ingin melakukannya untuk alasan lain. Di dalam kasus ini, Anda akan membutuhkan relawan yang dapat menyumbangkan darah untuk Anda. Anda dapat memutuskannya pada anggota keluarga atau teman atau mencari bantuan dari bank darah yang terdaftar.

Unit darah yang dikumpulkan melalui sumbangan autologus serta melalui relawan akan diwajibkan untuk melakukan serangkaian tes untuk mengkonfirmasi apakah mereka cocok untuk transfusi.

c) Metode lain

Selain mengatur darah terlebih dahulu, dokter bedah Anda mungkin juga akan mengambil langkah-langkah lain guna mengurangi kehilangan darah selama pembedahan. Beberapa pilihan yang mungkin pilih adalah meliputi:

- **Anestesi hipotensi** - Dianggap sebagai sebuah metode yang efektif untuk meminimalkan kehilangan darah selama pembedahan, anestesi hipotensi dapat diberikan dengan menggunakan anestesi regional atau umum. Dalam teknik ini hipotensi dicapai melalui penggunaan anestesi inhalasi dalam yang mengarah lebih lanjut untuk pelebaran sistem arteri. Studi melaporkan bahwa jika tekanan arteri yang dipertahankan pada 50 mmHg selama operasi, bisa terdapat 2-4 kali lipat pengurangan jumlah kehilangan darah intraoperatif.

- **Teknik penghemat sel** - Teknologi ini, meskipun sedikit lebih mahal, memungkinkan penghematan hingga 50% dari massa darah merah selama pembedahan dan sekarang menjadi semakin populer. Dalam teknik ini, darah pasien sendiri dikumpulkan dari situs bedah. Darah ini kemudian ditransfusikan kembali, jika diperlukan selama operasi atau pembedahan.

- **Hemodilusi normovolemic** - Teknik ini juga bertujuan untuk mengurangi hilangnya sel darah merah. Dengan metode ini, pertama darah ditarik sampai tingkat mencapai di 9 g/dl atau lebih tinggi setelah hemodilusi (proses dimana isi cairan meningkat di dalam darah). Setelah selesai, volume dipertahankan menggunakan pengganti kristaloid dan operasi selanjutnya dilakukan pada tekanan darah yang normal. Akhirnya, kelebihan cairan akan dipisahkan setelah operasi selesain, setelah darah yang ditarik pada awalnya ditransfusikan kembali ke pasien.

- **Erythropoietin** - Digunakan sebagai alternatif yang sesuai untuk transfusi autologous, erythropoietin (EPO) pada dasarnya adalah hormon yang diberikan kepada pasien sebelum operasi. EPO bekerja dengan meningkatkan tingkat hemoglobin untuk menghitung seperti dimana penghentian darah yang hilang menjadi masalah lagi.

3) Pemeriksaan dan Pengujian

Sebelum pembedahan skoliosis, tes medis dan uji dilakukan dengan dua tujuan utama, yang meliputi:

→ Memastikan bahwa pasien sehat secara medis, dan memenuhi syarat untuk pembedahan

→ Memberikan panduan untuk prosedur bedah

Anda akan diminta masuk untuk melakukan pengujian pra-penempatan setidaknya 1-2 minggu sebelum pembedahan Anda. Pada hari ini, juga dikenal sebagai hari untuk 'bersiap-siap, Anda mungkin harus tinggal di rumah sakit selama lebih dari 5-6 jam, tergantung pada tes dan ujian yang ahli bedah sarankan kepada Anda.

(a) Pemeriksaan fisik

Tes-tes medis Anda cenderung dimulai dengan pemeriksaan fisik dasar. Hal ini termasuk memeriksa aspek seperti demam, tekanan darah dan detak jantung. Langkah ini pada dasarnya dilakukan untuk memastikan bahwa Anda tidak menderita masalah kesehatan dasar yang mungkin membutuhkan perawatan sebelum pembedahan Anda.

(b) Tes-tes khusus

Selain pemeriksaan fisik sederhana, Anda mungkin diminta untuk melakukan serangkaian tes yang akan menyatakan fit untuk dilakukannya pembedahan. Di sini, kami telah mendaftar beberapa tes yang paling umum yang mungkin akan disarankan kepada Anda, bersama dengan tujuan-tujuan dasar mereka.

1. **X-ray** - Ini terutama dilakukan untuk membantu dokter bedah merencanakan pendekatan pembedahanannya. Dokter Anda akan perlu memutuskan dimana ia berencana untuk menempatkan sekrup, batang, kait dan sejenisnya.

2. **Tes fungsi paru (Pulmonary function tests/ PFT)** - Tes ini akan disarankan jika Anda memiliki kurva yang sangat parah. Atau, Anda mungkin juga disarankan untuk melakukan tes ini jika Anda telah menghadapi kesulitan bernapas atau sesak napas, yang mungkin atau tidak mungkin berhubungan dengan kurva Anda.

3. **Myelography dan MRI** - Ini dilakukan untuk menyingkirkan kemungkinan seperti syringomyelia, diastematomyelia dan kord yang tertambat.

4. **Elektrokardiogram (EKG)** - Hal ini dilakukan untuk menguji tingkat fungsi jantung Anda.

5. **Electroencephalogram (EEG)** - Tes ini dilakukan untuk memeriksa keadaan impuls saraf yang melalui tulang belakang Anda.

6. **Tes darah** - Ini adalah tes yang lebih rutin untuk memastikan rincian seperti jenis darah dan kadar hemoglobin Anda.

7. **Tes urin** - Ini juga dilakukan sebagai tes rutin untuk memeriksa setiap kelainan.

8. **Foto Klinik** - Dalam kebanyakan kasus, dokter bedah Anda akan berkeinginan untuk mengambil gambar dari kurva Anda sebelum serta setelah operasi. Kunjungan untuk pemeriksaan pra-penerimaan akan menjadi kesempatan baik untuk melakukan hal ini.

4) Obat-obatan

Ketika berkaitan dengan penggunaan obat sebagai langkah persiapan untuk pembedahan skoliosis Anda, ada dua hal utama yang perlu Anda pelajari, yang meliputi:

→ Obat yang perlu Anda hentikan

→ Obat yang mungkin perlu Anda untuk mulai sebelum pembedahan untuk rasa nyeri dan tujuan lainnya.

Untuk memulainya, Anda harus mulai dengan menginformasikan ke dokter bedah Anda semua obat non resep dan resep yang akan Anda konsumsi. Sebagai contoh, beberapa obat untuk menghilangkan rasa nyeri yang paling umum adalah kontraindikasi untuk pembedahan tulang belakang dan mengganggu efek-efek dari anestesi Anda.

Di sini, kami telah mencantumkan beberapa petunjuk penting dalam hal penggunaan obat sebelum pembedahan skoliosis Anda.

→ Hentikan semua pengencer darah minimal 2 minggu sebelum Anda pembedahan, seperti aspirin dan suplemen herbal seperti Ginkgo Biloba, vitamin E, pil St John Wort dan Garlic.

→ Hentikan segala bentuk obat anti-inflamasi (NSAID) dan inhibitor COX 2. Contoh umum akan meliputi:

- Motrin
- Advil
- Aleve
- Actron
- Oruvail

Apa yang harus Anda ketahui ...

Penelitian menunjukkan NSAID dan aspirin dapat meningkatkan volume kehilangan darah selama pembedahan, serta menghambat proses pembedahan tulang pasca fusi.

→ Menghentikan semua resep obat nyeri dan mengambil saran dokter bedah Anda tentang obat sakit mana yang dapat Anda gunakan dengan aman. Anda mungkin perlu untuk menghentikan seperti:

- Iodine
- Indocin
- Celebrex
- Relafen
- Itram

- •. Voltaren
- • Cataflam

→ Pastikan Anda menghentikan semua suplemen herbal setidaknya 1-2 minggu sebelum pembedahan.

→ Untuk menghilangkan rasa sakit, Tylenol atau acetaminophen umumnya dianggap sebagai pilihan yang aman untuk digunakan sebelum pembedahan.

→ Tambahkan multivitamin yang cocok untuk diet minggu Anda sebelum minggu. Dokter Anda harus dapat meresepkan Anda sebuah suplemen yang tepat untuk tujuan tersebut.

→ Selain itu, dokter bedah Anda mungkin juga meresepkan pil anti ansietas, seperti Valium, yang Anda dapat minum sebelum pembedahan Anda, jika diperlukan.

Sebelum Anda Meninggalkan Rumah

Dengan semua modalitas yang telah diselesaikan, Anda sekarang perlu untuk melihat hal-hal yang harus Anda capai sebelum Anda meninggalkan rumah untuk pembedahan Anda. Dari membawa beberapa barang-barang mendasar yang penting ke rumah sakit, membuat perubahan penting untuk gaya hidup Anda dan membuat beberapa modifikasi penting di sekitar rumah Anda, terdapat serangkaian persiapan yang akan perlu Anda buat.

Bacalah terus karena kami akan memberikan pedoman rinci tentang bagaimana mempersiapkan diri sendiri dan rumah Anda untuk pembedahan Anda.

Perubahan gaya hidup - Siapkan zona kenyamanan Anda

→ Tidur baik di malam hari sebelum pembedahan, latihan teratur dan mengikuti kebiasaan sehat secara keseluruhan.

→ Hentikan merokok karena akan mengganggu proses fusi tulang, selain meningkatkan risiko komplikasi anestesi. Selain itu, merokok memperlambat proses penyembuhan tubuh Anda.

→ Hentikan mengkonsumsi alkohol selama beberapa minggu sebelum Anda melakukan pembedahan karena akan mengganggu kemampuan tubuh Anda dalam menyembuhkan dirinya sendiri.

→ Sesuaikan benda-benda di rumah Anda agar membuat mereka lebih dapat diakses seperti Anda akan menjadi tidak dapat untuk melakukan rutinitas tugas pasca pembedahan. Misalnya, menggeser item yang Anda gunakan secara teratur dari lemari yang tinggi ke yang lebih rendah.

→ Siapkan beberapa makanan sebelumnya dan bekukan mereka agar mudah digunakan.

→ Pastikan bahwa switch yang lebih sering Anda gunakan adalah mudah dijangkau, seperti lampu samping tempat tidur berada pada jarak yang terjangkau.

→ Persiapkan alat-alat yang sangat membantu seperti loofah dan bahkan alat cukur dengan pegangan yang panjang sehingga Anda bisa mandi atau mencukur kaki Anda denganmudah. Berbicaralah dengan terapis okupasi yang dapat menyarankan alat dan ide-ide untuk membantu Anda dengan kegiatan sehari-hari seperti mandi, berpakaian, dll. Lihat akhir bab ini untuk daftar dua puluh item yang paling penting yang harus Anda bawa.

→ Bersihkan ruang yang berantakan di rumah Anda sehingga Anda dapat berjalan dengan tongkat dengan mudah. Juga hilangkan permukaan licin apapun seperti permadani atau karpet.

→ Potonglah rambut Anda agar rapi. Ini akan sementara sebelum Anda akan dapat untuk memotong rambut lagi. Bahkan, pasca pembedahan Anda mungkin memerlukan bantuan dengan perawatan sehari-hari.

→ Jaga kulit Anda, terutama kulit punggung Anda. Lakukan perawatan medis segera jika Anda menderita cedera atau ruam di punggung Anda.

→ Bayar semua tagihan Anda di muka dan jika mungkin aturlah penarikan otomatis untuk setidaknya beberapa bulan setelah pembedahan.

→ Lakukan semua janji pra-pengaturan dengan baik sebelumnya. Ini mungkin termasuk kunjungan ke dokter gigi, dokter kandungan, penasihat pajak Anda, dokter hewan, dan sebagainya.

→ Persiapkan diri Anda secara emosional. Belajarlah untuk rileks. Karena mungkin akan terdengar sulit, Anda harus belajar untuk me-rileks-kan diri Anda secara sadar agar dapat mengambil beban dari pembedahan. Praktekkan teknik relaksasi dengan menggunakan metode apapun yang Anda bisa.

Pengetahuan adalah kekuatan

Bekali diri Anda dengan informasi sebanyak mungkin. Semakin Anda menyadari apa yang ada di toko untuk Anda, maka hal itu akan menjadi semakin baik.

Carilah Dukungan

Identifikasi kelompok pendukung Anda. Pastikan Anda memiliki seseorang yang akan bersedia untuk tinggal bersama Anda pasca pembedahan, karena Anda akan membutuhkan banyak perawatan dan bantuan.

→ Carilah konseling profesional jika Anda merasa kewalahan dengan kecemasan mengenai prosedur Anda.

→ Jika Anda belum menikah dan hidup sendiri, cobalah untuk mengidentifikasi bantuan dari kerabat, tetangga, rekan kerja dan teman-teman Anda sebelumnya.

→ Selalu terima bantuan jika ditawarkan. Sangatlah spesifik ketika mengekspresikan kebutuhan Anda kepada orang lain.

→ Carilah bantuan dari kelompok pendukung skoliosis secara online dan masyarakat yang akrab dengan kondisi dan dampak dari pembedahan yang terlibat.

→ Biarkan keluarga dekat dan teman-teman mengatahui bahwa Anda mungkin emosional sedikit tidak stabil pasca pembedahan. Oleh karena itu, Anda mungkin memerlukan pengertian dan dukungan dari teman-teman dan keluarga Anda.

Hal untuk direnungkan ...

Jika ini akan menjadi pembedahan pertama yang pernah Anda lakukan di dalam hidup Anda, pengalaman emosional dari itu semua bisa sangat menakutkan dan membingungkan. Siapkan mental sebelumnya untuk berbulan-bulan yang akan datang.

---

20 item yang harus membawa *

1. Obat harian
2. Peralatan mandi dasar
3. Slip pada sepatu
4. Lip balm
5. Musik (dengan earphone)
6. Ponsel
7. Penggaruk punggung
8. Bangku kecil lipat
9. Jubah sepanjang lutut
10. Alat bantu ambil barang
11. Tongkat
12. Bel
13. Daftar Telepon
14. Lap
15. Dudukkan toilet yang dapat diangkat
16. Sampo kering
17. Shower pegang
18. Tisu toilet
19. Pembalut (untuk wanita)
20. Handuk pembersih wajah

* Karena beberapa item mungkin juga disediakan oleh rumah sakit, itu akan sangat membantu untuk memeriksa terlebih dahulu sebelum mengemas tas Anda.

Kisah Nyata Skoliosis: Bagian yang sulit!

Terdapat beberapa pasien, terutama yang muda, yang benar-benar memiliki waktu yang sulit dalam mempersiapkan diri secara mental untuk pembedahan mereka.

Lara, remaja dengan tinggi 5 kaki 8 inci dan perenang antusias sangat terkejut ketika skoliosis-nya akhirnya harus diperbaiki dengan pembedahan. Meskipun ia menggunakan brace selama dua tahun, namun kunjungan berikutnya ke dokter mengungkapkan bahwa dia telah memiliki 2 kurva di punggungnya, termasuk thoraks (45 derajat) dan kurva lumbal (55 derajat). Dia disarankan untuk fusi tulang belakang anteriorposterior, dengan menggunakan batang dan sekrup.

Namun, apa yang Lara rasakan terutama yang menakutkan adalah deretan tes, skrining dan serangan yang menyertai kegugupan pra- pembedahan. Dia menjadi sasaran serangkaian tes dan juga harus menjalani donor darah untuk disimpan apabila terjadi kemungkinan kehilangan darah selama pembedahan. Tes-tes lainnya termasuk EKG untuk menilai pola denyut jantung, tes darah umum, tes pembekuan, rontgen thoraks dan tes urin.

Keistimewaan yang paling luar biasa dari persiapan Lara adalah cara ibunya dan dia sendiri, yang diarahkan untuk menangani jam-jam kritis. Ibunya memastikan dia mendapatkan cukup banyak dukungan untuk putrinya dengan menyebarkan pesan di antara teman-temannya. Dia benar-benar mencetak t-shirt dan mengirimnya ke semua teman-temannya. Itu adalah saat yang emosional dan menggembirakan bagi Lara saat melihat foto-foto semua teman-temannya memakai t-shirt yang sama.

Lara juga mengingat dengan penuh sayang hari terakhir di sekolah sebelum pembedahan. Dia diberi pelukan yang sangat hangat oleh teman-temannya dan menerima hadiah seperti bunga, balon dan kartu. Pada saat di rumah sakit, Lara berhasil melawan rasa gugupnya dengan terus berbicara kepada teman-temannya sepanjang waktu di dalam rumah sakit. Berbicara melaluhi telepon dengan teman-temannya setiap saat menjauhkan pikirannya dari pembedahan yang akan datang dan membuat seluruh cobaan jauh lebih dapat dihadapi.

BAB 14

Penggunaan Anestesi

Penelitian medis telah berkembang ke suatu titik yang memungkinkan berbagai macam pilihan pembedahan.

Sementara itu, sekarang terdapat banyak fasilitas yang tersedia untuk pra operasi, intraoperatif serta perawatan bedah pasca operasi yang aman. Setelah melewati mekanisme persiapan dan keputusan utama dalam menentukan relevansi pembedahan Anda, sekarang saatnya untuk mengetahui tentang prosedur yang sebenarnya. Dalam bab ini, kita akan berbicara tentang prosedur yang paling penting yang benar-benar menandai awal pembedahan Anda. Kita akan membahas masing-masing aspek dari manajemen anestesi pembedahan skoliosis secara rinci, mulai dari jenis metode anestesi yang akan digunakan, dilanjutkan ke sorotan penelitian yang penting. Yang paling penting dari semua, kami juga akan memberikan pedoman pasien pada prosedur yang sebenarnya secara menyeluruh, memberitahukan kepada Anda suatu cara langkah bijaksana, bagaimana sebenarnya ini dilakukan dan rincian penting lainnya.

Syarat-syarat utama

Pengetahuan adalah alat utama yang dapat Anda gunakan untuk membuat seluruh perjalanan pembedahan skoliosis Anda menjadi senyaman mungkin. Memiliki wawasan jargon medis yang kompleks dapat membuat Anda merasa nyaman tentang seluruh prosesnya.

Dunia medis saat ini telah membuka berbagai pilihan mengejutkan bagi pasien dengan gangguan-gangguan serius, namun sebelumnya tidak sesuai untuk pembedahan. Pasien dengan berbagai kondisi yang tidak sehat sebelum pembedahan seperti masalah jantung dan pernapasan biasanya ditolak untuk pembedahan scoliosis karena takut adanya komplikasi. Namun, munculnya teknik anestesi modern menawarkan bantuan dalam komplikasi potensial seperti:

- Manajemen jalan nafas
- Kehilangan darah berlebihan
- Pengaruh anestesi berkepanjangan
- Manajemen nyeri pasca pembedahan

Sebelum kita membawa Anda lebih jauh ke dalam dunia yang membingungkan dari anestesi, tahap dimana ini disampaikan dan age-agenn atau cara dan sarana spesialis Anda akan diadopsi untuk membuat Anda berada di bawah dampak anestesi, mari kita dengan cepat melihat beberapa istilah yang paling penting yang harus Anda ketahui tentang aspek dari pembedahan Anda ini.

a) Apakah Anestesi itu?

Anestesi pada dasarnya didefinisikan sebagai proses administrasi obat untuk pasien yang diizinkan untuk prosedur bedah agar berlangsung tanpa adanya rasa sakit. Pasien mungkin akan berada dalam berbagai tingkat kesadaran tergantung pada jenis anestesi yang diberikan. Proses anestesi adalah suatu disiplin medis khusus dan memerlukan pengawasan terhadap jumlah dan jenis anestesi yang diberikan untuk menghindari komplikasi sementara atau permanen pada pasien.

Dikatakan ke dalam istilah awamnya, anestesi akan menjadi 'mati rasa', yang mana profesional medis akan memasukkannya ke dalam pasien sebelum dimulainya prosedur bedah.

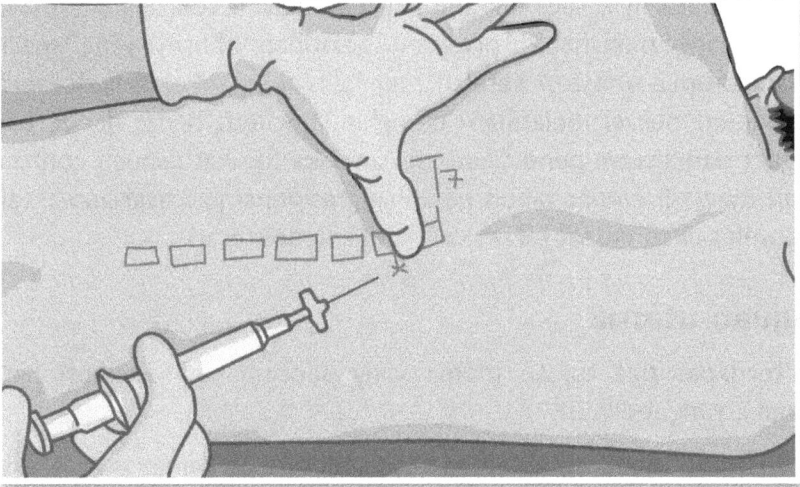

Pada dasarnya terdapat empat jenis anestesi yang spesialis pertimbangkan untuk semua jenis pembedahan, termasuk:

1. Anestesi umum, ditandai dengan total kurangnya kesadaran
2. Anestesi regional, dimana daerah tubuh akan cenderung merasakan mati rasa, sementara pasien tetap dalam kesadaran dan keawasan sepenuhnya.
3. Anestesi lokal, juga ditandai dengan kewaspadaan penuh, tetapi kurangnya rasa di lokasi pembedahan tertentu
4. Monitored Anesthesia Care (MAC), di mana tingkat kesadaran pasien terus-menerus akan dipantau dan variasi bagaimana terjaga dan sadarnya pasien di saat prosedur secara terus-menerus disesuaikan dengan pemberian obat spesialis yang memungkinkan pasien tidak mengalami rasa sakit atau ketidaknyamanan selama prosedur.

Sebuah pembedahan skoliosis biasanya akan dilakukan di bawah anestesi umum, dengan pasien berada pada keadaan yang benar-benar tidak sadar.

b) Ahli anestesi Anda

Ahli anestesi Anda akan menjadi orang penting yang terlibat dalam administrasi dan manajemen anestesi seluruh pembedahan skoliosis Anda.

Pada dasarnya, seorang ahli anestesi adalah seorang profesional medis yang menghadiri program pelatihan khusus yang spesifik dalam disiplin anestesi setelah menyelesaikan sekolah kedokteran. Meskipun durasi pelatihan mungkin berbeda-beda di berbagai negara dan sistem pendidikan, di Amerika Serikat sebuah contonya akan menjadi empat tahun pelatihan residensi pascasarjana setelah menyelesaikan empat tahun di fakultas kedokteran.

Tujuan utama

Terdapat tiga tujuan utama yang seorang ahli anestesi harus penuhi, yang meliputi:

- Untuk memungkinkan cukup sedasi/obat penenang sebelum pembedahan dimulai
- Untuk memungkinkan cukup kewaspadaan selama pembedahan untuk memastikan pemantauan intraoperatif guna mendeteksi kemungkinan komplikasi
- Untuk memfasilitasi intra mudah dan pasca pembedahan analgesia, seperti meringankan nyeri selama dan setelah operasi

Pembedahan skoliosis - Peran seorang ahli anestesi

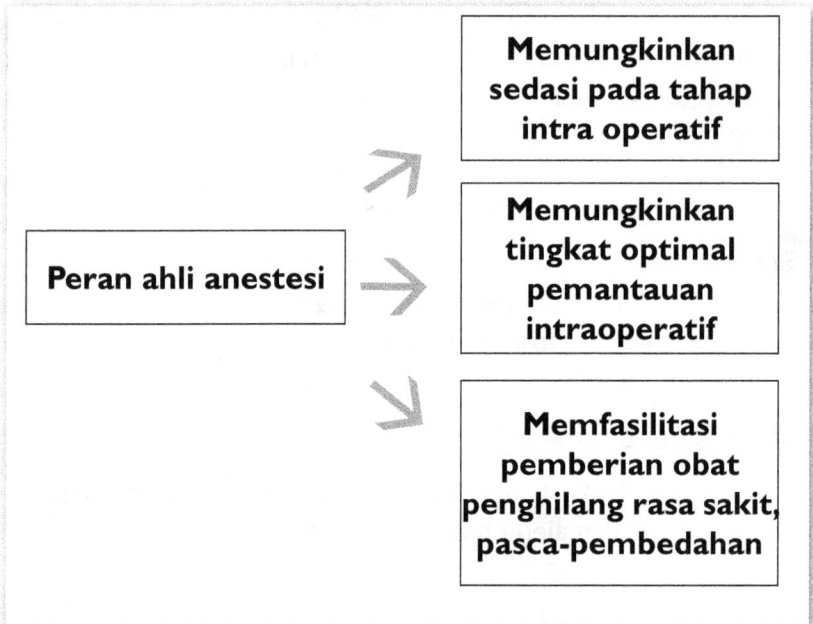

```
┌──────────────────────┐      ┌────────────────────────┐
│                      │  ↗   │     Memungkinkan       │
│                      │      │  sedasi pada tahap     │
│                      │      │    intra operatif      │
│                      │      └────────────────────────┘
│                      │      ┌────────────────────────┐
│  Peran ahli anestesi │  →   │     Memungkinkan       │
│                      │      │    tingkat optimal     │
│                      │      │     pemantauan         │
│                      │      │    intraoperatif       │
│                      │      └────────────────────────┘
│                      │  ↘   ┌────────────────────────┐
│                      │      │     Memfasilitasi      │
│                      │      │   pemberian obat       │
│                      │      │ penghilang rasa sakit, │
│                      │      │   pasca-pembedahan     │
└──────────────────────┘      └────────────────────────┘
```

Agen anestesi

Sebuah agen anestesi biasanya suatu obat yang memberikan sedasi dan mengubah tingkat kesadaran pasien. Bila Anda memilih pembedahan, ahli anestesi Anda akan menggunakan berbagai jenis obat atau agen anestesi pada berbagai tahap pembedahan Anda, seperti sebelum, selama dan setelah pembedahan untuk diberikan karena tahap kesadaran dan pengurang nyeri yang diperlukan. Anda harus membaca lebih lanjut tentang agen anestesi pada bagian di bawah berikut.

Penilaian pra pembedahan - Parameter

Karena seluruh tindakan pembedahan skoliosis Anda akan tergantung dan dimulai dengan anestesi, penting untuk meramalkan dan mempersiapkan untuk setiap komplikasi potensial pada tahap ini. Terutama, spesialis Anda dalam anestesi akan perlu untuk menghitung tingkat kemungkinan komplikasi karena alasan-alasa berikut:

- Durasi berkepanjangan dari pembedahan
- Posisi rawan pasien
- Lingkup kehilangan darah, intraoperatif
- Regulasi suhu tubuh
- Perlu memungkinkan pemantauan sumsum tulang belakang intraoperatif

Ini juga telah diamati bahwa dalam beberapa kasus, penyebab dasar skoliosis dapat mempengaruhi risiko yang terkait dengan anestesi. Misalnya, jika skoliosis telah terjadi karena beberapa penyakit neuromuskuler, risiko yang terkait dengan penggunaan anestesi dapat meningkat secara substansial. Menuju tujuannya, para ahli sering menyarankan untuk dilakukan penilaian pra pembedahan yang tepat dan memilih teknik anestesi yang tepat untuk tujuan tersebut.[1]

Untuk dapat menjaga agar setiap komplikasi yang timbul dari salah satu faktor di atas, anestesi akan mempertimbangkan beberapa parameter penilaian standar, pra-operatif. Pada bagian ini, kita akan menjelaskan masing-masing parameter ini, menunjukkan kepada Anda fungsi-funsgi tubuh yang vital yang perlu diperhatikan selama penilaian pra-operatif.

a) Penilaian jalan nafas

Manajemen jalan napas mungkin merupakan daerah yang paling penting yang perlu dievaluasi oleh ahli Anda, karena perannya yang penting dalam intubasi yang tepat dan administrasi obat-obatan. Terdapat beberapa situasi dan faktor yang membuat beberapa pasien pembedahan skoliosis lebih rentan mengalami kesulitan dalam manajemen jalan napas mereka, yang terutama adalah sebagai berikut:

→ Jika Anda akan dioperasi untuk dada bagian atas atau tulang belakang leher
→ Jika mempunyai riwayat mengalami kesulitan dalam intubasi atau pembatasan gerak leher
→ Jika terdapat ketidakstabilan tulang belakang leher Anda
→ Jika ada perangkat seperti halo traction yang sedang digunakan
→ Jika penyakit seperti distrofi otot Duchenne yang selanjutnya dapat menyebabkan hipertrofi lidah

Investigasi yang dibutuhkan: x-ray lateral tulang belakang serviks dengan fleksi dan pandangan lateral, CT scan, dan/ atau MRI.

b) Masalah pernapasan

Hal ini sangat umum bagi para pasien skoliosis atau pembedahan tulang belakang lainnya untuk memiliki masalah dengan fungsi pernapasan mereka. Penyesuaian tambahan perlu dibuat sebelumnya untuk pasien dengan tingkat trauma serviks atau toraks yang tinggi, untuk menghindari setiap kesulitan sistem pernapasan atau bernapas, sebagian besar membutuhkan ventilasi buatan.

Secara keseluruhan, kondisi skoliosis itu sendiri menyebabkan defisit paru-paru dan berkurangnya *total lung capacity* (TLC). Dinyatakan dalam istilah awamnya, ini berarti bahwa pasien yang menderita skoliosis berisiko besar mengalami komplikasi pernapasan, terutama selama pembedahan.Potensi bahaya tersebut membuat evaluasi fungsi pernapasan sebagai bagian penting dari penilaian pra-pembedahan.

Investigasi yang dibutuhkan: Rontgen toraks/dada, analisa gas darah arteri, spirometri (FEVI, FVC)

c) Masalah kardiovaskular

Pada pasien skoliosis, kelainan sistem jantung mungkin terjadi karena salah satu dari dua alasan yang terdaftar di bawah ini. Hal ini adalah penting untuk dilakukan penilaian pra-pembedahan untuk mencari kemungkinan setiap dari terjadinya komplikasi tersebut. Alasan tersebut mencakup:

→ Karena patologi yang mendasari tertentu, misalnya, jika pasien memiliki distrofi otot

→ Terjadi karena dampak sekunder dari skoliosis, sehingga menghasilkan distorsi mediastinum dan hipertensi pulmonal.

d) Sistem Neurologis

Salah satu penyelidikan yang paling penting yang perlukan sebelum pembedahan, penilaian neurologis yang komprehensif dari pasien adalah penting untuk menghindari kerusakan permanen selama pembedahan. Lebih khususnya, penilaian neurologis terperinci sangat penting karena dua alasan utama berikut ini:

→ Pasien operasi tulang belakang leher berada pada risiko khusus atas kerusakan neurologis yang lebih lanjut saat melakukan proses seperti intubasi dan penempatan trakea;

→ Pasien dengan distrofi otot mungkin berakibat risiko aspirasi tambahan pasca operasi karena disfungsi otot bulbar

Agen Anestesi Utama

Seluruh proses administrasi anestesi selama pembedahan skoliosis mengikuti penggunaan berbagai jenis agen di berbagai tahapan. Obat dan agen yang bervariasi digunakan untuk membawa efek yang diinginkan pada setiap tahap pembedahan.

Proses

Untuk memulainya, kami akan menjelaskan langkah-langkah utama dalam pembedahan skoliosis, mulai dari awal pembedahan, bersama dengan agen yang digunakan untuk mendapatkan hasil yang diinginkan.

Langkah 1 - Pertama, anestesi diinduksi melaluhi pembuluh darah. Sekali-kali penggunaan gas anestesi mungkin diperlukan karena faktor-faktor risiko tertentu dari pasien .. Namun, biasanya obat intravena digunakan termasuk propofol dan thiopental. Anestesi intravena biasanya tindakan singkat, dengan durasi sekitar 5 menit.

Langkah 2 - Sekarang, agen memblokir neuromuskuler akan diberikan untuk mengurangi fungsi otot-otot pernapasan.

Langkah 3 - Sebuah tabung endotrakeal ditempatkan ke dalam trakea. Mata ditutup dan bantalan mata ditempatkan.

Langkah 4 – Sepanjang pembedahan, efek anestesi dipertahankan dengan menggunakan campuran gas anestetik volatil bersama dengan oksigen dan nitrous oxide. Di sini, anestesi sedang disalurkan dari mesin anestesi, melalui tabung endotrakeal yang dimasukkan sebelumnya.

Agen anestesi yang penting

Peran seorang dokter anestesi yang dimulai pada tahap pra pembedahan dan berlanjut ke titik analgesia pasca pembedahan. Jenis teknik digunakan untuk masing-masing tujuan yang tergantung pada serangkaian faktor, seperti sejauh mana kurva Anda, model pembedahan yang diadopsi dan yang paling penting dari semuanya, tingkat pemantauan intraoperatif yang diperlukan. Mari kita memahami mekanisme ini sedikit lebih lanjut sebelum kita melangkah lebih jauh. Dalam konsultasi dengan spesialis lainnya, anestesi pertama akan menentukan tingkat pemantauan yang diperlukan selama pembedahan. Ini sangat relevan dalam kasus komplikasi dimana kerusakan pada sumsum tulang belakang atau respon motor sangat mungkin selama pembedahan. Pemantauan tersebut dilakukan melalui tes seperti tes Stagnara Wake Up yang dibahas sebelumnya pada Bab 10.

Memulai langsung dari tahap pra-medikasi ke administrasi obat penghilang rasa sakit setelah pembedahan, teknik untuk memberikan anestesi tersebut harus di pra-formulakan dan dipastikan. Pada bagian ini, kami akan menjelaskan pilihan-pilihan yang akan dipertimbangkan oleh ahli anestesi Anda ketika memutuskan berbagai agen anestesi dan cara untuk menyalurkan obat pada tahapan yang berbeda, termasuk:

1. Pre-medikasi

2. Induksi

3. Intubasi

4. Pemeliharaan

5. Pemantauan intra-operatif

6. Analgesia pasca pembedahan

Baca lebih lanjut untuk penjelasan terperinci terhadap masing-masing dari yang tercantum di atas.

1) Pre-medikasi

Aturan emas yang paling penting dari pemberian obat sebelum tahap anestesi adalah untuk menghindari penggunaan narkotika, terutama pada para pasien dengan lingkup komplikasi paru-paru. Namun, langkah-langkah lain yang akan diambil dan obat-obatan yang diberikan oleh ahli anestesi Anda pada tahap ini, beberapa di antaranya telah disorot di bawah ini:

→ Ahli anestesi Anda mungkin memutuskan untuk menggunakan bronkodilator untuk mengatur fungsi paru-paru Anda.

→ Dalam hal sayatan yang akan dibuat pada sumsum tulang belakang Anda adalah diharapkan menjadi panjang atau jika Anda direncanakan untuk diberi serat optic intubasi, spesialis Anda akan mempertimbangkan untuk memberikan Anda sebuah agen antikolinergik seperti glikopirolat atau atropin.

→ Anda mungkin akan diberikan sebuah dosis antagonis reseptor histamin-2 seperti ranitidine jika satu atau lebih dari faktor risiko di bawah ini ada[2]:

• Risiko yang terkait dengan fungsi lambung Anda akan diramalkan, seperti aspirasi atau regurgitasi isi lambung seperti opioid yang dikonsumsi sebelumnya

• Sebuah cedera sumsum tulang belakang baru-baru ini

• Sebuah kecelakaan atau trauma apapun baru-baru ini

→ Antisialagogue dapat digunakan jika operasi tersebut kemungkinan berada dalam posisi rawan untuk mencegah pengikat-pengikat tersebut memegang tabung endotrakeal dari menjadi basah dan menjadi longgar.

2) Induksi

Induksi merupakan sebuah istilah komunitas medis yang diberikan untuk proses administrasi obat anestesi kepada pasien. Kondisi Anda pada saat pembedahan bersama dengan kesulitan yang diharapkan diperlukan pada saat intubasi adalah dua faktor utama yang akan membantu membuat pilihan antara dua rute utama, yaitu melalui inhalasi atau melalui saluran intravena (i.v.). Namun, dalam salah satu dari ini dua kasus tersebut, pre-oksigenasi akan menjadi penting dalam semua pembedahan pasien.

Poin penelitian terbaru terhadap bukti kuat penggunaan suksinilkolin pada pasien pembedahan skoliosis sudah teridap dari distrofi otot atau denervasi, menghasilkan kondisi seperti hyperkalemia[3]. Selain itu, penggunaan agen ini mungkin juga muncul dalam hipertermia ganas pada pasien yang menderita kondisi seperti King-Denborough atau kekurangan kinase adenilat[4].

Jika Anda telah didiagnosis dengan kondisi seperti itu, ahli anestesi Anda dapat memilih untuk menggunakan agen penghalang neuromuscular nondepolarising untuk intubasi sebagai gantinya.

3) Intubasi

Keputusan yang paling penting yang akan diambil oleh ahli anestesi Anda selama penilaian pra pembedahan adalah apakah akan meng-intubasi Anda saat terjaga atau tertidur. Dikatakan dalam istilah awamnya, intubasi adalah suatu proses dimana tabung plastik yang fleksibel ditempatkan ke dalam trakea atau tenggorokan. Ini ini dilakukan untuk menjaga jalan napas agar tetap terbuka dan berfungsi sebagai jalan sehingga obat dapat diberikan.

Pilihan-pilihan yang Anda miliki di sini mungkin akan dibicarakan dengan Anda sebelumnya. Umumnya, ahli anestesi Anda akan lebih memilih untuk intubasi Anda pada saat Anda terjaga jika pada keaadaan seperti di bawah ini:

→ Jika ada risiko yang mungkin atas keterlambatan pengosongan isi lambung

→ Jika spesialis Anda ingin untuk menilai kondisi neurologis Anda setelah intubasi selesai, terutama jika Anda memiliki tulang belakang leher yang tidak stabil

→ Jika Anda seharusnya menggunakan perangkat stabilisasi leher seperti halo traction

Dalam situasi dimana tidak ada keadaan yang seperti dijelaskan di atas, metode normal akan digunakan selama intubasi akan terlebih dahulu menginduksi anestesi dan kemudian menggunakan obat penghalang neuromuscular non-depolarisasi.

4) Pemeliharaan

Setelah anestesi telah diinduksikan dan Anda telah diintubasi, tujuan penting berikutnya bagi ahli anestesi Anda adalah untuk mempertahankan kedalaman optimal dan stabil dari anestesi. ini adalah penting agar dokter dapat memonitor, mendeteksi dan menginterpretasikan setiap *somato sensory evoked potentials* (SSEPs) atau *motor evoked potentials* (MEP).

Biasanya, untuk mencapai keadaan anestesi yang stabil ini untuk tujuan pemantauan intraoperatif kritis, obat intravena dengan menggunakan propofol akan diberikan.

Selain itu, untuk memungkinkan pemantauan SSEP yang memadai tersebut, para ahli terkadang juga dapat memilih untuk menggunakan teknik yang mencakup penggunaan *nitrous oxide* 60% bersama dengan *isoflorane*, kurang dari 0,5 MAC[5].

Namun, itu harus tetap dalam pertimbangan bahwa dalam nitrous oxide 60%, pasang surut akhir konsentrasi isolurane yang lebih besar dari 0,87% benar-benar akan membuat pemantauan MEP cukup tidak dapat ditafsirkan;

Salah satu tantangan utama yang dapat muncul bagi ahli anestesi pada tahap ini akan menjadi penurunan mendadak dalam tekanan arteri yang akan membutuhkan perubahan segera pada kedalaman anestesi. Komplikasi lain yang mungkin timbul adalah ketidakstabilan kardiovaskular yang mendadak, yang mungkin hasil dari stimulasi batang otak dan refleks sumsum tulang belakang, atau dari kehilangan darah. Akhirnya, suatu perubahan dalam teknik mungkin juga diperlukan dalam kasus distorsi mediastinal tersebut.

5) Pemantauan intraoperatif

Untuk dapat melihat setiap ketidak normalan dan komplikasi serius selama pembedahan, adalah penting bahwa dasar, tingkat minimum pemantauan dipertahankan. Agen anestesi yang tepat akan digunakan untuk memfasilitasi pemantauan terus menerus melalui langkah-langkah seperti NIBP, EKG, oksimetri pulsa, kapnografi dan penggunaan stetoskop esophagus.

Pemantauan intraoperatif harus dilakukan untuk mencegah kemungkinan komplikasi pada berbagai bagian vital dari tubuh. Di sini, kami telah mendaftar dengan singkat berbagai fungsi tubuh yang perlu dipantau selama pembedahan, ketika menerapkan penggunaan agen anestesi.

a) Pemantauan kardiovaskular, terutama dalam kasus dimana pasien telah biasa diposisikan atau efek hemodinamik yang menonjol dari pembedahan toraks yang diharapkan.

b) Pemantauan pernapasan, terutama termasuk penggunaan end-tidal konsentrasi karbon dioksida dan tekanan jalan nafas puncak, untuk dapat mampu memantau setiap komplikasi pernafasan yang mungkin karena sebuah kontak anestesi yang terlalu lama.

c) Pemantauan suhu, terutama karena anestesi berkepanjangan dapat menyebabkan kehilangan panas yang besar, suhu tubuh dasar perlu dipantau dan diatur sebagaimana mestinya melalui penggunaan cairan l.v. yang hangat serta perangkat seperti kasur udara hangat.

d) Posisi pasien, yang mungkin harus, diubah intraoperatif tergantung pada keadaan.

e) Pemantauan sumsun tulang belakang, terutama di zona kritis T4 ke T9 di mana pasokan vaskular adalah minimal. Ahli anestesi Anda akan menerapkan serangkaian tes, seperti yang tercantum di bawah ini, selama pembedahan untuk melihat untuk setiap komplikasi yang mungkin:

→ Tes *Stagnara Wake-up*, dimana pasien adalah tes dasar dari fungsi motorik spinal

→ *Somatosensory evoked potentials* (SSEPs), jenis sensorik yang membangkitkan respon dan memungkinkan pemantauan daerah sensorik pada pasien di bawah anestesi, menjalani sebuah pembedahan tulang belakang

→ *Motor evoked potentials* (MEP), indikator fungsi motorik yang sangat canggih dimana korteks motor dirangsang dengan alat listrik atau magnet untuk mempelajari tanggapan.

→ Tes klonus pergelangan kaki, dimana kaki sangat dorsofleksi di sendi pergelangan kaki baik pada akhir pembedahan atau selama tes bangun untuk mencari kemungkinan kerusakan pada sumsum tulang belakang. Sebuah ketidak lengkapan dari gerakan berulang pada sendi pergelangan kaki menunjukkan pada suatu kemungkinan cedera tulang belakang.

6) Analgesia pasca pembedahan

Dalam rangka memfasilitasi analgesia pasca pembedahan yang optimal dan mengurangi rasa nyeri, ahli anestesi Anda kemungkinan akan menggunakan serangkaian agen anestesi, seperti yang tercantum di bawah ini:

→ Opioid parenteral, yang meliputi opioid yang disampaikan melalui berbagai rute seperti epidural, intrapleural dan intratekal.

→ Analgesia epidural, diberikan melalui kateter epidural yang ditempatkan secara intraoperatif, baik sendiri atau dalam kombinasi dengan opioid

→ Analgesia intratekal, dimana obat intratekal dapat disuntikkan selama prosedur bedah tulang belakang sebelum penutupan luka.

Kisah Nyata Skoliosis: Ini terjadi dalam sekejap!

Untuk sebagian besar pasien, terutama yang muda, pengaruh anestesi sering terjadi dalam sekejap, dengan pasien yang tidak memiliki ingatan ketika mereka benar-benar hilang kesadaran. Maria (nama diubah), yang berusia 12-tahun karena pembedahan skoliosis memiliki pengalaman serupa. Seperti semua anak-anak seusianya yang lain, dia sangat gugup tentang pembedahan dan cukup cemas ketika ia menggunakan kursi roda. Setelah menandatangani formulir persetujuan, ahli anestesi-nya telah memberikan penjelasan padanya tentang agen yang akan mereka gunakan. Meskipun dia hampir dapat memahami setengah dari apa yang ia katakan, namun dia merasa berterima kasih kepada spesialis tersebut dengan membuat upaya untuk membiasakan dirinya dan membuatnya merasa nyaman.

Segera setelah itu, ia didorong masuk untuk melakukan pembedahan. Kemudian venflon itu dimasukkan dan salah satu perawat hadir di sana menyuntikkan obat untuk anestesi. Maria segera mulai merasa pusing dan santai. Itulah hal terakhir yang ia pernah ingat. Ketika dia terbangun, pembedahannya sudah selesai dan dia melihat orang tuanya berdiri di sisi tempat tidurnya.

BAB 15
Jenis-jenis Pembedahan

Sejauh ini, penyembuhan bedah untuk skoliosis dipandang sebagai pilihan yang terakhir bagi pasien yang mengalami kelengkungan tulang belakang. Dalam bab-bab sebelumnya, kita sudah mempelajari bagaimana komunitas medis menyarankan kita untuk melakukan serangkaian pilihan penyembuhan non-invasif sebelum mempertimbangkan pembedahan untuk memperbaiki kurva yang ada serta untuk menghentikannya untuk berkembang lebih jauh.

Namun, setelah Anda sudah selesai melalui seluruh sulitnya dalam memutuskan tentang manfaat pembedahan untuk kasus pribadi Anda, ini menjadi penting bahwa Anda berusaha untuk memahami pendekatan operasi berbeda yang tersedia. Meskipun dokter bedah Anda yang akan sangat memutuskan pendekatan khusus pembedahan yang harus diikuti, ini akan membantu bagi Anda dalam memahami implikasi dari masing-masing pendekatan tersebut, mengapa ini telah dipilih untuk jenis kurva Anda dan yang paling penting dari semuanya, apa manfaat dan risiko yang terkait dengan masing-masing jenis pembedahan.

Pembedahan Skoliosis – penglihatan burung

Sebelum kita melangkah lebih jauh, sangat penting untuk memahami dasar konsep dari pembedahan skoliosis. Konsep penting ini memiliki dua bagian utama:

→ Apa yang sebenarnya dilakukan selama pembedahan skoliosis
→ Pendekatan apakah yang diambil untuk melakukan pembedahan tersebut

Dengan kata lain, dokter bedah Anda mengikuti sebuah metode khusus untuk mengoreksi kurva pada tulang belakang Anda. Namun, sesuai dengan jenis dan tingkat keparahan kurva Anda bersama dengan riwayat medis tertentu lainnya, metode ini dapat dilakukan dengan berbagai cara. Dokter bedah Anda dapat mencapai kurva Anda dari bagian depan tubuh Anda atau belakang tubuh Anda, atau bahkan keduanya. 'Cara' tertentu dimana ahli bedah Anda mencapai tulang belakang Anda akan ditentukan oleh dokter bedah Anda untuk memungkinkan paparan optimal dan meminimalkan risiko yang terkait dengan pembedahan.

Jadi, seperti yang telah kita pelajari, memahami jenis pembedahan pertama-tama dimulai dari mempelajari apa yang termasuk dalam pembedahan dan kemudian mempelajari cara yang berbeda untuk melakukan pembedahan. Oleh karena itu, pada bagian ini, kita akan belajar tentang dua konsep utama:

→ Bagian 1: Bedah - Apa yang melibatkannya
→ Bagian 2: Berbagai cara untuk melakukan pembedahan ini

Pertama-tama, mari kita mulai dengan memahami bagian 1 yang seperti dijelaskan di atas.

Sebagian besar pendekatan modern untuk pembedahan skoliosis akan menggunakan kombinasi batang, kait dan sekrup yang berbeda untuk memperbaiki kelengkungan tulang belakang Anda. Terlepas dari pendekatan tersebut yang diputuskan untuk pembedahan, prosedur pembedahan konvensional untuk memperbaiki kelengkungan tulang belakang umumnya akan mengikuti urutan-urutan berikut ini:

1. Pertama, batang-batang panjang digunakan untuk menempatkan tulang belakang di tempat yang benar

2. Berbagai sekrup dan kait yang kemudian digunakan untuk menjangkarkan atau mendukung batang-batang tersebut. Anda akan belajar lebih banyak tentang semua instrumen ini pada Bab 16.

3. Batang-batang ini kemudian diharapkan untuk menahan tulang belakang pada tempatnya; sementara itu, memberikan waktu untuk tulang baru yang ditambahkan untuk menyambungkan bersama-sama dengan tulang-tulang yang ada.

4. Setelah tulang telah disatukan dengan baik, maka akan mampu memegang tulang belakang di tempatnya.

5. Pada sebagian besar kasus, batang-batang yang tersisa di dalam tubuh. Mereka biasanya tidak menyebabkan masalah apapun. Namun, dalam beberapa kasus, batang-batang ini mungkin mulai mengiritasi jaringan lunak di sekitarnya

6. tulang belakang Anda; dokter bedah Anda mungkin memilih untuk menghilangkannya dengan pembedahan.

Penjelasan di atas hanyalah pandangan sekilas dari seluruh prosedur operasi, dilakukan terutama untuk memungkinkan Anda memahami konsep penting dari pembedahan skoliosis. Kami akan menjelaskan semua tentang bagaimana prosedur fusi dan penempatan batang, sekrup dan kait akan dilakukan lebih lanjutnya pada Bab 18.

Di sini, bab ini akan berfokus pada berbagai jenis pembedahan, yang mana kurva mereka lebih sesuai untuk dilakukannya dan paling penting, manfaat dan risiko spesifik yang terkait dengan masing-masing pendekatan tersebut.

(A) Pendekatan Anterior - Dari Depan

Definisi

Sesuai dengan definisinya, ketika dokter bedah menggunakan pendekatan anterior untuk pembedahan skoliosis, itu berarti bahwa ia akan mengakses atau mencapai kolom tulang belakang Anda dari depan tulang belakang. Istilah 'anterior' sendiri berarti 'lebih dekat ke depan', berdasarkan kamus, sehingga menjelaskan pendekatan ini pada pembedahannya sendiri.

Pendekatan pembedahan anterior biasanya dipilih untuk kurva dalam kategori berikut:

→ Kurva berada di tulang belakang tengah atau lebih rendah

→ Kurva yang parah dan kaku, terutama pada orang dewasa

Pendekatan pembedahan anterior atau 'frontal' biasanya dilakukan untuk kurva yang terletak di wilayah torakolumbalis, yaitu T12-L1. Secara umum, pembedahan akan dilakukan melalui dinding dada, dalam prosedur medis dikenal sebagai torakotomi, menyusul langkah-langkah standar berikut ini:

1. Insisi dibuat ke dada
2. Paru-paru dikempeskan
3. Sebuah tulang rusuk dihilangkan
4. Tulang belakang dicapai dan fusi dilakukan

Mari kita memahami pendekatan pembedahan anterior ini secara lebih rinci dengan mengeksplorasi setiap langkah di atas.

Langkah 1 - Insisi, deflasi paru-paru, penghilangan tulang rusuk

Dokter bedah Anda pertama-tama akan memperhitungkan bagian dari tulang belakang yang perlu dibedah. Sebagai langkah pertama, sayatan akan dibuat di sepanjang dinding dada atau di ujung bawah perut, tergantung pada lokasi kurvanya. Meskipun istilahnya mungkin menyarankan sebaliknya, dalam pendekatan anterior dokter bedah Anda akan benar-benar membuat sayatan sepanjang sisi tubuh untuk mengakses bagian depan tulang belakang.

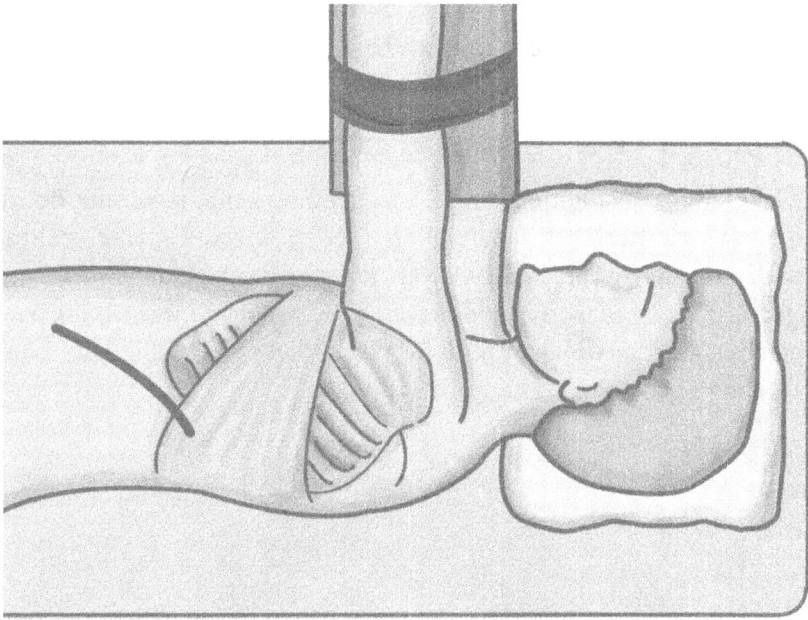

**Langkah 1 - Sayatan, deflasi paru-paru
dan penghilangan tulang rusuk**

Fakta yang menarik ...

Tulang rusuk yang dihilangkan karena mengekspos tulang belakang Anda dapat digunakan untuk mendukung tulang belakang selama prosedur atau bahan untuk dicangkok selama proses fusi tersebut. Namun, apa yang pasien temukan paling menarik dan intrik adalah bahwa tulang rusuk akan tumbuh kembali dari waktu ke waktu, terutama pada pasien yang lebih muda.

Setelah sayatan dibuat, dokter bedah Anda kemudian akan mengempiskan paru-paru dan menghilangkan tulang rusuk untuk mengekspos tulang belakang Anda. Dalam kasus di mana kurva menonjol di wilayah torakolumbalis, dokter bedah Anda mungkin juga akan melepaskan diafragma Anda dalam rangka untuk mengekspos tulang belakang Anda dengan lebih baik.

Langkah 2 - Penghilangan cakram

Dari kolom tulang belakang Anda yang terkena, sekarang dokter bedah secara perlahan-lahan akan menghilangkan materi cakram dari di antara vertebra di wilayah kurva tersebut. Ini merupakan langkah penting dalam pendekatan pembedahan anterior karena penghapusan cakram akan menawarkan ruang yang lebih luas untuk fusi tulang belakang.

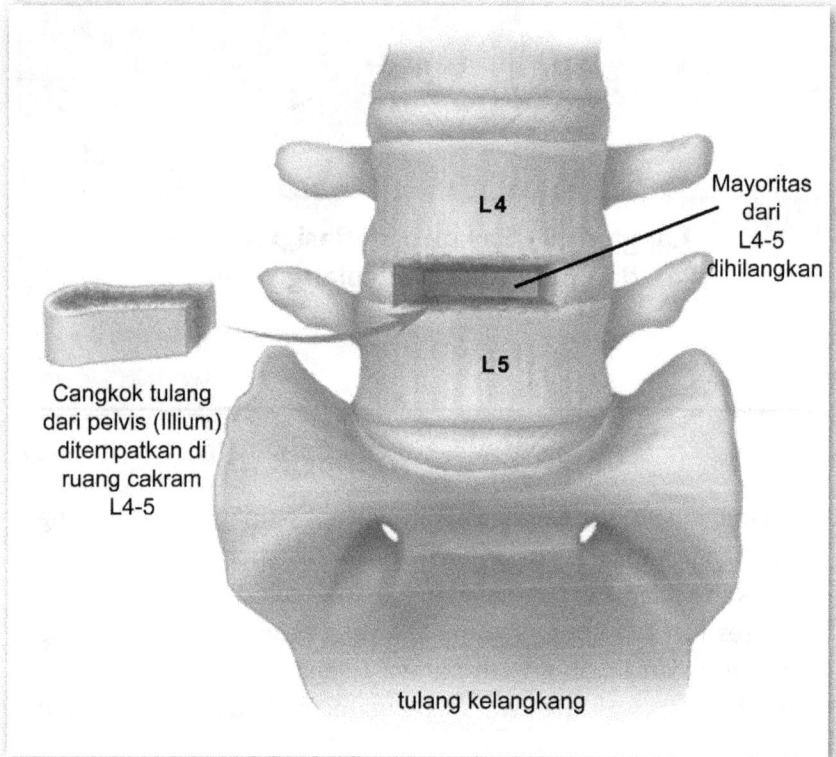

Cangkok tulang dari pelvis (Illium) ditempatkan di ruang cakram L4-5

L4

L5

Mayoritas dari L4-5 dihilangkan

tulang kelangkang

Langkah 3 - Penempatan instrumentasi

Dalam rangka untuk memperbaiki deformitas tulang belakang, dokter bedah Anda kemudian akan menempatkan serangkaian instrumentasi, termasuk sekrup dan batang di depan tulang belakang. Dalam pendekatan anterior, ini akan dilakukan dengan menempatkan sekrup tubuh vertebral tunggal pada setiap tingkat vertebra, yang merupakan bagian dari kurva. Pada masing-masing tingkatan, sekrup ini kemudian dilekatkan pada batang tunggal atau ganda. Kompresi yang disebabkan oleh batang bersama dengan rotasi batang kemudian akhirnya akan menyebabkan koreksi deformitas tulang belakang ini.

Langkah 3 - Penempatan instrumentasi

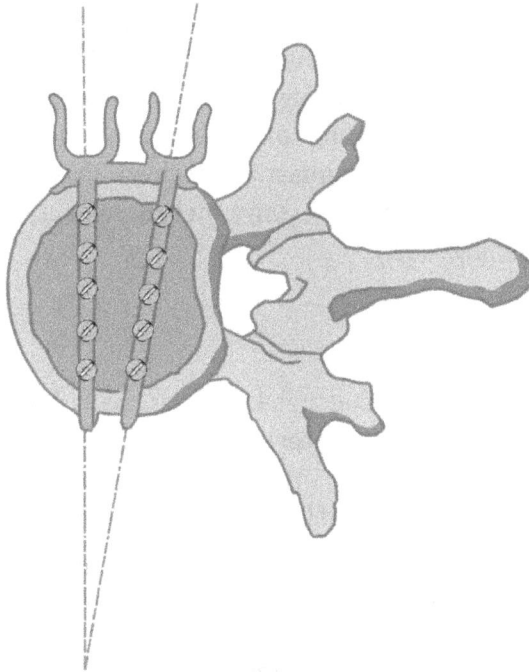

Langkah 4 – Fusi atau penyatuan: Proses

Setelah instrumentasi telah dimasukkan ke dalam posisi yang benar, proses fusi tulang belakang kemudian akhirnya dilakukan. Hal ini dilakukan dengan mengasarkan permukaan tulang antara tubuh vertebral dan kemudian memasang cangkokkan tulang ke dalam ruang di antara tubuh tulang belakang. Materi dari cangkok tulang ini dapat diambil dari berbagai sumber, seperti:

- Puncak dari panggul

- Tulang rusuk yang dihilangkan
- Tulang allograft
- Pengganti tulang lainnya

Dalam sebagian besar kasus, fusi umumnya terjadi dalam durasi 3 sampai 6 bulan, meskipun mungkin memakan waktu hingga satu tahun dalam beberapa kasus yang jarang terjadi.

Langkah 5 - Insisi harus ditutup

Setelah langkah pertama sampai ke-empat selesai, dokter bedah Anda kemudian akan menutup sayatan dan membalutnya. Dalam contoh tersebut bahwa tulang belakang Anda telah dicapai melalui rongga dada Anda, tabung dada juga akan ditempatkan melalui sisi dada Anda untuk memastikan bahwa paru-paru Anda tetap terkembangkan dengan semestinya melalui seluruh pembedahan dan mengikuti pembedahan.

Analisis

Para ahli memiliki pendapat bervariasi pada hampir semua jenis pembedahan, apakah itu anterior, posterior, pendekatan gabungan atau teknik terbaru, yang meliputi pembedahan endoskopi. Dua keuntungan utama adalah dikaitkan dengan penggunaan pendekatan anterior untuk pembedahan skoliosis. Terdapat contoh kecil dari cedera punggung dan tingkat yang lebih rendah dari transfusi darah. Bahkan, penelitian menunjukkan bahwa meskipun pendekatan ini dirancang untuk memungkinkan eksposur yang lebih baik dari tulang belakang, para ahli juga telah telah menggunakannya untuk mengekspos seluruh aorta, bersama dengan kedua ginjal dan suplai darah mereka. Paparan daerah retroperitoneal untuk eksisi tumor besar adalah merupakan juga bentuk aplikasi lain yang mungkin dari pendekatan ini.

Namun, penelitian sekarang menunjuk ke arah dua perselisihan prospektif utama dari pendekatan ini, yang meliputi risiko yang lebih tinggi dari gangguan fungsi paru-paru pasca-operasi serta insiden kegagalan perangkat keras yang lebih tinggi dari yang diharapkan dalam pendekatan posterior.

(B) Pendekatan posterior - Dari Belakang

Definisi

Ketika dokter bedah Anda menyatakan bahwa ia sedang mempertimbangkan sebuah pendekatan posterior, apa yang benar-benar dia maksudkan adalah bahwa dia sedang mempertimbangkan untuk mencapai tulang belakang Anda dari belakang tubuh Anda. Lebih tepatnya, dalam pendekatan posterior, dokter bedah Anda akan membuat sayatan panjang yang lurus ke punggung dan secara bertahap akan menggerakkan otot punggung Anda ke samping untuk mengekspos tulang belakang guna memperbaiki kurva. Setelah tulang belakang Anda dicapai, ahli bedah akan melekatkan sejumlah instrumen seperti batang, sekrup, kabel, dan kait ke tulang belakang Anda, melakukan reposisi dan memegangnya untuk memberikan waktu cangkokan tulang baru untuk menyatu dengan baik dan akhirnya akan mengoreksi kurva.

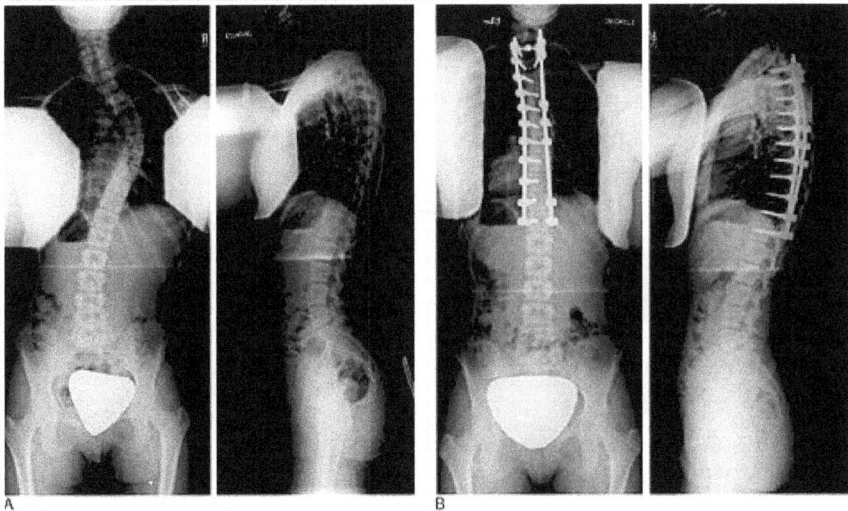

PENDEKATAN Posterior - Presentasi Bergambar

Meskipun ini merupakan pendekatan yang paling umum yang digunakan dalam kasus-kasus *Adolescent idiopatik Scoliosis* (AIS), pendekatan posterior dapat digunakan untuk hampir semua jenis kurva. Bahkan, pendekatan posterior juga merupakan salah satu pendekatan yang paling tradisional serta sering digunakan untuk pembedahan tulang belakang.

Seluruh prosedur pembedahan untuk sckoliosis menggunakan Pendekatan posterior berikut mengikuti urutan yang sama seperti yang diuraikan pada pendekatan anterior di atas.

Pada bagian berikutnya, kita akan menjelaskan masing-masing bagian dari prosedur tersebut secara bertahap.

Langkah 1 - Persiapan

Seperti dalam kasus sebagian besar dari pembedahan tulang belakang, dokter bedah Anda akan terlebih dahulu memulai seluruh prosedur dengan menyarankan ahli anestesi Anda melakukan anestesi yang tepat. Setelah Anda berada di bawah sedasi, tabung napas serta kateter lainnya akan ditempatkan di vena yang tepat untuk memungkinkan pemantauan aspek yang sesuai seperti tekanan darah dan fungsi jantung selama pembedahan. Salah satu alasan yang paling penting mengapa kateter ini ditempatkan adalah agar terus memantau kedalaman anestesi Anda untuk memastikan bahwa Anda masih benar-benar tertidur selama prosedur penuh tersebut.

Langkah 2 - Penempatan

Setelah Anda berada di bawah sedasi dan semua perangkat pemantauan yang tepat berada di tempat, Anda kemudian akan dibawa ke dalam posisi yang benar untuk pendekatan posterior yang akan digunakan untuk pembedahan skoliosis Anda. Untuk tujuan ini, Anda akan dengan hati-hati ditempatkan pada posisi tengkurap, dengan posisi datar. Lengan dan kaki Anda juga akan diberi bantalan empuk untuk menghindari komplikasi atau cedera tambahan.

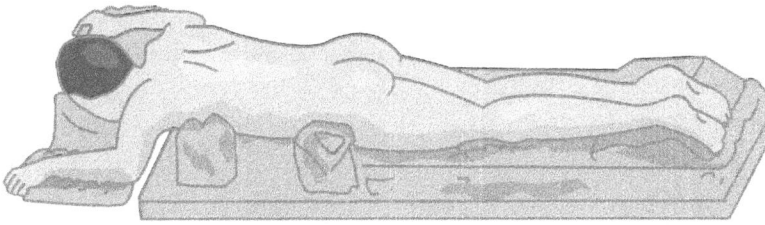

Penempatan posisi - Pendekatan posterior

Langkah 3 - Insisi atau sayatan

Menggunakan sejumlah instrumen, dokter bedah Anda sekarang akan membuat semua sayatan yang penting untuk mencapai tulang belakang Anda dari bagian belakang tubuh Anda. Untuk melakukan hal ini, sayatan akan dibuat di tengah-tengah punggung, akan turun ke arah tulang belakang Anda.

Panjang sayatan tergantung pada lokasi yang tepat dari kurva Anda. Dalam kebanyakan kasus, ahli bedah yang menggunakan pendekatan posterior lebih memilih untuk menjaga panjang sayatan sedikit lebih panjang daripada ruang yang sebenarnya diperlukan untuk fusi tulang belakang.

Langkah 4 - Penempatan Instrumentasi

Keberhasilan pembedahan skoliosis tergantung pada seberapa baik dokter bedah Anda berhasil menahan tulang belakang secara bersama-sama, dalam postur aslinya. Bila menggunakan pendekatan posterior, sebagian besar ahli bedah lebih suka menggunakan:

- Dua batang logam (stainless steel atau titanium)
- Kait yang menempel pada lamina Anda
- Sekrup pedicle yang dimasukkan ke dalam pedicle Anda di tengah-tengah tulang belakang
- Kabel untuk mengikat instrumen bersama-sama dan memastikan penempatan yang tepat

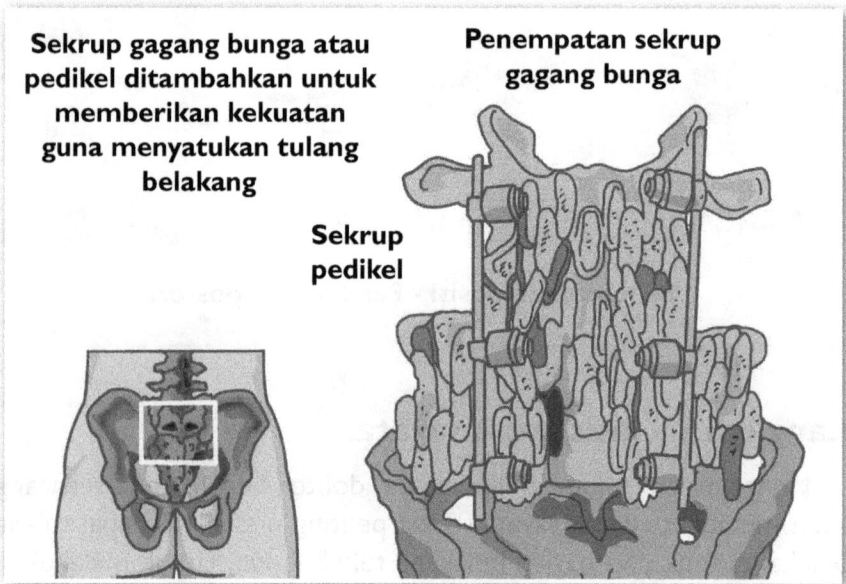

Sekrup gagang bunga atau pedikel ditambahkan untuk memberikan kekuatan guna menyatukan tulang belakang

Penempatan sekrup gagang bunga

Sekrup pedikel

Setelah semua instrumen berada pada posisi yang tepat, batang yang telah diberi kontur dengan semestinya untuk menyesuaikan tulang belakang agar terpasang dan koreksi kurva dilakukan.

Langkah 5 - Pengencangan

Pada langkah singkat tapi penting ini, dokter bedah Anda akan memastikan terlebih dahulu bahwa semua implan berada di tempat yang tepat dan telah diposisikan benar. Setelah selesai, semua implan akan dikencangkan dengan baik untuk terakhir kalinya.

Langkah 6 - Penutupan sayatan

Akhirnya, sayatan dijahit dan dilakukan pembalutan. Dalam beberapa kasus, ahli bedah dapat memilih untuk menambah perlindungan lebih lanjut untuk sayatan dengan menempatkan saluran ke dalam luka setelah pembedahan selesai.

Analisis

Pembedahan posterior, sejauh ini, merupakan salah satu pendekatan yang paling umum yang digunakan dalam pembedahan korektif tulang belakang untuk skoliosis. Bahkan, penelitian menunjukkan bahwa dengan menggunakan pendekatan posterior untuk kondisi seperti skoliosis merupakan pilihan penyembuhan bedah satu-tahap yang efektif yang dapat membantu dalam menghindari komplikasi serius yang berhubungan dengan pendekatan anterior.

Namun, meskipun pendekatan posterior merupakan suatu metode umum yang dipraktekkan, namun ini juga dapat diganggu oleh serangkaian komplikasi yang potensial. Beberapa komplikasi yang umum termasuk kemungkinan kerusakan jaringan atau saraf yang disebabkan oleh posisi implan yang tidak tepat, dan sebuah penyatuan dan tekanan pada kulit yang tertunda atau salah tempat yang timbul dari bagian komponen di pasien memiliki cakupan jaringan yang tidak cukup di atas implan.

(C) Pendekatan Gabungan Posterior dan Anterior

Pembedahan untuk skoliosis mungkin adalah pilihan terakhir bagi pasien skoliosis. Teknik yang digunakan untuk pembedahan memiliki hubungan yang besar pada tingkat keberhasilan dari proses penyembuhan secara keseluruhan. Fakta-fakta tersebut membuatnya penting bagi para ahli untuk tetap mengembangkan teknik-teknik baru untuk pembedahan tulang belakang ini, pendekatan gabungan anterior dan posterior menjadi salah satu perkembangan tersebut.

Penelitian terbaru menunjukkan hasil positif yang terkait dengan penggunaan pendekatan ini, meskipun pendapat-pendapat masih bervariasi. Misalnya, ini sering kali ditemukan bahwa penggunaan pendekatan ini untuk pasien usia muda akan membantu mencegah fenomena poros engkol. Selain itu, gabungan pendekatan ini sering berguna untuk kurva yang besar dan kaku, bersama dengan menyembuhkan kurva tertentu di tulang belakang dada. Namun, penelitian juga menunjukkan bahwa dibandingkan dengan pendekatan gabungan, bahkan pendekatan posterior sendiri hanya efektif untuk skoliosis lumbar dewasa, terutama pada kelengkungan antara 40 dan 70 derajat.

Fenomena crankshaft/poros engkol

Ini adalah fenomena yang biasanya terjadi pada anak-anak yang lebih muda, terutama dengan sistem tulang yang belum matang. Dalam fenomena crankshaft, jenis perkembangan kurva terlihat dimana bagian depan dari tulang belakang yang disatukan akan terus tumbuh bahkan setelah prosedur tersebut. Karena tulang belakang yang sudah menyatu tidak dapat tumbuh lagi, maka akan mulai memutar dan kemudian akan mengembangkan sebuah kelengkungan.

Prosedur - Bagaimana pendekatan kombinasi diterapkan?

Menurut definisi, pendekatan gabungan pembedahan skoliosis menggunakan keduanya, pendekatan anterior serta posterior. Masing-masing dari pendekatan yang digunakan adalah untuk mencapai tujuan yang berbeda.

Ketika mengikuti pendekatan ini, dokter bedah Anda akan menggunakan rute anterior adan juga posterior. Ini akan termasuk penggunaan pendekatan anterior untuk mengakses tulang belakang dan metode posterior untuk melaksanakan fusi tulang belakang, Singkatnya, memanfaatkan pendekatan gabungan, ahli bedah Anda akan menggunakan:

→ Pendekatan anterior untuk mengakses tulang belakang Anda

→ Pendekatan osterior untuk melakukan fusi tulang belakang

Mengapa pendekatan gabungan?

Keduanya, baik pendekatan anterior serta posterior untuk pembedahan skoliosis memiliki keterbatasan mereka sendiri. Misalnya, ketika dokter bedah Anda mencoba untuk bekerja pada tulang belakang Anda menggunakan pendekatan posterior, saraf tulang belakang akan selalu menghalangi dan berusaha untuk memblokir prosedur. Hal ini juga akan mempersulit dalam penempatan implant di antara tulang belakang.

Karena alasan tersebutlah sehingga para ahli mulai melihat pendekatan gabungan sebagai kemungkinan pendekatan yang paling efektif, terutama dalam kasus kurva yang parah. Dalam kasus tersebut, dokter bedah Anda terlebih dahulu akan membuat sayatan terpisah di perut dan kemudian menggunakan pendekatan posterior untuk melakukan fusi tulang belakang dengan dua langkah yang terpisah.

Mari kita mencoba dan melihat lebih dekat tentang bagaimana pendekatan gabungan posterior-anterior diimplementasikan.

Langkah-langkah

Prosedur ini akan dimulai dengan pendekatan anterior dimana dokter bedah Anda pertama-tama akan membuat sayatan pada dinding dada atau perut, seperti kasus yang mungkin, dengan Anda pada posisi berbaring telentang. Materi cakram akan dihilangkan dari di antara tulang belakang untuk membuat kurva Anda menjadi lebih fleksibel. Seperti halnya dalam pendekatan anterior, tulang rusuk mungkin juga akan dihilangkan untuk memberikan akses yang lebih mudah bagi ahli bedah ke area yang terkena dampak.

Setelah tulang belakang telah dicapai dari sisi depan, prosedur yang diperlukan seperti yang dijelaskan dalam pendekatan anterior dilakukan dan sayatan ditutup. Setelah ini, Anda di-reposisi pada punggung Anda dan sayatan yang dibuat di punggung Anda untuk melaksanakan bagian posterior dari pembedahan.

Jenis-jenis pembedahan - presentasi bergambar

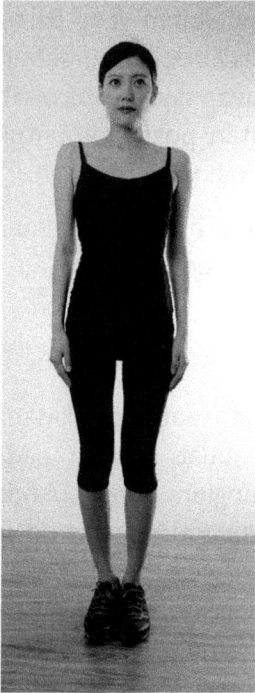

Anterior

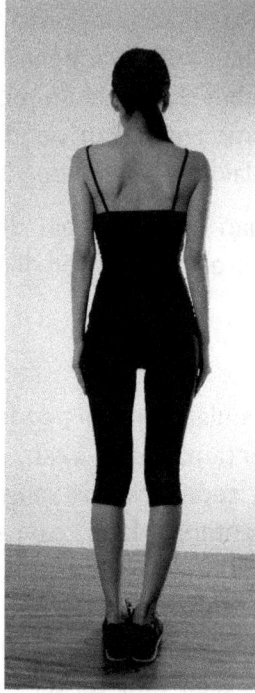

Posterior

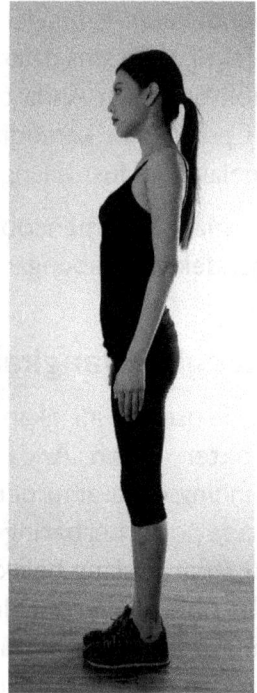

Pendekatan Gabungan
Anterior dan posterior

(D) Pendekatan Endoskopi - Teknik Invasif Minimal

Dunia kedokteran dan bedah berada dalam suatu proses evolusi kontinyu untuk mencapai tingkat kesuksesan tertinggi dan juga untuk memastikan trauma minimal bagi para pasien yang terlibat. Misalnya, teknik invasif minimal, seperti teknik endoskopi yang memberikan pasien sebuah alternatif terhadap bentuk pembedahan terbuka tradisional dimana sayatan, yang setidaknya 3-5 inci panjangnya, dibuatdan tulang diambil dari pinggul atau daerah tulang rusuk. Statistik benar-benar menunjukkan bahwa sebanyak 27% dari pasien dalam kasus seperti tersebut masih mengalami nyeri pada pinggul hingga dua tahun setelah pembedahan terbuka tersebut, yang menjelaskan mengapa teknik invasif minimal adalah semakin disukai.

Beberapa tahun terakhir telah melihat peningkatan besar dalam pemanfaatan teknik invasif minimal (minimally invasive techniques/ MIS) untuk melaksanakan pembedahan dengan sifat yang bervariasi, termasuk fusi tulang belakang. Sebuah teknik invasive minimal pada dasarnya merupakan salah satu yang menggunakan perangkat terbaru seperti kamera video serat optik dan instrumen lainnya dan melakukan pembedahan dengan menggunakan sayatan yang lebih kecil. Bahkan, telah terjadi peningkatan dramatis dalam jumlah prosedur cangkok tulang autologous yang dilakukan dengan menggunakan teknik invasif minimal untuk prosedur seperti fusi tulang belakang.

Mari kita lanjutkan untuk lebih memahami apa yang sebenarnya terlibat dalam teknik endoskopik untuk pembedahan skoliosis.

Definisi

Untuk memulai, endoskopi merupakan sebuah instrumen yang sangat kecil, yang memungkinkan ahli bedah untuk melihat di dalam tubuh, ketika ditempatkan pada kabel yang pendek dan dimasukkan ke dalam tubuh dengan menggunakan sayatan kecil. Teknik endoskopik untuk pembedahan skoliosis tersebut menggunakan endoskop untuk memungkinkan ahli bedah tersebut untuk melihat dengan jelas rongga dada bersama dengan kolom tulang belakang yang terlihat pada monitor televisi. Hal ini untuk memudahkan koreksi kurva tulang belakang dengan menggunakan proses yang dijelaskan di bawah ini.

Sebelum kita melangkah lebih jauh, mari kita lihat kriteria ideal dan pasien manakah yang merupakan kandidat terbaik dari penggunaan pendekatan endoskopik untuk pembedahan skoliosis ini. Anda merupakan seorang calon yang ideal untuk teknik endoskopi, juga dikenal sebagai Video Assisted Thoracoscopic Technique (tong), apabila:

- Anda memiliki kurva thoraks (di tengah-tengah tulang belakang/ daerah dada)
- Anda telah melewati pembedahan yang gagal untuk koreksi kurva

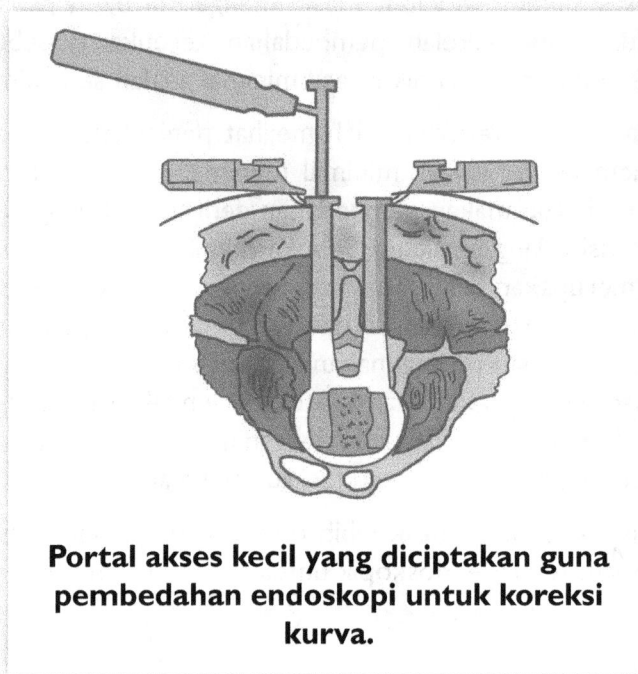

Portal akses kecil yang diciptakan guna pembedahan endoskopi untuk koreksi kurva.

Langkah-langkah

Para ahli biasanya mengikuti serangkaian langkah di bawah ini untuk melaksanakan pembedahan endoskopi untuk penyembuhan bedah skoliosis Anda.

Dokter bedah Anda pertama-tama akan menempatkan endoskopi pada kabel pendek dan meletakkannya pada posisi yang benar. Endoskopi kemudian akan dimasukkan melalui sayatan yang sangat kecil untuk memperbesar daerah pembedahan. Seluruh bidang kurva Anda akan terlihat pada monitor TV besar. Sejumlah sayatan kecil, masing-masing berukuran sampai I cm akan dibuat, bukannya sayatan tunggal yang besar. Dokter bedah Anda akan membuat serangkaian terowongan seperti portal akses atau bagian yang sangat sempit, dimana seluruh proses koreksi kurva akan dilakukan.

Melalui terowongan ini, instrumen bedah yang kecil kemudian akan dimasukkan untuk melaksanakan prosedur penting dari cangkok tulang dan fusi.

Tepian

Teknik endoskopi untuk pembedahan skoliosis sedang dilihat sebagai suatu alternatif utama untuk pembedahan terbuka yang konvensional karena sejumlah alasan. Penelitian dengan jelas menunjukkan bagaimana fusi pendek anterior endoskopi untuk skoliosis toraks menawarkan koreksi kurva yang besar dengan jaringan parut minimal yang terjadi.

Mari kita melihat dengan sekilas mengapa bentuk pembedahan invasif minimal dipandang sebagai pilihan yang baik untuk penyembuhan skoliosis:

→ Ini mempertahankan seluruh otot yang sehat.

→ Ini secara drastis mengurangi rasa sakit dan waktu pemulihan, pasca pembedahan.

→ Hal ini menyebabkan kerusakan minimal pada jaringan di sekitarnya.

→ Ini mengurangi jaringan parut yang terkait dengan pembedahan konvensional, karena durasi yang lebih rendah dan intensitas retraksi otot yang berkepanjangan. Sebuah ukuran yang lebih kecil dari sayatan juga berarti bahwa terdapat jumlah jaringan parut yang lebih rendah.

→ Hal ini menyebabkan ketidaknyamanan secara keseluruhan dan juga trauma pasien yang lebih rendah.

→ Ini mengurangi ruang lingkup masalah pernapasan selama dan setelah pembedahan.

Namun, terdapat beberapa efek samping atau komplikasi potensial terkait dengan penggunaan teknik endoskopi, meskipun dampak akhirnya mungkin bervariasi. Misalnya studi melaporkan bahwa kerusakan batang adalah mungkin setelah pembedahan endoskopi skoliosis tersebut. Namun, kerusakan ini tidak mungkin diasosiasikan dengan kerugian yang signifikan dari koreksi kurva.

(E) *Thoracoplasty*

Skoliosis Thoraks

Ketika seorang pasien menderita skoliosis thoraks/dada, kurva terjadi pada vertebra thoraks, yang letaknya tepat di belakang dada dan karenanya terjadi punuk. Kami mengetahui bagaimana tulang belakangdari pasien dengan skoliosis membentuk kurva 'S', deformasi seluruh penampilannya. Namun, ketika kurva ini berada di tulang belakang dada (atas), ini membentuk kelainan luar, lebih umumnya dikenal sebagai punuk, memberikan Anda penampilan bungkuk.

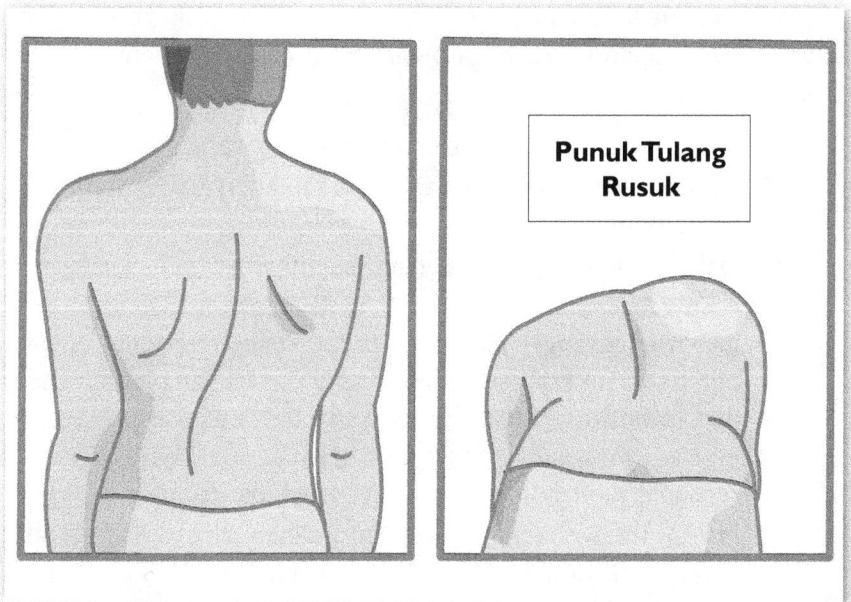

Punuk Tulang Rusuk

Dalam kasus tersebut, yang dibutuhkan adalah menghilangkan atau mengurangi punuk ini dengan memperpendek atau menghilangkan rusuk yang terpilih. Thoracoplasty adalah prosedur umum dengan pasien kurva skoliotik dada, karena dapat bekerja dengan baik untuk mengurangi deformitas luar. Seperti namanya, prosedur thoracoplasty terutama relevan untuk pasien yang menderita skoliosis thoraks, atau tonjolan rusuk di dada atau di daerah punggung atas.

Thoracoplasty dan Skoliosis

Berdasarkan definisinya, *thoracoplasty* merupakan suatu prosedur yang akan memperpendek atau menghilangkan beberapa rusuk yang dipilih untuk mengurangi punuk rusuk tertentu. Mari kita baca lebih lanjut untuk mengetahui prosedur pembedahan ini dan relevansinya terhadap skoliosis.

Dalam kebanyakan kasus, *thoracoplasty* akan dilakukan hanya setelah koreksi kurva standar telah dilakukan dengan menggunakan pendekatan anterior/posterior atau pendekatan lainnya yang sudah disebutkan sebelumnya.

Manfaat-manfaat

Dilakukan untuk kondisi seperti *Adult idiopatic Scoliosis* (AIS), terutama dengan instrumentasi sekrup gagang bunga/pedikel, thoracoplasty sering dianggap menawarkan koreksi punuk tulang rusuk yang lebih baik tanpa membahayakan paru-paru utama atau komplikasi lainnya yang terkait. Bahkan, juga telah dilaporkan bahwa tujuan koreksi kurva dicapai jauh lebih baik jika prosedur thoracoplasty dikombinasikan dengan fusi tulang belakang dibandingkan hanya dengan fusi saja;

Selain itu, apabila *thoracoplasty* dilakukan bersama dengan fusi tulang belakang, dapat berfungsi sebagai sumber yang sangat baik dari cangkok tulang juga.

Selain mengurangi punuk untuk alasan medis, thoracoplasty juga berfungsi sebagai perbaikan penampilan yang signifikan bagi pasien. Sebuah contoh khas ini adalah rasa yang akan menjadi tidak nyaman atau sakit bagi pasien dengan kelainan luar seperti ini ketika mencoba untuk bersandar di sandaran kursi. Dengan thoracoplasty, punuk rusuk tersebut berkurang dan kenyamanan akan dipulihkan.

Prosedur

Jumlah rusuk yang akan diperpendek atau dihilangkan akan tergantung sepenuhnya pada tingkat dan keparahan dari Anda dan juga pada ukuran dari punuk rusuk Anda. Namun, para ahli berpendapat bahwa jika perbedaan yang cukup besar terhadap punuk itu harus dilakukan, setidaknya 5 rusuk akan perlu dikerjakan meskipun angka tersebut mungkin berbeda-beda.

Seperti yang telah disebutkan di atas, dalam banyak kasus, thoracoplasty akan dilakukan setelah sebuah pembedahan untuk fusi tulang belakang telah dilakukan tetapi punuk tulang rusuk masih tetap ada.

Selama pembedahan, dokter bedah Anda akan mendapatkan akses ke rusuk yang dipilih dengan membuka periosteum, yang merupakan sebuah lapisan pembentuk tulang luar pada tulang rusuk, bertindak seperti kulit pada pohon. Setelah selesai, tulang rusuk yang dipilih atau dialokasikan akan dihilangkan. Ujung yang terbuka kemudian akan ditekan ke bawah dan akhirnya tergabung dengan kabel, ditempelkan melalui lubang bor. Tulang rusuk yang diperpendek, setelah sepenuhnya sembuh maka akan menjadi sekuat sepertu dulu lagi.

(F) Perkembangan Terbaru

Fusi – Alasan Utama

Pembedahan skoliosis sebelumnya telah cukup invasif serta luas menurut sifatnya. Prosedur bedah secara tradisional telah melibatkan pengaksesan tulang belakang baik melalui paparan komprehensif ataupun melalui endoskopi dan melaksanakan fusi tulang belakang untuk mengoreksi kurva tersebut.

Namun, karena potensi komplikasi dan risiko yang serius, penelitian medis secara terus menerus berkembang lebih baru, lebih aman dan terlebih lagi, teknik-teknik invasif untuk mengoreksi kurva. Sementara beberapa teknik ini telah membuktikan khasiat dan telah diadopsi sepenuhnya oleh komunitas medis, yang lain masih menjadi perdebatan dan sedang diadopsi dengan modifikasi tertentu, atau hanya untuk pasien tertentu saja. Ambil kasus dari troli *Luque modern*, yang merupakan teknik batang tumbuh dengan sendiri. Para ahli memandang bahwa teknik ini mungkin berguna untuk mengelola skoliosis serangan dini (*early onset scoliosis*/EOS) kepada par pasien muda, tetapi dalam bentuk yang sudah dimodifikasi, karena mempunyai risiko seperti efek puing aus dan juga risiko dari fusi spontan.

Pembedahan tidak dapat menyatu

Fusi tulang belakang selalu menjadi alasan utama pembedahan untuk mengoreksi kurva skoliotik. Fusi, secara tradisional dilakukan melalui pembedahan terbuka yang merupakan metode yang paling umum digunakan. Akan tetapi, penelitian terbaru menunjukkan tingkat keberhasilan yang tinggi terkait dengan pembedahan tulang belakang fusi kurang. pembedahan Fusionless adalah invasif minimal dan sangat membantu dalam mengatasi skoliosis progresif pada anak anak yang sedang tumbuh. Prosedur bedah invasif seperti fusi tulang belakang cenderung membuat komplikasi pada anak-anak dengan skoliosis serangan dini (early onset scoliosis/EOS) atau bahkan mereka yang menuju ke masa remaja, dengan semburan pertumbuhan besar yang masih tertunda. Bahkan perawatan seperti brace, yang mungkin merupakan non-invasif, tidak menawarkan koreksi kurva dan hanya menghentikan perkembangan kurva dan menunda pembedahan untuk beberapa waktu.

Karena alasan inilah sehingga pilihan penyembuhan fusi kurang sedang dilihat sebagai alternatif utama untuk fusi tulang belakang tradisional, terutama dalam anak-anak yang sedang tumbuh.

Baca lebih lanjut karena kami telah mendaftar beberapa perkembangan terbaru di bidang bedah skoliosis dan upaya untuk memahami konsep-konsep dan khasiat dari masing-masing.

a) Penjepitan Tubuh Vertebra

Dalam prosedur ini, penjepit ditempatkan di sepanjang piringan pertumbuhan vertebral untuk memodulasi pertumbuhan asimetris dari tulang belakang. Tujuannya adalah untuk menurunkan laju pertumbuhan sisi anterior tulang belakang, sehingga sisi lateral dapat mengejar ketinggalannya. Bahkan, studi terkendali menunjukkan peningkatan hingga 80% dari pasien pada penjepitan tubuh vertebralnya yang telah dicoba sebagai cara fusi kurang pembedahan untuk skoliosis.

Para ahli menyarankan bahwa kandidat terbaik untuk jenis pembedahan ini adalah pasien dalam kelompok usia 8 sampai 11 tahun, dengan kurva antara 25 dan 35 derajat.

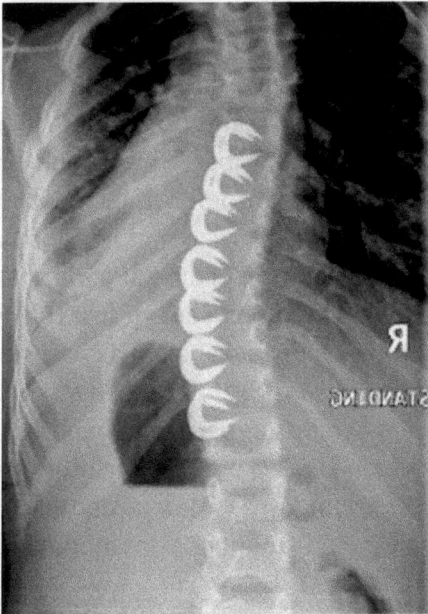

Penjepitan tubuh vertebral

b) *Vertical expandable prosthetic titanium rib* (VEPTR)

VEPTR merupakan salah satu teknik terbaru yang dianalisis oleh para ahli medis, terutama dalam kasus skoliosis bawaan. Pada teknik ini, instrumen yang ditanamkan melalui pembedahan ke dalam kolom tulang belakang anak, yang nantinya dapat disesuaikan ketika anak tumbuh. VEPTR bekerja dengan cara memperluas kolom thoraks, memungkinkan pertumbuhan tulang belakang thoraks dan paru-paru. Hal ini terjadi ketika anak bertambah tua dan akhirnya mengoreksi kelengkungannya.

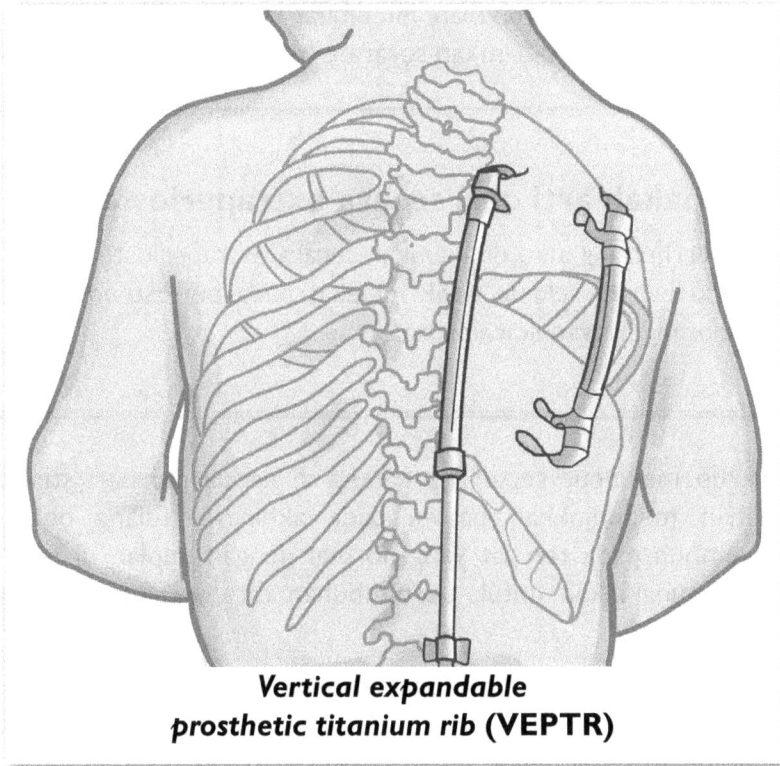

Vertical expandable prosthetic titanium rib **(VEPTR)**

c) Sistem Bimbingan Pertumbuhan SHILLATM Medtronic

Ditujukan untuk menyembuhkan anak-anak dengan *Early Onset Scoliosis* (EOS), SHILLA™ merupakan instrumentasi pertumbuhan terpandu Medtronic yang pertama untuk membantu pertumbuhan anak-anak skoliosis. Instrumen ini secara komersial tersedia di Eropa sebagai pilihan penyembuhan untuk anak-anak yang sangat muda dengan EOS. Ini diklaim menjadi sangat membantu dengan memungkinkan pertumbuhan alami dan sekaligus mengurangi deformitas tulang belakang tanpa intervensi pembedahan.

Ketika konsep SHILLA™ digunakan, puncak kurva terlebih dahulu dikoreksi, disatukan dan kemudian ditetapkan pada satu set batang ganda. Sistem SHILLA™ kemudian akan memandu pertumbuhan di ujung kedua batang ganda melalui suatu prosedur yang deprogram dan ditetapkan. Pertumbuhan ini dibuat mungkin dengan sekrup gagang bunga yang ditanamkan secara extraperiosteal.

Apakah arti dari secara extraperiosteal?

Yang terhubung atau ditanamkan secara extraperiosteal akan berarti bahwa sekrup tidak melekat pada periosteum atau membran jaringan ikat fibrosa.

Sekrup meluncur sepanjang batang di kedua sisi dari struktur. Penelitian menunjukkan bahwa pada akhirnya, tulang belakang akan tumbuh pada tempat yang normal dengan implan di tempat, yang memungkinkan untuk pertumbuhan teratur pada anak yang mengalami EOS.

Sistem inovatif SHILLA™ juga telah dianugerahi CE (*Conformité Européenne*) Mark selama Spine Week Congress di Amsterdam karena telah menghilangkan penderitaan anak-anak dari kelengkungan tulang belakang yang mengancam kehidupan dengan sebuah alternatif yang sesuai untuk melemahkan dan membatasi pembedahan.

Sekapur Sirih Penulis

Pembedahan invasif Mminimal dan fusi kurang tampak dengan jelas untuk menjadi pilihan yang lebih baik terhadap pembedahan tradisional yang terbuka untuk mengoreksi kurva skoliotik. Terdapat beberapa keuntungan yang berbeda terkait dengan hampir semua jenis prosedur bedah invasif minimal untuk skoliosis seperti jaringan parut minimal, waktu pemulihan yang lebih cepat, kehilangan darah yang berkurang dan sedikit rasa sakit. Namun, beberapa dari pembedahan ini ditujukan pada anak-anak dengan tulang belakang yang melengkung dan pada populasi usia yang sedang berkembang, sebuah tahap ketika fusi permanen dapat menyebabkan komplikasi tambahan. Sebaliknya, pembedahan terbuka tradisional adalah lebih banyak teruji waktu dan diikuti secara universal.

Ini selalu bermanfaat untuk menganalisis setiap pilihan yang tersedia dengan dokter bedah Anda, dalam relevansi spesifik usia Anda, jenis dan intensitas kurva Anda dan yang paling penting, status kesehatan Anda sebelum Anda memutuskan pembedahan jenis tertentu yang harus Anda miliki untuk penyembuhan skoliosis.

Kisah Nyata Skoliosis: Perbedaan teknologi yang dibuat

Nyonya Richard (nama diubah) adalah berusia sekitar 49 tahun ketika ia didiagnosis dengan skoliosis. Pada puncak hidup nya yang aktif, gagasan efisiensi-nya terhambat karena deformitas melukainya dengan tiada akhir. Itu tidak membantu bahwa semua yang dia ketahui tentang pembedahan skoliosis adalah bahwa itu menyakitkan dan melibatkan serangkaian instrumen yang dimasukkan ke dalam tubuh Anda.

Namun, ketika dia berusia sekitar 51, yaitu 2 tahun kemudian, dia akhirnya menemukan seorang ahli bedah yang menawarkan pembedahan invasif minimal untuk memperbaiki kurva-nya. Teknik baru benar-benar melibatkan pendekatan tulang belakang dengan sayatan lateral dari sisi tubuh pasien di bawah rusuk. Sesuai ahli, baik jumlah kehilangan darah dan komplikasi serta waktu pemulihan secara keseluruhannya adalah lebih rendah dengan teknik tersebut. Pasien dilaporkan kembali bekerja 3 minggu kemudian dan juga dilaporkan bahwa dia telah kembali pada gaya hidupnya yang cukup mandiri.

BAB 16

Persenjataan dan Instrumen Ahli Bedah Anda

Sekarang Anda telah belajar semua tentang persiapan pembedahan Anda, risiko, dan pilihan yang tersedia untuk pembedahan yang spesifik. Melangkah ke depan, sekarang saatnya untuk mengetahui tentang prosedur itu sendiri, mulai dari alat yang digunakan hingga apa yang terjadi di ruang pembedahan dan bagaimana fusi tulang belakang akan benar-benar dilakukan. Pada bab ini, Anda akan membaca tentang semua sistem instrumentasi utama dan alat-alat secara rinci, bagaimana dan dimana mereka akan digunakan dan sebagainya.

Peralatan Dokter Bedah

Sejak Jules Rene Guerin, ahli bedah Perancis, berpikir dalam menerapkan pembedahan untuk memperbaiki skoliosis dan Dr. Russel Hibbs menciptakan pembedahan fusi tulang belakang di Rumah Sakit New ortopedi pada tahun 1914, instrumentasi dan peralatan yang digunakan dalam pembedahan skoliosis memang telah menjadi teman dekat dokter bedah Anda.

Setelah ini, datanglah era terobosan terkenal oleh Paul Harrington pada 1950-an. Prosedur tersebut pada dasarnya memiliki satu batang baja fleksibel yang digunakan untuk meluruskan tulang belakang.

Batang ini, dinamai penemunya sebagai Harrington Rod, merupakan salah satu potongan instrumentasi yang pertama yang digunakan dalam pembedahan skoliosis.

Instrumen dan persenjataan yang digunakan oleh para ahli bedah di ruang pembedahan membentuk landasan keberhasilan atau, dalam hal ini, kegagalan pembedahan skoliosis. Bagaimanapun juga, terdapat penelitian konkret yang menunjukkan betapa pentingnya ini bagi ahli bedah tulang belakang dan ahli radiologi untuk sepenuhnya akrab dengan berbagai jenis instrumentasi dalam penyembuhan skoliosis dan mampu melihat setiap kemungkinan kegagalan perangkat keras dalam kasus-kasus tersebut. Meskipun mungkin terdapat juga bukti bahwa instrumentasi tidak mungkin sepenuhnya bertanggung jawab atas koreksi akurat dari kurva Anda, bukti-bukti tersebut minim dan mendatangkan untuk perdebatan lebih lanjut.

Oleh karena itu, ini penting bagi siapa saja yang menjalani pembedahan skoliosis untuk memiliki pengetahuan komprehensif tentang masing-masing alat apa yang mereka gunakan dan sebagainya.

Peralatan yang Harus Anda Ketahui

Peralatan dan persenjataan yang paling penting yang akan digunakan oleh dokter bedah Anda biasanya dapat dibagi menjadi dua kategori utama, yaitu:

1. Elemen-elemen pencekeram tulang - Kait, sekrup, kabel dan kabel sublaminar

2. Elemen penghubung bujur - Batang, piringan

Baca lebih lanjut karena kami akan memberikan rincian yang jelas tentang persenjataan yang banyak ini

I. Batang

a) Batang Harrington

Seperti yang telah disebutkan sebelumnya, prosedur Harrington merupakan salah satu konsep tertua dari prosedur tulang belakang, meskipun teknologi terus berkembang dan prosedur baru terus membuat kemasyuran mereka di bidang bedah tulang belakang.

Prosedur Harrington pada dasarnya mencapai koreksi tulang belakang dengan memperkuat atau mengganggunya. Ketika fusi tulang belakang yang dilakukan sebelum penemuan Dr. Harrington, prosedur itu dilakukan dengan cara yang sederhana. Pembedahan itu dilakukan tanpa menggunakan implan logam dan cor yang diterapkan setelah pembedahan tersebut, bersama dengan traksi, untuk menjaga kurva lurus sampai fusi bisa terjadi. Namun, karena tingkat kegagalan fusi atau pseudarthrosis yang datang bersama dengan prosedur seperti itu sangat lah tinggi, penemuan jalur yang putus dari Paul Harrington datang sebagai pilihan yang jauh lebih disukai bagi komunitas medis.

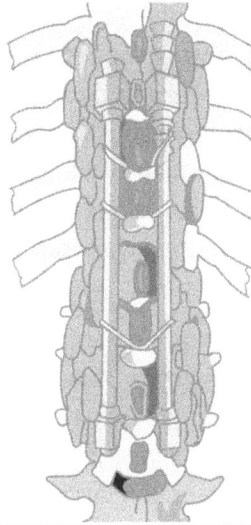

Fusi tulang belakang

Batang baja membantu mendukung fusi dari tulang belakang

Cangkok tulang ditempatkan untuk tumbuh menjadi tulang dan menyatukan tulang belakang

Jadi, Bagimanakah prosedur Harrington itu?

Dr Harrington memperkenalkan sistem instrumentasi tulang belakang logam yang membantu dalam menjaga tulang belakang tetap lurus sampai fusi sebenarnya terjadi. Meskipun usang dan tidak lagi digunakan, sistem Harrington yang asli menggunakan sistem roda bergigi. Itu dilekatkan dengan kait kepada tulang belakang di bagian atas serta bawah lengkungan, membantu untuk mengalihkan perhatian atau meluruskan kurva.

Dalam versi modern dari prosedur Harrington, sebuah batang baja digunakan agar berjalan dari bawah kurva ke atas. Pasca pembedahan, Anda akan diminta untuk memakai pembalut dari gips dan mengambil tempat yang ditentukan untuk beristirahat selama beberapa bulan. Meskipun variasi mungkin ada, prosedur Harrington mengikuti serangkaian langkah-langkah standar, yang terdaftar sebagai berikut:

- Pertama-tama, batang baja akan digunakan, mulai dari bagian bawah kurva, naik ke puncak kurva. Dokter bedah Anda mungkin juga memilih untuk menggunakan dua batang di kedua sisi tulang belakang.
- Batang tersebut kemudian dilekatkan dengan kait, disokong dengan pasak yang telah dimasukkan ke dalam tulang.
- Batang baja kemudian didongkrak, sangat mirip dengan situasi ketika ban mobil yang sedang berubah. Ini kemudian dikunci di tempatnya yang tepat untuk mengamankan tulang belakang.
- Tahap ini sekarang ditetapkan agar terjadi fusi vertebra.
- Seperti yang disebutkan sebelumnya, sebuah tempat tidur untuk 3 sampai 6 bulan biasanya ditentukan, bersama dengan balutan gips yang harus dipakai oleh pasien, setidaknya untuk durasi ini.
- Batang baja biasanya tetap di dalam kecuali jika mulai memberikan masalah.

Kerusakan batang dalam kasus instrumentasi Harrington biasanya adalah jarang, dengan penelitian yang menunjukkan bahwa bahkan dalam kasus fusi padat, hampir 10 sampai 15% dari fraktur batang. Namun, dua komplikasi yang mungkin biasanya berhubungan dengan penggunaan prosedur Harrington.

Di sini, kami sudah menjelaskan dengan singkat masing-masing darinya.

i) Fenomena Poros Engkol (Crankshaft)

Fenomena ini biasanya terjadi pada anak-anak muda, terutama dengan sistem tulang yang belum matang. Hal ini pada dasarnya merupakan jenis perkembangan kurva dimana bagian depan tulang belakang yang menyatu akan terus tumbuh bahkan setelah prosedur tersebut. Karena tulang belakang yang menyatu tidak dapat tumbuh kembali, maka ini mulai memutar dan kemudian mengembangkan kelengkungan.

ii) Sindrom Punggung Datar

Komplikasi ini terjadi ketika punggung bawah Anda kehilangan kurva ke dalam normalnya, juga dikenal sebagai lordosis. Setelah beberapa tahun, cakram mungkin juga runtuh ke bawah titik fusi, yang akan membuatnya sulit bagi pasien untuk berdiri tegak dan juga akan menyebabkan banyak rasa nyeri.

b) Sistem Cotrel-Dubousset (CD)

"Tujuan utamanya menjaga keseimbangan 3D optimal dari tulang belakang dan bukan persentase peningkatan sudut Cobb! " Jean Dubousset

Ini merupakan salah satu dari jenis sistem segmental yang digunakan dimana dua batang paralel disilangkan menggunakan beberapa kait untuk memfasilitasi stabilitas yang lebih besar untuk tulang yang menyatu. Instrumen yang sesuai ditempatkan di setiap bagian dari tulang belakang yang perlu pelurusan. Dua fungsi utama yang ditawarkan oleh prosedur Cotrel-Dubousset adalah:

→ Koreksi dari kurva yang ada
→ Koreksi rotasi yang ada

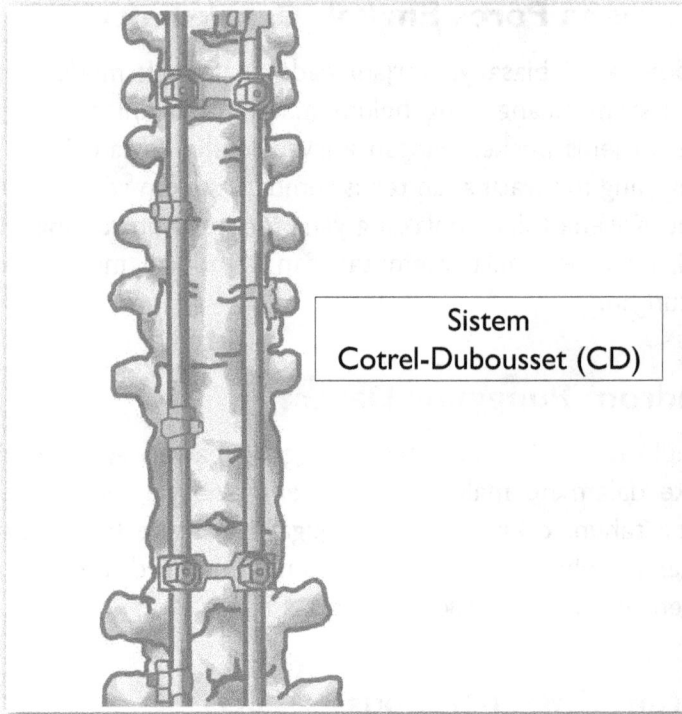

Sistem
Cotrel-Dubousset (CD)

Salah satu penelitian terkendali yang dilakukan untuk menilai efisiensi dari sistem ini, dinilai tingkat koreksi menjadi sekitar 66%. Menariknya, sementara hanya 86% dari pasien yang telah menjalani prosedur Harrington telah dilaporkan puas, jumlahnya tinggi sebesar 95% dalam kasus menggunakan sistem CD. Namun, waktu pembedahan serta kehilangan darah adalah dilaporkan lebih ketika menggunakan sistem CD dibandingkan dengan prosedur Harrington. Di sisi lain, sistem ini tidak menyebabkan sindrom punggung datar yang biasanya disebabkan oleh konsep Harrington.

c) Instrumentasi Texas Scottish-Rite (TSRH)

Jenis lain dari sistem segmental, sistem TSRH, cukup mirip dengan prosedur Cotrel-Dubousset, terutama dalam aspek yang mana ini menggunakan batang paralel untuk mengendalikan kelengkungan serta membalikkan rotasi yang ada. Namun, prosedur ini berjalan selangkah lebih jauh dan menggunakan batang dan kait yang lebih halus. Keuntungan utama dari penawaran keistimewaan tersebut adalah bahwa itu membuatnya lebih mudah untuk menghilangkan atau menyesuaikan instrumen jika terdapat komplikasi yang muncul di kemudian hari.

Perlengkapan-perlengkapan lainnya

a) Instrumentasi Luque - Sekarang, kita mengetahui bahwa sistem batang Harrington memberikan risiko utama dari Sindrom Punggung Datar. Instrumentasi Luque ini pada awalnya dikembangkan untuk mempertahankan lordosis normal (kurva alami) dari punggung bawah di dalam konteks ini. Meskipun komplikasi tambahan seperti kehilangan koreksi setelah pembedahan, setelan instrumentasiini banyak digunakan untuk pasien skoliosis neuromuskuler dan juga untuk anak-anak dengan gangguan seperti cerebral palsy.

b) WSSI - Dikenal sebagai *Wisconsin Segmental Spine Instrumentation*, biasanya dianggap aman, seperti sistem batang Harrington dan instrumentasi Luque. Dalam metode ini, dasar dari proses spinosus digunakan untuk fiksasi segmental, bersama dengan implan yang tepat.

c) DDS - diistilahkan dengan sistem *Dorsal Dynamic Spondylodesis* (DDS), konsep ini masih pada tahap pengujian di Jerman. Sebuah semifinal sistem yang kaku, ini pada dasarnya menawarkan fleksibilitas yang lebih besar untuk tulang belakang dibandingkan dengan sistem konvensional lainnya.

2. Kait

Secara tradisional, kait telah menjadi alat yang paling umum digunakan untuk mengamankan batang tulang belakang. Setelah batang yang ditempatkan di sekitar tulang belakang melengkung, kait kemudian digunakan untuk mengamankan batang di tempatnya yang benar. Sekrup gagang bunga adalah pilihan lain untuk mengamankan batang dan akan dijelaskan pada bagian berikutnya.

Di sini, mari kita melihat dengan lebih dekat pada tujuan dari alat ini, bagaimana dan kapan itu digunakan dan berbagai aspek lainnya.

Penggunaan dan implementasi

Digunakan sangat umum sebagai bagian dari seperangkat instrumentasi seperti instrumentasi Cotrel-Dubousset (CD), konstruksi kait segmental telah dilihat sebagai bagian standar dari penyembuhan bedah skoliosis sejak tahun 1980-an. Alasan utama untuk popularitas besar dari kait tersebut adalah karena memberikan ini ahli bedah suatu kemampuan untuk menempatkan sejumlah kait di sepanjang batang yang sama baik dalam kompresi ataupun model selingan.

Jenis-jenis Kait Utama

Serangkaian kait dengan berbagai bentuk dan ukuran yang digunakan oleh ahli bedah berdasarkan usia pasien dan jenisnya, serta sejauh mana kelengkungan mereka. Pada bagian ini, kita telah membahas masing-masing jenis kait, bersama dengan rincian tentang aplikasi dan penggunaan khususnya.

1. Kait gagang bunga (Pedikel)

Seperti namanya, jenis kait ini melekat pada pedikel dari vertebra Anda. Lebih khususnya, kait gagang bunga dapat diterapkan dalam thoraks (tulang tengah) vertebra, TI ke TIO. (Silakan lihat Bab I untuk rincian lebih lanjut tentang tulang belakang thoraks). Dengan pisau kait selalu ditempatkan ke arah atas, sekrup pedikel dimasukkan menggunakan dudukan kait, pendorong kait tahan, atau pemukul. Atau, kombinasi dari setiap instrumen ini juga dapat digunakan.

2. Kait supralaminar

Selalu ditempatkan di posisi bawah, kait supralaminar digunakan di bagian lamina yang lebih tinggi. Sebagaimana dijelaskan pada Bab I, lamina mencakup kanal tulang belakang, akan langsung dari tubuh vertebra dan selanjutnya membentuk sebuah cincin untuk melingkungi sumsum tulang belakang untuk tujuan perlindungan. Dalam rangka untuk menempatkan kait, sebuah tepi lamina kemungkinan akan dihilangkan. Setelah selesai, kait akan dimasukkan menggunakan dudukan implan yang sesuai.

3. Kait infralaminar

Umumnya digunakan pada tingkat TII atau di bawah, kait ini selalu ditempatkan pada arah ke atas. Untuk memasukkan jenis kait ini, dokter bedah Anda akan memisahkan flavum ligamentum dari permukaan inferior lamina, yang juga akan menjaga tulang Anda tetap utuh.

4. Kait proses melintang

Sebuah pisau kait lebar, jenis kait ini biasanya digunakan dalam konsep cakar khas yang digunakan dalam sistem CD. Digunakan keduanya baik kait atas dan kait bawah, kait ini ditanamkan setelah proses melintang dibersihkan dari setiap jaringan lunak.

5. Kait pengurangan

Sebuah kait pengurangan, tersedia dengan empat model, yang biasanya ditempatkan di ujung kurva dada di sisi dimana kurva sedang diperbaiki. Tujuan utama dari kait pengurangan adalah untuk memfasilitasi penempatan batang, terutama dengan kurva yang lebih besar atau kasus dimana kurva juga disertai dengan jumlah lordosis yang cukup besar (kurva dari punggung bawah Anda).

3. Sekrup gagang bunga (Pedikel)

Instrumentasi sekrup pedicle merupakan salah satu alat terbaru yang menambah nilai pada berbagai pendekatan dari pembedahan tulang belakang, seperti bentuk posterior dan anterior. Terdiri dari sekrup khusus untuk bagian pedikel vertebra Anda, jenis instrumentasi ini sekarang dikaitkan dengan faktor-faktor seperti tingkat keberhasilan bedah yang lebih tinggi dan jumlah komplikasi yang lebih rendah.

Sebelum kita melangkah lebih jauh, mari kita melihat sebentar beberapa istilah penting yang perlu Anda ketahui di sini.

Istilah-istilah yang harus Anda ketahui

(a) Pedikel (gagang bunga)

Sebuah gagang bunga atau pedikel vertebral berstruktur kecil, padat, seperti batang yang menonjol ke luar dari bagian posterior atau belakang vertebra Anda. Setiap ruas memiliki dua pedikel berbeda yang melekat, seperti yang ditunjukkan pada gambar di bawah ini.

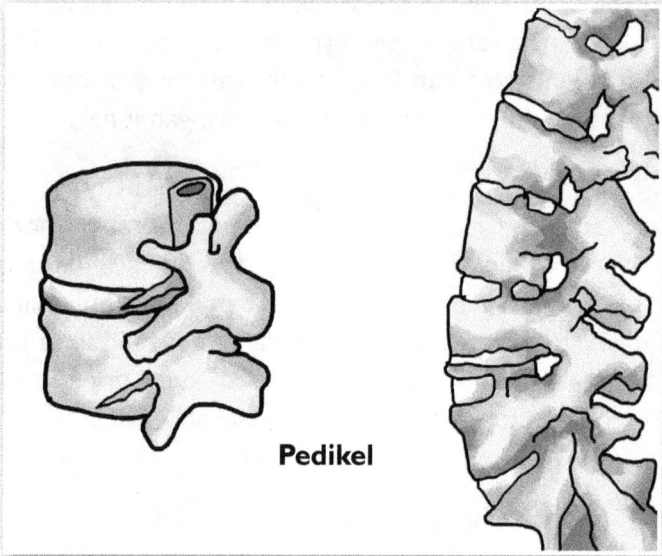

Pedikel

(b) Sekrup gagang bunga (pedikel) *Polyaxial*

Sekrup pedikel polyaxial adalah jenis sekrup gagang bunga atau pedikel yang terbaru dan paling sering digunakan. Terbuat dari titanium, sekrup polyaxial diulir, dengan kepala yang mobile. Toleran bahkan pada tingkat kelelahan dan korosi yang tinggi, sekrup pedikel polyaxial adalah kompatibel MRI dan memiliki berbagai ukuran. Karena kepalanya yang mobile, sekrup bisa diputar, yang membantu untuk mengatur tekanan apapun dari tulang belakang. Dokter bedah Anda akan memilih dari berbagai ukuran mulai dari 30mm hingga 60 mm dan diameter mulai dari 5.0 mm hingga 8,5 mm.

Metode dan Tujuan

Sekrup gagang bunga digunakan untuk memperbaiki deformitas tulang belakang. Dalam kasus tertentu dari skoliosis, sekrup gagang bunga digunakan sebagai bagian dari instrumentasi lain seperti prosedur Harrington, dengan dua tujuan spesifik:

→ Untuk memperbaiki batang dan pelat/piringan pada tulang belakang

→ Untuk melumpuhkan bagian tertentu dari tulang belakang guna membantu fusi tulang belakang

Meskipun prosedur yang tepat mungkin bervariasi dengan lokasi bedah yang tepat di tulang belakang (toraks, lumbar atau sakral), terdapat cara umum dimana sekrup pedikel ditanamkan. Baca lebih lanjut untuk deskripsi singkatnya dari langkah-langkah di bawah ini:

• Menggunakan x-ray atau fluoroscopy normal, ahli bedah akan terlebih dahulu menentukan kedalaman dimana sekrup harus dimasukkan.
• Setelah kedalaman sudah dipastikan, sudut dimana sekrup harus dimasukkan akan diperkirakan dan ditentukan.
• Kemudian, saluran penerima akan dibor melalui pedikel dengan menggunakan instrumen yang tepat.
• Akhirnya, sekrup dimasukkan pada titik tertentu.

Efisiensi dan Popularitas

Sekrup gagang bunga biasanya melekat pada pedikel, yang merupakan sisi vertebra. Ini memegang batang di tempat dengan dimasukkannya ke dalam tulang.

Terdapat banyak penelitian yang menunjukkan khasiat dari instrumentasi sekrup pedikel untuk koreksi kurva. Misalnya, sebuah studi dari Center for Spine Surgery and Scoliosis Center di Jerman menunjukkan bahwa instrumentasi sekrup pedikel segmental dapat digunakan untuk koreksi bedah frontal serta kelainan bidanh sagital pada skoliosis torakolumbalis dan lumbal yang kurang dari 60 derajat. Hasil penelitian juga menunjukkan bahwa fiksasi sekrup gagang bunga yang disertai dengan panjang fusi yang lebih pendek dibandingkan dengan fusi anterior. Selain itu, instrumentasi sekrup gagang bunga juga menawarkan koreksi kurva yang lebih baik dengan fungsi paru-paru yang membaik dan masalah neurologis yang minimal.

Studi lain juga melaporkan bahwa dibandingkan dengan mengkaitkan atau konstruksi hybrid, pasien dengan instrumentasi sekrup pedikel menunjukkan peningkatan koreksi kurva yang besar dan memerlukan sedikit perawatan tindak lanjut. Namun, seperti penelitian yang relevan tunjukkan, satu-satunya prasyarat untuk instrumentasi sekrup pedikel untuk menawarkan hasil seperti fiksasi kaku dan peningkatan koreksi deformitas adalah dengan mengikuti teknik yang tepat yang dapat ditentukan oleh analisis pra-pembedahan dan penilaian yang memadai.

Penelitian juga telah mulai menunjukkan bahwa instrumentasi sekrup gagang bunga atau pedikel mungkin menawarkan koreksi kurva yang lebih baik tanpa masalah neurologis yang menyertainya yang tercatat dengan penggunaan instrumentasi kait segmental.

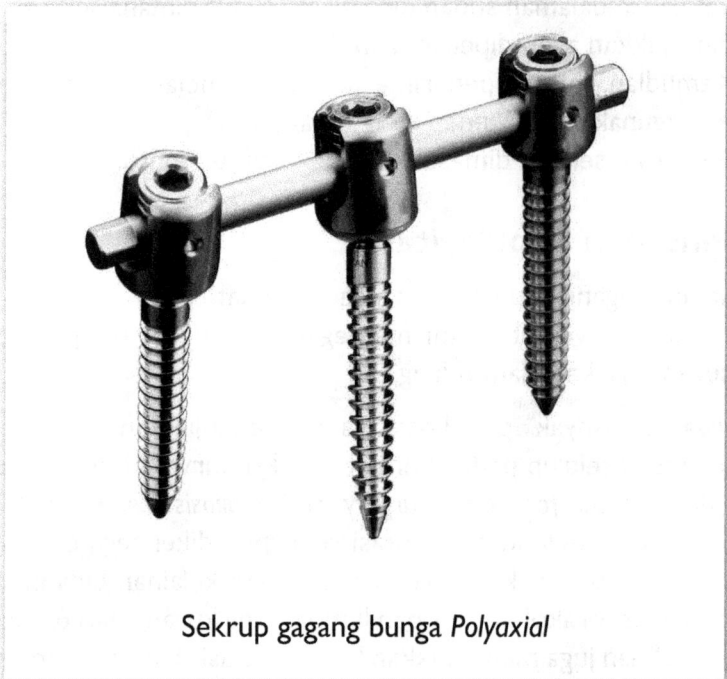

Sekrup gagang bunga *Polyaxial*

Kait Segmental vs Sekrup Pedikel

Perdebatan berlanjut tentang apakah sekrup atau kait yang dpat melakukan pekerjaan dengan lebih baik dalam pembedahan skoliosis! Awalnya, sekrup pedikel tersebut menggantikan kait segmental, yang secara tradisional digunakan dalam prosedur Harrington, salah satu teknik bedah yang pertama yang digunakan untuk menyembuhkan skoliosis.

Secara akademis, terdapat dua alasan utama mengapa para ahli bedah menganggap sekrup sebagai pilihan yang lebih baik daripada kait, meskipun faktor komplikasi dan risiko ada dalam kedua hal tersebut. Dua faktor yang memberikan sekrup pedikel keuntungan lebih dari kait adalah:

• Kemampuan sekrup untuk menahan kekuatan ketegangan (strain) pada tulang belakang dengan cara yang lebih baik daripada kait

• Posisi penempatan sekrup diyakini memberi mereka keuntungan lebih daripada kait

Bahkan, ini juga dipercaya bahwa ketika menggunakan sekrup, bagian yang lebih pendek dari tulang belakang harus disatukan dan pasien juga mengalami kehilangan darah yang lebih sedikit. Namun, bagian dari komunitas medis juga berpendapat bahwa kait menawarkan lingkup komplikasi neurologis yang lebih rendah daripada sekrup pedikel.

Referensi: *Liljenqvist, et al. Comparative Analysis of Pedicle Screw and Hook Instrumentation in Posterior Correction and Fusion of Idiopathic Thoracic Scoliosis. Pada European Spine Journal. Agustus 2002. Vol. 11. Nomor 4. Hal. 336-343.cv*

4. Kabel

Prosedur bedah modern untuk skcoliosis menggunakan sebuah kombinasi alat dan instrumen yang dapat memberikan hasil terbaik untuk fusi tulang belakang.

Kabel, biasanya digunakan sebagai konektor dalam pembedahan skoliosis, yang dianggap sebagai bagian dari sistem generasi kedua (tahun 1960-1970an) untuk koreksi bedah skoliosis. Sistem ini diyakini satu langkah lebih maju daripada prosedur batang Harrington, dengan mencoba untuk mengatasi komplikasi yang terkait dengan yang akan datang.

Sebuah contoh bagaimana kabel akan dapat digunakan untuk koreksi kurva skoliotik dalam hubungannya dengan instrumentasi Luque, sebuah bagian umum dari sistem generasi kedua. Dalam teknik khusus ini, dua batang ditempatkan di kedua sisi tulang belakang dan dipasang dengan menggunakan kabel.

Kabel Sublaminar – Saat ini

Setelah ini, datanglah era teknik kabel sublaminar, yang masih digunakan, meskipun tidak sangat umum. Kabel sublaminar kebanyakan digunakan untuk pasien dalam dua kategori:

→ Mereka yang memiliki tulang terlalu rapuh untuk menahan kait atau sekrup

→ Mereka yang memiliki kurva yang terjadi karena masalah dengan saraf dan otot-otot mereka

Akhir-akhir ini, kabel stainless khusus kini telah digantikan dengan kabel titanium. Namun, para ahli mengungkapkan keprihatinan atas fakta bahwa ketika pasien memiliki kurva keras, kabel sublaminar seperti ini bisa dengan mudah tertarik keluar atau bahkan pecah.

Kabel juga digunakan untuk memperbaiki kurva di dalam instrumentasi untuk Metode Wisconsin dan dalam kasus Dorsal Column Stimulation atau Rangsangan Kolom Dorsal, sebuah prosedur pembedahan yang dilakukan untuk menyembuhkan nyeri punggung.

Apa yang penelitian telah ungkapkan?

Banyak jenis kabel yang digunakan sesuai dengan jenis pembedahan yang dilakukan, dengan masing-masing memiliki hasil yang berbeda. Misalnya, kabel paduan kobalt kromium menawarkan keuntungan yang lebih besar daripada kabel/kawat baja, terutama dalam hal kekuatan tarik dan kompatibilitas titanium. Bahkan, kabel paduan kobalt kromium padat juga digunakan sebagai implan sublaminar dengan instrumentasi tulang belakang titanium, sering kali akan menghasilkan hasil yang luar biasa. Namun, hasil dalam kasus instrumentasi Luque dengan menggunakan kawat menunjukkan tingkat koreksi yang cukup rendah. Bahkan tingkat kerusakan kanal tulang belakang melalui kabel yang dilewati adalah cukup tinggi. Umumnya, kabel dianggap berbahaya, karena bahkan proses penghapusan kabel yang rusak atau hancur setelah operasi tersebut dapat terbukti berbahaya, menyebabkan komplikasi seperti cedera neurologis.

Sebaliknya, terdapat penelitian lain yang melaporkan penempatan kabel sublaminar untuk menjadi tambahan yang aman dan berguna untuk penyembuhan bedah skoliosis idiopatik.

5. Penjepit

Dalam dunia pembedahan tulang belakang, penjepit bedah adalah instrumen logam kecil yang bertindak sebagai antarmuka antara bagian-bagian dari tulang belakang Anda dan batang logam, memegang seluruh sistem instrumentasi secara bersama-sama. Sistem fiksasi penjepit menempelkan batang ke struktur tulang belakang menggunakan teknik lintasan band penambahan pedikel.

Ketika implan ditempatkan ke dalam struktur tulang belakang Anda untuk mengurangi kurva skoliosis, biasanya akan menyebabkan sejumlah besar gesekan, atau apa yang secara medis dikenal sebagai tekanan kontak. Penjepit mengurangi jumlah tekanan kontak dengan memungkinkan kompresi, selingan, rotasi dan pemindahan tulang belakang. Kebanyakan dari penjepit yang terkenal baik, seperti Universal Clam, dapat bekerja dengan baik bersama dengan alat-alat lain seperti kait, sekrup dan kabel untuk memberikan fleksibilitas ahli bedah yang lebih besar dalam prosedur tulang belakang. Penjepit biasanya dimasukkan ke dalam tempat dengan bantuan sebuah band poliester tenun dan sekrup pengunci.

Sebuah studi penelitian yang relevan menganalisis kegunaan dari Universal Clamp, sebuah implan osteosynthesis yang relatif baru, sebagai perangkat instrumentasi untuk mengobati AIS. Penjepit tersebut, terutama terdiri dari sebuah band sublaminar dan penjepit titanium, dipandang sebagai perangkat yang efektif, mengurangi risiko patah tulang laminar dan membantu dalam mengurangi perkembangan kurva. Penelitian juga menunjukkan bahwa Universal Clamp mendistribusikan tegangan di daerah yang lebih besar dari korteks laminar daripada kabel sublaminar, sehingga mengurangi risiko patah tulang laminar yang parah.

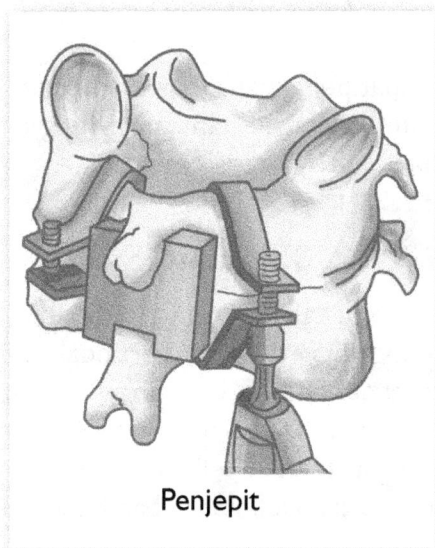

Penjepit

Kombinasi

Jenis kurva yang Anda miliki akan menentukan kategori peralatan yang akan digunakan oleh dokter bedah Anda, terutama dari kalangan kait dan sekrup. Bahkan, dalam beberapa kasus, kombinasi kait, kabel, dan sekrup yang sesuai akan digunakan untuk menjaga kelengkungan tetap dalam kendali.

Kisah Nyata Skoliosis: Pengalaman dengan perangkat keras!

Jane, berusia 16 tahun ketika ia menjalani pembedahan yang pertama, memiliki pengalaman yang cukup traumatis dengan penggunaan semua perangkat keras dan persenjataan. Dia mendapatkan skoliosis sebagai bagian dari struktur genetiknya karena ibunya juga didiagnosis dengan kelengkungan pada 20 tahun yang lalu. Setelah memakai brace selama hampir 24 jam sehari untuk beberapa waktu, kurva masih tidak dapat dihentikan. Dia melakukan pembedahan pertamanya pada tahun 1987. Sayangnya, ia harus menjalani pembedahan kedua untuk menghilangkan batang pada tahun 1995.

Meskipun melewati kedua pembedahan tersebut, Jane terbiasa untuk merasa tidak nyaman dan kesakitan setelah prosedur tersebut. Dia juga menderita infeksi serius dan kebocoran cairan setelah pembedahan.

Bahkan setelah bertahun-tahun setelah pembedahannya, Jane mengalami kesulitan untuk berbaring telentang atau bahkan duduk tegak dengan punggung menyandar ke kursi. Jane umumnya mengasumsikan bahwa perangkat keras yang digunakan untuk penyembuhannya terus menerus menyebabkan dia merasakan ketidaknyamanan dan rasa sakit tersebut.

BAB 17

Di Dalam Ruang Pembedahan

ola pikir psikologis selalu memainkan peran utama dalam dunia kedokteran. Mendapatkan pasien dan bahkan Staf yang mendukung ke dalam kerangka berpikir yang benar selalu penting untuk keberhasilan setiap prosedur medis, khususnya prosedur yang lebih yang mutakhir seperti fusi tulang belakang untuk koreksi kurva skoliosis. Bagi Anda sebagai pasien, penting untuk mengetahui apa yang ada di toko ketika Anda mendekati ruang pembedahan untuk saat-saat yang terakhir. Di dalam bab, kami akan memberikan pandangan yang lengkap tentang apa yang akan terjadi dari setelah Anda didorong ke ruang pembedahan, langsung ke titik ketika pembedahan benar-benar akan dimulai.

Pengetahuan adalah kekuatan!

Memang, kata yang benar! Berpengetahuan adalah benar-benar diberdayakan. Ketika berkaitan dengan kesehatan pribadi, dan yang lebih penting, keamanan pribadi, Anda mungkin tidak pernah bisa mempercayai siapapun kecuali diri Anda sendiri. Akan memasuki suatu pembedahan sebesar perbaikan kurva skoliotik mengharuskan Anda untuk menjadi sadar, perpengetahuan dan berpendidikan dengan semestinya tentang apa yang akan Anda hadapi.

Dalam bab-bab sebelumnya, Anda telah membaca semua tentang berbagai risiko yang terlibat dengan pembedahan Anda, metode bedah berbeda yang digunakan, rincian persiapan keuangan dan sebagainya. Dalam bagian berikutnya, kami akan menjelaskan semua tentang apa sebenarnya yang akan terjadi ketika Anda mencapai ruang pembedahan, menuju ke titik ketika pembedahan Anda benar-benar akan dimulai.

1. Rutinitas pra-operatif

2. Berada di kuris roda - Perjalanan Anda menuju Operation Theater (OT) setelah semua formalitas awal dan pemeriksaan telah selesai dilakukan.

3. Menetap, dimonitor dan dibius - Cara Anda akan secara fisik ditempatkan di meja operasi tergantung pada pendekatan bedah yang akan digunakan. Berbagai perangkat dan peralatan pemantauan akan ditempelkan untuk melihat potensi risiko apapun. Akhirnya, Anda akan dibius untuk tujuan pembedahan.

Baca terus untuk penjelasan terperinci dari masing-masing langkah berikut ini.

1. Rutinitas pra-operatif

Terutama, seperti yang telah kita bahas pada bab-bab sebelumnya, sekarang Anda pasti sudah melewati penilaian dan tes pra-operatif utama. Ini dilakukan untuk memastikan bahwa Anda sehat dan bugar untuk pembedahan tersebut. Pemeriksaan ini biasanya adalah sebagai berikut:

- X-ray, untuk membantu merencanakan pendekatan bedah

- Sebuah *elektrokardiograf* (EKG), untuk memastikan bahwa jantung Anda akan bekerja dengan cara yang normal

- Tes fungsi paru-paru untuk memastikan pola pernapasan normal

- Fotografi medis, untuk keperluan rekaman, sehingga gambar sebelum dan setelah operasi dapat dijaga

- Tes darah untuk menyingkirkan infeksi atau komplikasi lainnya

Masing-masing prosedur/tes ini biasanya akan dilakukan beberapa hari sebelum pembedahan Anda sebagai bagian dari penilaian pra-operatif formal. Setelah selesai, Anda kemudian akan berikan tanggal tertentu untuk pembedahan Anda. Sementara beberapa rumah sakit akan mengharuskan Anda untuk dimasukkan pada hari yang sama, beberapa dari mereka ingin Anda untuk masuk di malam sebelumnya untuk memastikan pemeriksaan dan persiapan yang tepat.

Setelah Anda dimasukkan dan semua formalitas rutin sudah selesai, Anda akan diberikan satu set instruksi untuk beberapa jam ke depan.

Sebentar sebelum Anda didorong ke OT, staf medis akan melakukan langkah-langkah berikut:

- Mengambil rincian dari berat badan dan tinggi Anda
- Memeriksa suhu tubuh, denyut jantung, laju pernapasan dan tekanan darah Anda
- Menanyakan tentang makanan dan minuman yang terakhir dikonsumsi
- Memberikan band identitas yang mungkin Anda pakai di sekitar pergelangan tangan Anda
- Mengisi beberapa formulir penting, seperti bentuk persetujuan
- Mengambil beberapa darah untuk donor darah autologus, jika diputuskan sebelumnya (lihat bab 13 untuk perinciannya)

Tepat sebelum Anda diambil, Anda akan diberikan satu set pakaian untuk dipakai yang biasanya akan berupa jubah, celana dan topi. Anda kemudian akan akan didorong ke ruang pembedahan untuk memulai prosedur berikutnya.

2. Di kursi roda

Setelah masuk ke ruang operasi, Anda akan menghadapi skenario yang berbeda sama sekali. Anda tiba-tiba akan menyaksikan lascar dengan mesin, kabel dan alat-alat rumit di sekitar dengan laki-laki dan perempuan berpakaian serba hijau. Ini seringkali akan menjadi terbaik untuk menjaga diri tetap fokus dan mencoba tetap tenang, bahkan jika itu berarti harus mempraktekkan beberapa teknik relaksasi. Beberapa profesional yang mempersiapkan prosedur di dalam OT yang akan meliputi:

- Kepala ahli bedah

- Para hhli anestesi
- Staf keperawatan
- Para teknisi
- Spesialis lainnya

Ahli anestesi

Pada tahap ini, Anda juga akan memiliki percakapan penting dengan kepala anestesi. Dia adalah profesional yang akan bertanggung jawab untuk membuat Anda berada di bawah sedasi untuk pembedahan dan memastikan bahwa Anda tetap terbius seperti yang diperlukan untuk memastikan pemantauan intra-operatif, seperti monitoring sumsum tulang belakang. Hal ini penting untuk memastikan bahwa tidak ada kerusakan yang berlangsung pada sumsum tulang belakang atau fungsi-fungsi lainnya dari tubuh selama pembedahan. Lihat Bab 10 tentang risiko dan komplikasi untuk mengetahui lebih banyak tentang tes tersebut.

Ahli anestesi Anda akan menanyakan beberapa pertanyaan penting tentang riwayat medis Anda sebelumnya dan apakah ada alergi yang Anda derita. Hal ini untuk memastikan bahwa tubuh Anda sesuai dengan obat penting yang akan ia gunakan untuk tujuan sedasi.

Jagalah akal Anda agar tetap terkendali...

Terdapat beberapa ahli bedah yang menyarankan pasien mereka untuk meminta bantuan profesional dalam kasus dimana mereka terlalu stres tentang pembedahan mereka. Bagaimanapun juga, keadaan psikologis Anda memegang peranan yang sangat peran penting dalam keberhasilan pembedahan kami. Semua perlengkapan kabel dan instrumen di dalam OT akan dapat menakutkan bahkan bagi pasien yang paling tenang. Ini akan membantu untuk secara sadar menjaga ketenangan Anda dan cobalah untuk tidak gelisah saat Anda mendekati akhir tahap dari prosedur.

3. Menetap, dipantau dan dibius

Pada tahap ini, setelah Anda berada di dalam OT, dokter akan mulai bersiap-siap untuk menempatkan Anda di meja operasi. Posisi dan tindakan pencegahan yang akan diambil tergantung pada metode atau pendekatan bedah yang diputuskan, seperti pendekatan posterior, anterior, gabungan atau bahkan pendekatan VATS. Anda dapat membaca lebih lanjut tentang metode ini pada bab 15 tentang 'Jeni-jenis Pembedahan.

Pembantalan dan Penempatan posisi

Dengan demikian, Anda akan ditempatkan di meja operasi dan pembantalan dan penempatan posisi yang memadai akan dilakukan. Misalnya, jika Anda telah ditetapkan untuk fusi tulang belakang melalui pendekatan posterior (dari belakang), Anda akan kemudian akan ditempatkan pada bingkai empuk, dengan perut Anda menggantung bebas. Hal ini akan membantu dalam meminimalkan pendarahan dan akan juga memfasilitasi perkembangan kelancaran pembedahan.

Sebagai aspek penting lainnya untuk memastikan perlindungan tubuh secara keseluruhan, posisi yang sesuai akan dilakukan untuk melindungi saraf dan sendi dengan bantalan tambahan. Selain itu, semua bagian sensitif pada kulit dan wajah, termasuk mata Anda akan dengan memadai di beri bantalan untuk tujuan perlindungan.

Seiring dengan pembatalan dan menempatan posisi, semua kateter dan saluran arteri penting akan ditempelkan, yang dapat benar-benar memerlukan waktu lebih dari satu jam untuk diselesaikan dari saat Anda memasuki OT sampai pembedahan Anda yang sebenarnya akan dimulai.

Pada bagian berikutnya , kami telah memberikan gambaran singkat dari berbagai saluran intravena dan arteri serta kateter yang akan digunakan.

Infus dan Monitor

Anda juga akan dikaitkan dengan serangkaian tabung, infus intravena, monitor dan perangkat yang dimaksudkan untuk menyalurkan obat-obatan, gizi, transfusi darah dan sebagainya. Selain itu, Anda juga akan memakai perangkat monitoring tertentu untuk memastikan bahwa fungsi-fungsi vital tubuh Anda akan bekerja dengan baik.

Pada bagian ini, kita sudah menjelaskan masing-masing peralatan dan perangkat yang akan dikaitkan dengan Anda, untuk tujuan pembedahan skoliosis Anda.

(A) Infus, tabung dan kateter

→ Kateter Foley, adalah tabung kecil yang lunak dan dimaksudkan untuk membantu Anda mengosongkan kandung kemih Anda sehingga Anda tidak harus pergi ke kamar kecil. Hal ini biasanya dihilangkan dalam sekitar 4-5 hari. Ini akan dimasukkan selama pembedahan Anda ke dalam tempat yang sama dari mana Anda membuang air kecil.

→ PCA (*Patient Controlled Analgesia*) - Saluran intravena yang menyalurkan antibiotik dan obat penghilang rasa sakit yang diperlukan.

→ Saluran arteri, yang masuk ke dalam arteri Anda untuk memantau tingkat tekanan darah Anda (lihat kolom).

→ *Endotrakeal tube* (ET tube), ditempatkan ke dalam mulut dan tenggorokan untuk membantu Anda bernapas dengan mudah. Karena inilah, tenggorokan Anda mungkin sakit dan suara Anda mungkin menjadi gatal. Seperti kateter Foley, ini juga ditempatkan selama pembedahan.

(B) Monitor dan perangkat-perangkat

→ Deratan elektroda, yang akan ditempatkan di dada Anda. Ini seperti stiker kecil dan lembut dengan kabel yang terhubung ke monitor jantung tepat di atas kepala tempat tidur Anda. Elektroda dan kabel ini dimaksudkan untuk menunjukkan tingkat denyut jantung dan pernapasan Anda, yang akan ditampilkan dalam bentuk garis dan angka pada monitor.

→ Masker oksigen, untuk membantu Anda bernapas dengan mudah, karena paru-paru Anda tidak mungkin masih pulih, terutama jika Anda mempunyai sayatan anterior (dari samping/depan).

→ Mesin oksimeter denyut nadi, yang akan memeriksa tingkat oksigen Anda dan terhubung dengan jari Anda menggunakan sebuah perban.

→ Sebuah set stoking tekanan dan boot kompresi pneumatic, yang akan mencegah pembentukan bekuan darah apapun di dalam pembuluh darah akibat berjam-jam dalam keadaan yang tidak aktif.

Untuk tujuan pemantauan

Pada tahap ini, Anda juga akan diatur untuk pemeriksaan neurofisiologi biasa selama pembedahan. Untuk tujuan ini, seorang dokter spesialis yang dikenal sebagai neurofisiologi akan melampirkan beberapa kabel khusus di kepala Anda untuk memastikan pemantauan intra-operatif. Monitor-monitor penting lainnya dan intravena/infus juga akan sepatutnya ditempatkan untuk memastikan pemantauan dan pemberian obat selama pembedahan.

Pembiusan

Di sinilah ahli anestesi Anda akan bekerja. Terdapat cara berbeda dimana dosis dapat diberikan, termasuk salah satunya melalui infus atau melalui masker. Anestesi Anda biasanya akan meminta pilihan Anda dan juga akan menentukan pilihan yang paling sesuai untuk Anda. Menariknya, langkah ini merupakan langkah yang paling sering membingungkan bagi pasien. Alasan adalah bahwa ini sebenarnya merupakan Pprosedur fisik pertama yang akan dilakukan pada pasien selain tes dan penilaian setelah mencapai OT. Lihat sekilas kutipan di bawah ini:

"Saya pikir ini akan menjadi sesuatu yang menakutkan. Saya tidak tahu seperti apakah ruang operasi itu. Saya pikir itu akan terlihat seperti yang ada di TV. Seperti sebuah ruangan besar dengan satu tempat tidur kecil dan semua orang akan menatap Anda. Tapi sama sekali tidak seperti itu. Ruangannya dingin. Mereka memberikan beruang Teddy saya dan saya memegangnya di tangan saya ketika saya tertidur. Ketika saya terbangun, bahan itu masih berada dalam pelukan saya. Ini benar-benar menyenangkan!"

Setelah Anda diberikan obat tersebut, Anda perlahan-lahan akan seperti melayang dan tertidur dan prosedur yang sebenarnya akan dimulai.

Kisah Nyata Skoliosis: Pengalaman menakutkan bahkan bagi sang pemberani

Angelina adalah gadis yang cukup percaya diri dan ceria , bahkan mengambil prospek pembedahan dengan langkahnya. Dia tegak tentang kondisi skoliosisnya dan bersama dengan ibunya memperoleh informasi lengkap tentang semua yang bisa dilakukan untuk membuat seluruh prosedur pembedahan akan menjadi lebih berorientasi hasil dan nyaman. Namun, bahkan untuk seorang remaja berkemauan keras, pengalaman berada di ruang pembedahan dan seluruh jadwal kegiatan sebelum pembedahan itu adalah cukup menakutkan.

Dia didiagnosis dengan skoliosis pada usia 13 tahun. Setelah serangkaian diagnosis dan pendekatan yang berbeda-beda dari penyembuhannya, dia akhirnya disarankan untuk melakukan pembedahan pada saat ia berusia 16 tahun, dikonfirmasi memiliki kurva utama ganda. Dia cukup senang dan puas dengan cara perawat dan dokter menjelaskan seluruh prosedur tersebut kepadanya. Namun, saat dia didorong ke ruang pembedahan, dia melihat penyebaran peralatan yang besar, yang mulai membuatnya bingung. Dan yang merupakan pengalaman paling traumatis adalah ketika dokter ingin mengambil foto tulang belakangnya sehingga hasilnya dapat dibandingkan dengan tulang belakang pasca-pembedahan. Bahkan, Angelina menjelaskan beberapa saat tersebut membuat dirinya diklik, hanya dengan celana dalamnya sebagai salah satu momen yang paling tidak nyaman dan 'memalukan'!

BAB 18

Prosedur Aktual Bedah

etelah Anda berada di ruang pembedahan, ini akhirnya adalah waktu untuk pembedahan yang sebenarnya. Dalam bab ini, kami akan membawa Anda pada tur literal dari seluruh pembedahan, proses lengkapnya seperti yang terjadi.

Tentang Fusi Spinal

Bahwa fusi tulang belakang merupakan pembedahan yang paling umum yang dilakukan untuk memperbaiki dan mengontrol kurva skoliosis adalah sesuatu yang kita kenal sebagai fakta yang pasti saat ini. Namun, fusi tulang belakang tetap banyak dilakukan di luar pembedahan, bahkan di luar skoliosis dan dilakukan untuk mencapai sejumlah tujuan. Di sini, mari kita mulai dengan memahami terlebih dahulu tentang apakah fusi tulang belakang itu dan mengapa itu diperlukan dalam hal rasa nyeri, deformitas dan penanganan penyakit.

Nah, seperti namanya, fusi tulang belakang merupakan pembedahan yang menggabungkan atau 'menyatukan' bagian dari tulang belakang untuk penyembuhkan kelainan atau mengurangi rasa nyeri.

Ketika Anda membaca dalam bab-bab awal, tulang belakang Anda terdiri dari sejumlah vertebrae yang saling terkait, mulai tepat dari tengkorak ke tulang ekor Anda. Masing-masing vertebrae ini terhubung dan saling terkait satu sama lain seperti rantai dan duduk tertumpuk di atas satu sama lain. Sekarang, tulang belakang dihubungkan sedemikian rupa sehingga mereka bergerak dalam koordinasi dan memungkinkan tulang belakang untuk menjadi fleksibel dan bergerak seperti yang diperlukan.

Untuk menghindari gesekan, masing-masing vertebra ini juga diberi bantalan dengan cakram intervertebralis lembut yang berbaring di antara mereka. Cakram intervertebralis ini, bersama dengan sendi facet, memungkinkan tulang belakang terlihat fleksibilitas serta perlindungan yang memadai.

Di sini, karena beberapa kondisi dan penyakit, tulang belakang tulang ini akan bekerja di luar rutinitas gerakan normal dan menjadi terpengaruh karena penyakit, trauma atau usia. Ketika ini terjadi, gerakan normal antara 2 atau lebih dari vertebrae yang terpengaruh akan menjadi menyakitkan dan menyebabkan rasa nyeri dan ketidakstabilan.

Ini adalah gerakan yang menyakitkan dari vertebra yang terkena dampak yang mana proses fusi tulang belakang ditujukan untuk menghilangkannya. Hal ini dilakukan dengan menggabungkan bersama-sama vertebra yang terkena dampak tersebut melalui penggunaan dari cangkok tulang dan instrumentasi.

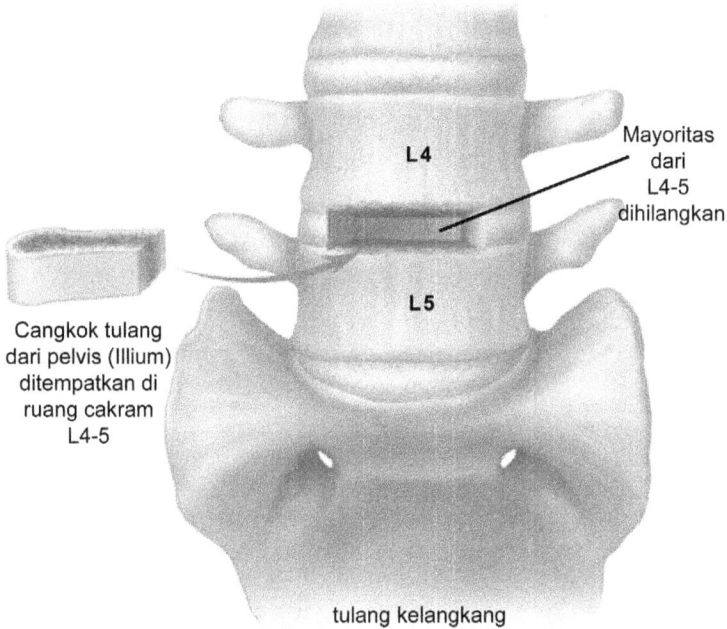

Ilustrasi vertebrae tulang belakang

L4

L5

Mayoritas
dari
L4-5
dihilangkan

Cangkok tulang
dari pelvis (Illium)
ditempatkan di
ruang cakram
L4-5

tulang kelangkang

Kondisi-kondisi

Untuk kejelasan lebih lanjut, sebagaimana prosedur pembedahan, fusi tulang belakang diadopsi apabila memenuhi satu atau lebih dari kondisi tulang belakang berikut ini:

- Trauma atau kecelakaan yang mengakibatkan kondisi seperti tulang vertebra yang retak
- Gerak berlebihan antara tulang tertentu yang mengakibatkan ketidakstabilan tulang belakang dan rasa nyeri
- Gangguan tulang belakang seperti spondylolysis, spondylolisthesis dan osteoarthritis
- Deformitas tulang belakang seperti skoliosis dan kyphosis
- Cakram yang menggelembung atau hernia

PENGURAIAN SEDERHANA ...

Sebagai sebuah proses, fusi tulang belakang mencoba untuk melakukan secara langsung dan artifisial seperti apa yang Mother Nature akan lakukan secara bertahap dengan meniru prosedur asli dari pertumbuhan tulang. Melalui pertumbuhan tulang ini, secara permanen ini akan menyatukan dua tulang belakang dan menghilangkan semua gerakan yang menyakitkan.

Tujuan

Di atas telah dijelaskan, fusi tulang belakang akan dilakukan pada pasien dengan skoliosis untuk mencapai tujuan spesifik berikut ini:

- Untuk memperbaiki/meluruskan kurva dan meletakkan tulang belakang ke posisi normalnya, sejauh mungkin
- Untuk mencoba mengurangi rasa nyeri dan ketidakstabilan tulang belakang, meskipun hasilnya mungkin berbeda dari yang diharapkan
- Untuk menghentikan kemungkinan perkembangan kurva
- Untuk mencegah kemungkinan kerusakan pada sistem saraf atau organ tubuh lainnya

Setelah memahami dasar-dasar utama dari fusi tulang belakang dan mengetahui tujuan yang ingin dicapai, mari kita membaca lebih lanjut untuk memahami apa sebenarnya yang terjadi di dalam pembedahan dan bagaimana ini akan dilakukan.

Rincian Proses

A) Insisi atau sayatan

Langkah pertama dari pembedahan adalah sayatan dimana dokter bedah Anda akan mencapai tulang belakang. Jenis dan lokasi sayatan akan tergantung pada faktor yang paling penting, yaitu lokasi kurva Anda. Melalui x-ray, konsultasi dan langkah-langkah diagnostik lainnya sebelumnya, dokter bedah Anda akan sudah merencanakan dan memutuskan pendekatan apa yang akan digunakan baik posterior, anterior atau pendekatan gabungan. Anda dapat merujuk pada Bab 15 untuk membaca lebih lanjut tentang masing-masing pendekatan tersebut.

Dengan pendekatan yang sudah ditentukan dengan jelas, dokter bedah Anda kemudian akan membuat sayatan yang sangat penting. Tergantung pada lokasi yang tepat dari kurva Anda, dokter bedah Anda mungkin akan membuat sayatan dengan cara berikut:

→ Untuk tulang belakang lumbar (rendah) - Dengan Anda pada posisi berbaring, tulang belakang Anda akan dicapai melalui lokasi posterior, yaitu dari belakang. Dokter bedah Anda akan membuat sayatan langsung ke tulang belakang.

→ Untuk tulang belakang serviks (bagian atas) - Untuk mencapai kurva dan vertebra yang terpengaruh di bagian tulang belakang serviks Anda, Anda akan berbaring telentang, sementara dokter bedah Anda membuat irisan dari bagian depan leher Anda untuk pendekatan anterior dan dari belakang untuk pendekatan posterior.

→ Untuk kurva dada atau thoraks (tengah), Ahli bedah Anda akan membuat sayatan sesuai dengan keadaan khas Anda. Bahkan, dalam beberapa kasus dimana tulang belakang dada yang bersangkutan, pendekatan gabungan posterior dan anterior akan dilakukan.

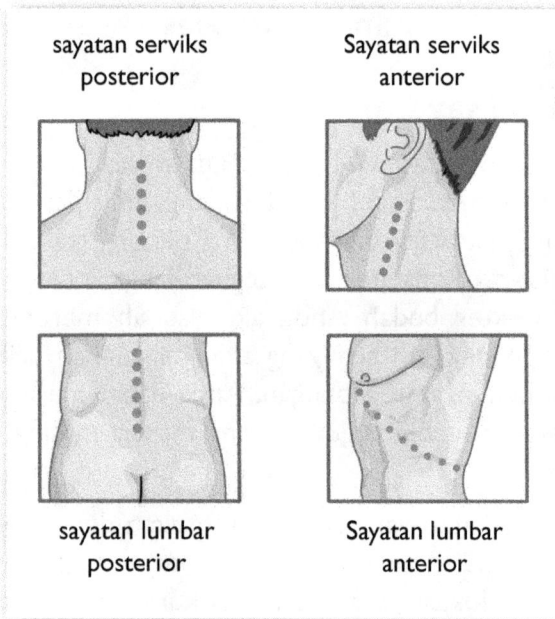

sayatan serviks posterior

Sayatan serviks anterior

sayatan lumbar posterior

Sayatan lumbar anterior

BERBAGAI TEMPAT SAYATANA

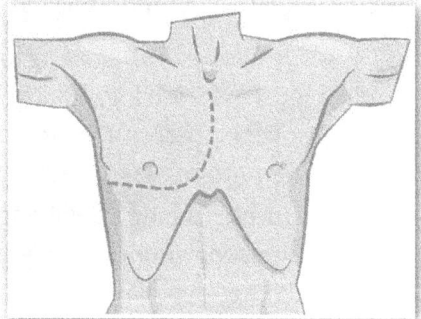

Menggunakan pendekatan yang sudah diputuskan, dokter bedah Anda pertama-tama akan mencapai proses spinosus, yang mana merupakan proyeksi tulang kecil di bagian belakang vertebrae. Dengan alat-alat bedah yang baik, dia kemudian akan bergerak ke samping otot di sepanjang tulang belakang untuk mencapai lamina (tulang pelindung di atas permukaan belakang dari sumsum tulang belakang).

Pada titik ini, dokter bedah Anda juga akan memeriksa apakah saraf di dekatnya berada di bawah tekanan apapun. Dalam proses yang dikenal sebagai dekompresi, dia dengan hati-hati akan menghilangkan semua tekanan dan ketegangan tersebut dari saraf di sekitarnya baik dengan menghilangkan sebagian dari lamina atau bahkan dengan menggores setiap taji tulang yang berada di dekatnya.

Dengan sayatan yang telah dibuat, segmen tulang belakang Anda yang perlu untuk disatukan akan dibuka. Sekarang adalah langkah berikutnya untuk melakukan cangkok tulang.

B) Ekstraksi dari pertumbuhan tulang keluar

Di persimpangan ini, dokter bedah Anda akan dapat melihat titik di mana vertebra yang terkena memaksa tulang belakang menekuk keluar dari posisi normalnya, menempatkan tekanan pada saraf tulang belakang dan menghasilkan kurva skoliosis. Dalam proses yang dikenal sebagai dekompresi atau Laminektomi, pertumbuhan keluar tulang ini akan diekstrak atau diambil keluar, membuka jalan bagi tulang cangkokkan yang akan dimasukkan.

C) Cangkokkan tulang

Sebuah cangkokkan tulang pada dasarnya terdiri dari satu set irisan materi tulang yang akan ditempatkan di antara dua vertebra yang terkena. Berbagai faktor yang digunakan untuk menentukan pilihan cangkokkan tulang manakah yang akan digunakan untuk pembedahan termasuk jenis fusi tulang belakang, jumlah tingkat yang terlibat, lokasi fusi, faktor risiko non-fusi (yaitu obesitas, merokok, rendahnya kualitas tulang, usia lanjut), pengalaman ahli bedah, dan preferensi.

Seiring waktu dan dengan dukungan dari instrumentasi, cangkok tulang akhirnya akan membantu vertebrata untuk tergabung atau 'menyatu' bersama-sama. Proses fusi vertebra menggunakan cangkok tulang adalah yang membuat landasan sebenarnya dari seluruh pembedahan fusi tulang belakang.

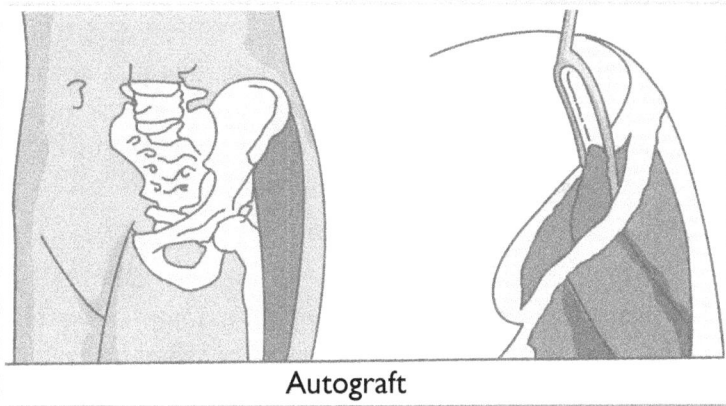

Autograft

Mengacu pada kolom di halaman berikutnya untuk mengetahui lebih banyak tentang berbagai jenis cangkok tulang yang dapat digunakan.

Cangkok tulang

Untuk tujuan fusi tulang belakang, cangkok tulang mungkin akan diperoleh dari tiga sumber yang berbeda, termasuk:

1. Tulang Autograft

Seperti namanya, autograft adalah cangkok tulang yang diperoleh dari tubuh pasien sendiri, yang paling sering adalah krista iliaka dari pinggul. Jika dokter bedah Anda menggunakan jenis cangkok tulang ini, tambahan sayatan akan dibuat di bagian atas dari pinggul Anda selama langkah A di atas. Bahan tulang akan diambil dari pinggul Anda di tahap ini, jika autograft akan digunakan.

2. Tulang Allograft

Ini pada dasarnya merupakan tulang mayat dan dokter bedah Anda akan memperoleh cangkok tulang ini dari bank tulang eksternal sebelum pembedahan. Allograft biasanya akan menyelamatkan pasien dari rasa sakit dan risiko yang terkait dengan insisi tambahan untuk autograft pada saat pembedahan. Bagaimanapun juga, dokter bedah Anda akan berada dalam posisi terbaik untuk memutuskan pada jenis cangkokan mana yang akan digunakan.

3. Bahan cangkok tulang sintetis

Karena perkembangan besar-besaran dan inovasi di dalam bidang pembedahan dan obat-obatan, pasien sekarang juga sudah dapat memilih untuk bahan cangkok tulang buatan untuk tujuan fusi tulang belakang. Beberapa contoh bahan cangkok tulang buatan yang tersedia secara komersial seperti meliputi:

- *Demineralized bone matrix* (DBMS) - Diperoleh dengan menghapus kalsium dari tulang mayat, DBMS memiliki konsistensi seperti gel dan diyakini membawa protein yang akan membantu dan mempercepat penyembuhan tulang.

- Keramik - Cukup mirip dalam bentuk dan konsistensinya terhadap tulang autograft, ini terbuat dari kalsium sintetis atau bahan-bahan fosfat dan dianggap sebagai pilihan efektif untuk autograft.

- *Bone morphogenetic proteins* (BMP) - Disetujui oleh US Food and Drug Administration (FDA), BMP adalah protein pembentuk tulang sintetis yang sangat kuat yang akan mendukung perpaduan yang solid, benar-benar akan menghilangkan kebutuhan atas autograft.

DBMS dibuat dengan mengolah tulang allograft dan demineralisasi untuk mengekstrak protein merangsang pembentukan tulang. Sering mereka digunakan dengan autografts karena apabila sendirian mereka mungkin tidak akan merangsang fusi yang memadai. BMP hanya disetujui untuk pembedahan anterior fusi interbody lumbar dan mahal.

Penempatan cangkok tulang

Dengan bahan cangkok tulang yang sudah siap untuk digunakan, sekarang adalah waktunya untuk menempatkannya tepat di bagian yang terbuka dari tulang belakang yang terletak di sepanjang kurva. Hati-hati, dengan menggunakan instrumen bedah khusus, dokter bedah Anda sekarang akan membaringkan cangkok tulang yang sudah disesuaikan dan berukuran kecil secara vertikal di bagian yang terkena. Di sini, perlu dicatat bahwa masing-masing cangkokan atau irisan akan ditempatkan sedemikian rupa sehingga mereka harus menyentuh setiap vertebra yang berdekatan. Hanya kemudian akan mungkin bagi fusi untuk terjadi, yang merupakan tujuan utama dari pembedahan ini.

D) Imobilisasi dan instrumentasi

Pada saat pembedahan fusi, instrumentasi logam digunakan untuk memberikan stabilitas dan imobilisasi untuk beberapa awal bulan pertama dengan fusi padat tulang secara bertahap memberikan stabilitas jangka panjang.

Di sini, dokter bedah Anda benar-benar memulai sebuah proses yang meniru prosedur alami pertumbuhan tulang. Kedua vertebrata sekarang akan mulai disemen dengan cangkok tulang pada salah satu sisinya dan akhirnya akan melebur bersama-sama untuk membuat struktur tunggal.

Sampai saat ini fusi sebenarnya terjadi, dokter bedah Anda harus menampung semua bahan bersama-sama, termasuk tulang dan cangkok tulang Anda. Di sinilah instrumentasi akan bekerja. Dalam sebagian besar kasus, batang akan digunakan untuk menjaga tulang belakang tetap di tempat, sementara sekrup pedikel, kait segmental dan pelat logam akan dimasukkan untuk menjaga cangkok tulang tetap di tempat, yang memungkinkan diperlukannya beberapa waktu sebelum semuanya benar-benar menyatu ke satu tulang.

Mengacu pada gambar di bawah ini untuk representasi bergambar terperinci dari seluruh proses pembedahan.

E) Penutupan sayatan

Setelah instrumentasi telah dimasukkan dan diatur dengan sesuai untuk menjaga cangkok tulang tetap berada di tempat, dokter bedah Anda dengan hati-hati akan melipat petutup kulit kembali ke tempatnya dan melakukan penutupan bedah yang diperlukan. Selain itu, dokter bedah Anda mungkin juga akan menempatkan satu atau lebih saluran di bawah kulit yang akan tinggal di sana selama beberapa hari.

Pada akhirnya seluruh prosedur akan memungkinkan cangkokan untuk melakukan regenerasi, tumbuh menjadi tulang tertentu dan akhirnya, penyatuan secara bersama-sama dua vertebra yang terpengaruh.

Mengoreksi tiga dimensi skoliosis

Alat untuk Menguraikan Tulang belakang

Secara tradisional, skoliosis telah dianggap sebagai dua dimensi deformitas tulang belakang - misalnya, kurva "s" dimana ahli bedah akan mencoba untuk meluruskannya dengan "peregangan" kurva dengan batang. Namun, sebagian besar pasien, termasuk Nicholas Sheridan, menderita semacam tulang belakang yang memutar dan menghasilkan malformasi tiga dimensi. Dr. Maric Barry, ahli bedah ortopedi pediatric Nicholas, telah mengembangkan sebuah teknik untuk mengoreksi semua tiga dimensi tersebut.

Sinar-X yang digunakan selama bantuan pembedahan ahli bedah ketika menempatkan sekrup ke dalam pedikel tulang belakang pada sudut yang benar. Jika sekrup ditempatkan dengan salah, sumsum tulang belakang dapat menjadi rusak, mengakibatkan kelumpuhan atau lebih buruk. Ini membutuhkan Dr. Barry satu jam penuh untuk mengaiktkan 19 sekrup yang memegang dua batang yang ditempatkan di sepanjang tulang belakang Nicholas Sheridan.

Meluruskan tulang belakang

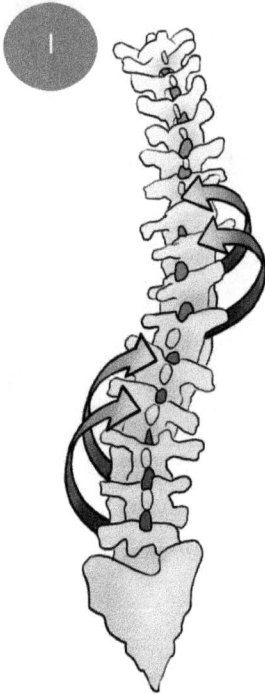

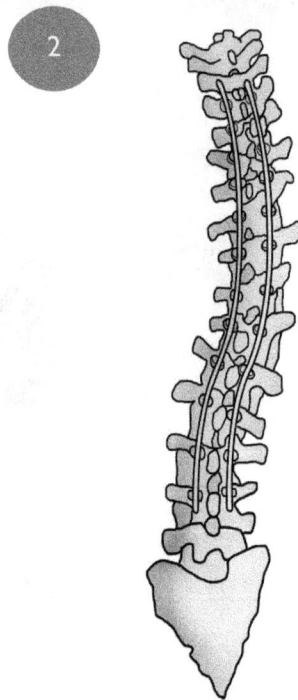

1

2

Skoliosis adalah suatu kelainan yang yang dapat menyebabkan tulang belakang memutar seperti pembuka botol dan mengakibatkan nyeri konstan, membahayakan fungsi paru-paru dan jantung dan juga pembatasan aktivitas. Gambar di atas menunjukkan bagaimana skoliosis memelintir tulang belakang di arah yang berbeda.

Sekrup khusus dimasukkan ke dalam pedikel tulang belakang dan batang titanium dengan diameter $1/4$ inci diulir melalui kepala sekrup tersebut. Sebuah penyumbat diselipkan melalui ujung sekrup untuk menahan batang agar tetap di tempat.

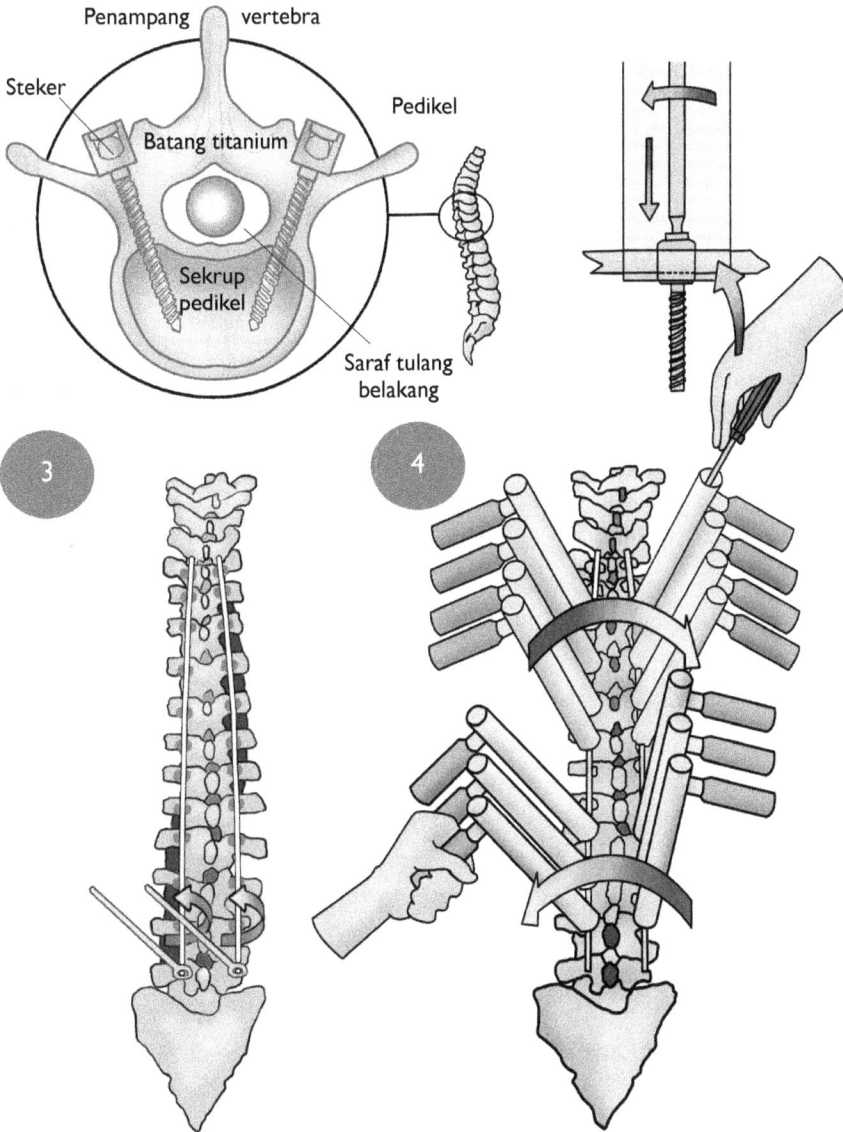

Penampang vertebra

Steker

Pedikel

Batang titanium

Sekrup pedikel

Saraf tulang belakang

3

4

Dengan menggunakan dua kunci yang pas, Dr. Barry berputar batang sampai tulang belakang tampak lurus dari pandangan posterior, atau dari perspektif dicapai dengan melihat di atas tulang belakang. dua dimensi skoliosis dikoreksi dengan seluruh prosedur ini, tetapi vertebrae yang terputar (ditampilkan dalam warna merah) masih harus disembuhkan oleh tim bedah dari Dr.Barry.

Dengan menggunakan beberapa peralatan yang terkait yang dirancang oleh Dr. Barry sendiri, dokter bedah dan stafnya memutar vertebra tersebut menjadi sejajar. Proses sebenarnya membutuhkan waktu sekitar satu menit. Sebuah alat obeng seperti ini digunakan untuk mengunci sekrup di tempat. Donor cangkok tulang kemudian ditaburkan di sepanjang batang.

Kisah Nyata Skoliosis: Keahlian Dokter Bedah

Meskipun prosedur untuk fusi tulang belakang biasanya suatu prosedur yang standar, namun dalam beberapa kasus, seluruh prosesnya adalah cukup rumit. Di sini, hanya keahlian sang dokter bedah yang dapat membantu pasien menghilangkan skoliosis.

Itu terjadi dengan Harry, anak lelaki berusia 14 tahun, yang menderita skoliosis parah. Menurut dokter, ia membungkuk dengan sudut 90 derajat dan organ vitalnya hampir hancur karena kelengkungan. Para ahli melakukan pembedahan untuk memperbaiki kurvanya, yang akhirnya melihat dia tumbuh dari 4'10" menjadi 5'3 ", selain mengurangi kurva menjadi 20 derajat.

Pembedahan tersebut merupakan suatu pembedahan yang rumit. Bahkan, Harry kehilangan hampir seluruh darah yang ada di tubuhnya dan otaknya berhenti bekerja. Hal ini membuat dokter bedah hampir ketakutan kalau otaknya mati dan panik pun tumbuh. Namun, lambat laun dia mulai merespon dan mulai beringsut kembali ke normal. Begitulah keadaan kurvanya sebelum operasi yang dokter telah diperingatkan akan kemungkinan kelumpuhan pasca-operasi. Namun, delapan jam pembedahan untuk menempatkan batang titanium di kedua sisi tulang belakangnya benar-benar membantu meluruskan kurvanya dan memberikan remaja tersebut kesempatan yang sangat dibutuhkan untuk sebuah kehidupan yang baru.

BAB 19

Kemungkinan Komplikasi - Apa yang Bisa Keliru?

Nah, selalu ada kesenjangan besar antara apa yang harus dan apa yang sebenarnya terjadi di dalam hidup! Namun, dalam situasi seperti obat-obatan dan pembedahan, hal-hal yang menyimpang bahkan satu inci dari rencana tindakan yang sudah dimaksudkan dapat menjadi sebuah malapetaka, kadang-kadang bahkan terbukti dapat berakibat fatal. Ketika Anda memutuskan untuk merencanakan pembedahan untuk menyembuhkan skoliosis Anda, di sini kami memberikan dengan jelas wawasan tentang sisi gelap dari prosedur tersebut. Bab ini akan membicarakan tentang semua yang dapat keliru dengan pembedahan Anda, komplikasi apa yang dapat timbul dengan segera dan apakah yang dapat muncul bahkan setelah periode waktu yang lama.

Apa yang diharapkan

Hanya untuk referensi singkat, berikut adalah apa yang idealnya akan Anda harapkan setelah Anda telah pulih dari pembedahan Anda:

- Punggung yang lebih tegak, dengan punuk Anda hilang atau berkurang
- Pengurangan rasa nyeri yang drastis

- Tingkat kenyamanan yang lebih besar dalam kegiatan rutinitas harian Anda
- Penampilan luar yang lebih baik

Proses fusi memakan waktu sekitar 3 bulan untuk memperkuat, sementara itu mungkin akan terus matang selama 2 tahun. Oleh karena itu, rasa sakit dan mati rasa Anda akan memakan waktu setidaknya 3 bulan untuk berhenti, setelah itu Anda dapat mengharapkan fungsi saraf normal Anda untuk kembali secara bertahap.

Namun, semua mungkin tidak benar-benar terjadi seperti ini dan beberapa komplikasi yang belum pernah terjadi sebelumnya mungkin akan terjadi, seperti yang dijelaskan dalam bagian berikut ini.

Jika semua tidak berjalan dengan baik ...

Hal ini sangat jelas bahwa prosedur yang rumit seperti pembedahan skoliosis disertai dengan risiko yang sangat besar akan kemungkinan komplikasi, meskipun para ahli menunjukkan bahwa proses diagnosis yang tepat dan teknik bedah yang benar dapat mengurangi komplikasi ini.

Dari kerusakan neurologis hingga perdarahan berlebihan, nyeri, kekambuhan kelengkungan dan bahkan kelumpuhan; pembedahan skoliosis membawa serta serangkaian komplikasi, mulai dari yang ringan sampai yang serius, meskipun beberapa dari mereka seringkali langka dalam sifatnya.

Dalam kasus di mana instrumentasi eksternal adalah terlibat dan ahli bedah yang menangani bagian tubuh yang sensitif seperti sumsum tulang belakang Anda, kemungkinan komplikasi seperti tersebut tidak dapat diabaikan. Misalnya, terdapat penelitian konkret yang menunjukkan bahwa keseluruhan tingkat komplikasi tidak dipengaruhi oleh jenis kurva Anda, tetapi pasti meningkat jika dokter bedah Anda menggunakan pendekatan gabungan anterior/posterior atau jika Anda sudah melalui prosedur tambahan seperti osteotomy, prosedur bedah dilakukan untuk mempersingkat, memperpanjang atau mengubah keselarasan tulang.

Apakah FBSS itu?

Failed Back Surgery Syndrome (FBSS) adalah istilah umum yang diberikan untuk serangkaian masalah pasca-pembedahan yang memunculkan diri melalui gejala dan komplikasi seperti yang disebutkan di atas.

Di sini, mari kita sekilas melihat beberapa faktor yang menyebabkan kemungkinan komplikasi tersebut menjadi cukup tinggi:

- Penggunaan logam dan instrumen lainnya, yang pada dasarnya adalah asing bagi tubuh dan mungkin tidak dapat diterima oleh tubuh dengan mudah
- Terdapat keadaan tubuh yang lemah akibat komplikasi tambahan akibat dari skoliosis, seperti sakit punggung
- Penemuan tak terduga di dalam deformitas setelah sayatan dilakukan
- Kompleksitas kurva, terutama dalam kasus kurva yang keras dan parah
- Penyakit sebelum kemunculannya seperti Prader-Willi Syndrome (PWS) yang meningkatkan cakupan komplikasi

Karena faktor-faktor terperinci seperti yang disebutkan di atas dan banyak lagi yang kita akan bahas dalam bab ini, mungkin terdapat beberapa situasi dimana semua tidak akan terjadi seperti yang direncanakan dan pembedahan mungkin menjadi keliru pada banyak kasus. Sekarang, karena dapat dipahami seperti kedengarannya, selalu dianjurkan bagi pasien yang bersangkutan dan bahkan bagi para ahli bedah untuk memperoleh informasi tentang hal tersebut dan siap untuk komplikasi apapun yang mungkin akan timbul selama atau setelah pembedahan.

Kompensasi

Meskipun setiap pasien adalah berbeda dan setiap komplikasi akan memiliki obat dan penyembuhannya sendiri, hal ini akan membantu untuk mengetahui beberapa pilihan penyembuhan umum yang akan digunakan oleh para ahli untuk menangani komplikasi dari pembedahan.

Biasanya, dokter bedah Anda akan memilih salah satu atau lebih dari pendekatan yang terdaftar di bawah ini untuk mengatasi komplikasi tersebut, apakah mereka datang secara langsung atau jangka panjang, ringan atau serius:

- Obat menghilangkan nyeri
- Antibiotik pelawan infeksi
- Obat lain untuk mengontrol kondisi seperti perdarahan yang berlebihan
- Pembedahan revisi dan mengulangi instrumentasi/penempatan cangkok tulang

Jenis-jenis Komplikasi

Penelitian menunjukkan bahwa hampir 40% dari pasien mengalami komplikasi minor sementara setidaknya 20% menderita komplikasi besar setelah pembedahan soliosis

Nah, untuk memulainya, penting untuk mengetahui bahwa terdapat dua kategori komplikasi yang dapat terjadi, yaitu:

- Komplikasi yang terjadi selama pembedahan, yaitu risiko-resiko Intra-operatif
- Komplikasi yang muncul sebagai efek setelah pembedahan atas rentang waktu yang lebih lama

Pada bagian ini, kita akan membahas masing-masing dari dua jenis komplikasi yang terkait dengan pembedahan, menunjukkan apa sebenarnya terjadi pada tubuh Anda ketika hal tersebut terjadi.

Komplikasi intra-operatif yang segera terjadi

I. Pendarahan berlebihan

Juga dikenal sebagai hemorrhaging, ini mungkin salah satu komplikasi yang paling umum, yang langsung timbul setelah pembedahan skoliosis. Bahkan, penelitian menunjukkan bahwa seringkali pendarahan yang berlebihan merupakan salah satu dari kebanyakan komplikasi serius yang dapat terjadi, baik selama pembedahan serta pada tahap pasca-pembedahan.

Meskipun risiko perdarahan yang berlebihan dikaitkan dengan sebagian besar jenis pembedahan, itu sangat penting dalam fusi tulang belakang karena panjang insisi adalah terlibat. Kondisi berbeda mulai dari sulit untuk mengakses kurva hingga kompleks, jaringan lemak dan bahkan penyalahgunaan instrumentasi dapat menyebabkan kehilangan darah yang berlebihan. Menariknya, faktor-faktor seperti bone marrow density (BMD) kita juga mempengaruhi ruang lingkup dan jumlah pendarahan. Penelitian menunjukkan bahwa pasien dengan BMD yang rendah berada pada risiko sembilan kali lebih tinggi mengalami kehilangan darah yang berlebihan saat pembedahan skoliosis

Para ahli menjelaskan bahwa tidak hanya volume kehilangan darah yang menjadi sebuah masalah. Komplikasi tambahan dapat terjadi ketika penggantian darah dilakukan, yang paling umum adalah penyakit seperti AIDS dan hepatitis.

Selain itu, karena intraoperatif (saat operasi) seperti penggantian darah membutuhkan waktu, itu akan menciptakan komplikasi lebih dengan meningkatkan jangka waktu keseluruhan pembedahan.

Hal ini adalah untuk alasan seperti bahwa sumbangan darah autologus (sendiri) sering didorong oleh para ahli sebelumnya sehingga Anda terlengkapi jika transfusi darah diperlukan. Anda dapat membaca lebih lanjut tentang sumbangan darah pada Bab 13.

Dokter bedah Anda akan mengambil beberapa langkah penting untuk meminimalkan kehilangan darah intraoperatif. Langkah-langkah ini dapat mencakup:

→ Penggunaan perangkat yang sesuai seperti bingkai Relton-Hall ke posisi pasien sedemikian rupa sehingga perut menggantung bebas, yang akan mengurangi tekanan intra abdomen dan oleh karena itu keleluasaan perdarahan

→ Penggunaan agen hemostatik topikal seperti lilin tulang, atau Ostene (material larut air yang baru disetujui oleh FDA, rentan terhadap komplikasi yang lebih rendah) untuk mengontrol perdarahan dari tulang

→ Menempatkan busa gel thrombin basah ke dalam sendi faset yang dipotong untuk durasi singkat

2. Infeksi

Infeksi merupakan salah satu dampak biasa yang diduga dari pembedahan karena penggunaan alat-alat, instrumen, cangkok tulang eksternal dan juga dari transfusi darah. Infeksi dapat terjadi karena berbagai alasan, seperti tercantum di bawah ini:

→ Ketika tubuh tidak menerima instrumentasi dengan cara yang benar

→ Melalui transfusi darah yang mungkin membawa agen penyebab infeksi

→ Melalui penggunaan alat-alat bedah

→ Melalui cangkok tulang yang diperoleh dari donor yang juga bisa membawa agen penyebab penyakit

→ Karena reaksi terhadap obat-obatan dan obat bius

→ Beberapa kondisi yang sudah ada seperti cerebral palsy (CP) pada anak-anak dapat meningkatkan risiko infeksi, pasca pembedahan

Meskipun antibiotik diberikan secara terus-menerus sebelum serta setelah pembedahan, namun infeksi umumnya masih dapat terjadi. Beberapa tanda-tanda peringatan yang paling umum dari infeksi tersebut dapat:

- Rasa nyeri berlebihan, kemerahan atau bengkak di sekitar luka
- Pengeluaran cairan dari luka
- Nyeri akut
- Kedinginan
- Suhu tinggi (lebih dari $100\,^{\circ}$ F)

3. Masalah pernapasan dan jantung

Komplikasi paru-paru merupakan masalah yang cukup umum terkait dengan pembedahan fusi tulang belakang. Seperti, kelengkungan yang abnormal dari tulang belakang sering menekan terhadap tulang rusuk dan dapat menyebabkan ketidaknyamanan serta menghalangi pernapasan dan fungsi jantung. Selama pembedahan tersebut, pasien mungkin mengalami gejala seperti sesak napas, rasa sakit pada dada atau komplikasi jantung lainnya yang terkait. Beberapa gangguan pernapasan lainnya juga bisa terjadi hingga 1 minggu setelah pembedahan selesai. Masalah demikian bisa timbul akibat sejumlah faktor, seperti:

- Tekanan terkait pemnedahan
- Tekanan fisik pada tulang rusuk
- Perubahan mendadak dalam tingkat tekanan darah
- Riwayat gangguan fungsi paru sebelumnya
- Efek samping dari obat-obatan

Penelitian menunjukkan bahwa gangguan paru-paru dan gangguan pernapasan tersebut lebih sering terjadi pada anak-anak dengan skoliosis disebabkan oleh masalah neuromuskuler seperti spina bifida, cerebral palsy atau distrofi otot.

Untuk menjaga terhadap isu-isu tersebut, dokter bedah Anda akan memastikan pemantauan dan penilaian intraoperatif rutin untuk menghindari implikasi yang serius.

Komplikasi jangka panjang

Di sini, hal pertama yang perlu diingat adalah bahwa fusi tulang belakang, yang merupakan prosedur bedah yang paling umum untuk memperbaiki skoliosis, penyatuan permanen bagian dari tulang belakang. Ini berarti bahwa setelah pembedahan, punggung dan tulang belakang mendapatkan bentuk dan struktur baru semuanya.

Bagi sebagian besar pasien skoliosis, ini dapat berarti mendapatkan kembali postur asli yang normal dan menyingkirkan deformitas.

Namun, dalam beberapa kasus, pembedahan tidak berjalan seperti yang direncanakan dan hasilnya juga tidak seperti yang diharapkan. Dalam kasus tersebut, komplikasi yang disebabkan oleh pembedahan biasanya terlihat setelah beberapa bulan atau bahkan bertahun-tahun dan dapat mengakibatkan masalah yang lebih serius dan melemahkan kurva itu sendiri.

Seringkali dalam kasus tersebut, ada kebutuhan untuk kemudian dilakukan pembedahan ulang. Satu studi multi-pusat tersebut di antara 306 pasien dari pembedahan mengungkapkan tingkat komplikasi keseluruhan sebesar 39%. Sementara 44% dari pasien ditemukan berada pada risiko pembedahan revisi, 26% dari pasien benar-benar melakukan pembedahan kembali karena komplikasi mekanik dan neurologis yang berhubungan dengan komplikasi skoliosis. Bahkan, akan ada berbagai faktor yang dapat mempengaruhi apakah komplikasi tersebut muncul, seperti teknik bedah, usia, kesehatan, jenis kurva dan sejenisnya.

Mari kita memahami setiap implikasi jangka panjang ini secara terperinci.

I. Nyeri punggung kronis

Hal ini sangat alami bagi pasien untuk merasakan rasa sakit dan nyeri di lokasi cangkokan. Namun, hal ini berubah menjadi keprihatinan ketika tempat komplikasi Anda terus menyakiti setelah komplikasi sudah lama selesai, yang dapat bahkan setelah 4 sampai 5 tahun. Terdapat kemungkinan bahwa Anda mungkin akan terus merasakan sakit selama beberapa bulan setelah komplikasi.. Namun, dalam beberapa kasus pasien mungkin juga tiba-tiba mulai mengalami rasa sakit di lokasi cangkok tulang setelah beberapa tahun.

Mungkin salah satu komplikasi jangka panjang yang paling umum dari fusi tulang belakang, sakit kronis merupakan hasil dari serangkaian faktor yang berhubungan dengan komplikasi skoliosis Anda. Di bawah ini, kami telah mendaftar beberapa alasan yang dapat menyebabkan sakit kronis selama beberapa tahun setelah operasi:

- Keterbatasan gerakan karena fusi vertebra
- Perubahan permanen terhadap bentuk dan struktur tulang belakang Anda
- Ketidaknyamanan yang disebabkan karena batang, sekrup atau implan logam lainnya

- Infeksi atau cedera pada tulang, saraf atau jaringan di sekitar tempat fusi
- Peradangan di sekitar jaringan
- Degenerasi cakram

Selain di atas, Anda mungkin juga akan terus merasa rasa nyeri umum dan ketidaknyamanan yang lama setelah pembedahan Anda tanpa alasan tertentu yang masuk akal. Jika ini terjadi, pastikan berkonsultasi dengan dokter bedah Anda untuk mencari penyebab lain yang perlu ditangani dengan tepat.

Mengatasi nyeri kronis ...

Dalam sebagian besar kasus, nyeri jangka panjang seperti yang berasal dari pembedahan skoliosis pertama pertama-tama diatasi dengan pilihan pengobatan konservatif seperti obat nyeri *over-the-counter* (OTC) dan bahkan terapi alternatif. Hanya ketika rasa neryi itu melampaui titik tertentu dimana obat nyeri bius yang diresepkan dapat digunakan. Jika rasa sakit ini disebabkan oleh sekrup atau implan logam lainnya, dokter bedah Anda mungkin akan memutuskan untuk menghilangkannya dengan pembedahan.

---

2. Kegagalan perangkat keras

Kegagalan perangkat keras atau masalah dengan instrumentasi yang digunakan sering merefleksikan sendiri dalam beberapa minggu, bulan atau bahkan bertahun-tahun setelah pembedahan. Terdapat dua kategori utama dari masalah yang dapat terjadi karena kegagalan perangkat keras:

→ Kegagalan tubuh untuk menerima implan logam

→ Masalah yang diciptakan oleh instrumentasi tersebut seperti kerusakan, posisi yang tidak benar, keadaan dipasang dengan tidak baik, dll

Baca terus untuk beberapa situasi tertentu yang menunjukkan lebih banyak tentang kegagalan perangkat keras/instrumentasi tersebut seperti:

→ Sekrup pedikel mungkin terlantar atau longgar, mengganggu proses fusi normal. Satu studi dilakukan untuk menganalisis komplikasi fiksasi sekrup pedikel dalam pembedahan skoliosis dan menunjukkan 11% dari total pasien yang dianalisis telah mengalami salah sekrup atau salah letak setelah pembedahan skoliosis.

→ Sekita 5% dari pasien diperkirakan mengalami perpindahan batang dimana kait mungkin pindah dari posisi asalnya

→ Pada beberapa pasien, batang yang awalnya ditempatkan untuk menjaga tulang belakang agar lurus mungkin mulai bergeser ke bagian sensitif dari tubuh Anda. Hal ini dapat terjadi dimana saja mulai dari 1 sampai 5 tahun pembedahan dan biasanya akan memerlukan pembedahan revisi.

Karena kasus seperti kegagalan perangkat keras dan perpindahan instrumentasi dapat terbukti cukup berisiko, para ahli sangat menekankan pada dari para ahli bedah tulang belakang dan ahli radiologi untuk sepenuhnya akrab dengan berbagai jenis instrumentasi yang akan digunakan. Para ahli klinis tersebut juga perlu memperlengkapi diri dengan tepat untuk mengenali tanda-tanda klinis dan radiografi dari kegagalan perangkat keras untuk memungkinkan manajemen awal dan yang efektif dari komplikasi-komplikasi yang terkait tersebut.

3. Masalah selama proses fusi

Fusi tulang belakang merupakan pekerjaan pembedahan yang sangat kompleks dan rumit. Ada lingkup komplikasi yang timbul di banyak tahapan pembedahan dan bahkan kemudian. Bahkan jika semua telah berjalan dengan baik selama pembedahan Anda, ada kemungkinan bahwa fusi tidak mungkin terjadi seperti yang diperlukan. Perhatikan tanda-tanda umum di bawah ini yang menunjukkan bahwa fusi tidak bekerja dengan benar:

→ Sakit kronis di punggung atau leher
→ Tidak nyaman atau nyeri akut di punggung atau leher

→ Mati rasa dan kesemutan di punggung/leher yang terpancar melalui ekstremitas; yaitu bahu, tangan, lengan, kaki, paha atau kaki

Jadi, mengapa kegagalan fusi tulang belakang dapat terjadi?

Dengan kata lain, apakah alasan yang menyebabkan vertebra Anda tidak akan menyatu dengan baik terlepas dari cangkok tulang dan semua prosedur lainnya? Mari kita melihat beberapa alasan berikut:

- Penolakan cangkok tulang oleh tubuh
- Kerusakan atau kegagalan implan logam dan perangkat keras lainnya
- Munculnya masalah di sekitar cakram dan vertebra karena meningkatnya tekanan pada daerah-daerah tersebut
- Infeksi berat, pasca pembedahan, yang menghambat proses fusi
- Pembentukan jaringan parut yang berlebihan
- Pendarahan berlebihan atau pembekuan darah yang juga akan mengganggu proses fusi

4. Nyeri di tempat pencakokan

Ini akan menjadi relevan hanya jika Anda sudah memiliki fusi tulang autograft, yang berarti bahwa materi pembedahan cangkok tulang diambil dari krista iliaka di daerah pinggul Anda. Karena prosedur ini adalah sebuah pembedahan minor, Anda bisa mengalami nyeri pada saat ini karena alasan-alasan berikut:

- Infeksi karena pembedahan
- Cedera yang disebabkan proses ekstraksi
- Nyeri atau bengkak
- Ketidaknyamanan fisik yang umum
- Pembentukan bekas luka yang lambat

Komplikasi yang jarang

Terlepas dari yang telah dijelaskan di atas, terdapat beberapa komplikasi jangka panjang lainnya yang sangat langka atau jarang. Namun, karena ini terjadi dalam jumlah persentasi yang kecil, adalah penting untuk dipahami pengertian dan implikasi dari setiap darinya. Di sini, kami telah menjelaskan beberapa dari komplikasi jangka panjang namun langka yang sangat krusial yang terkait dengan pembedahan skoliosis.

5. Kerusakan saraf

Dalam beberapa kasus, saraf atau pembuluh darah bisa terluka selama pembedahan skoliosis. Seperti yang kita baca sebelumnya, pembedahan skoliosis melibatkan pembukaan lapisan otot dan saraf tulang belakang untuk diakses baik dengan pendekatan dari depan, belakang atau gabungan. Selama prosedur ini, sering terdapat kemungkinan cedera di sekitar saraf dan jaringan. Kerusakan saraf juga dapat terjadi karena peregangan atau memar saraf, yang mungkin dapat sembuh dengan sendirinya selama waktu tertentu.

Apalagi ketika instrumentasi dan cangkokan tulang ditempatkan untuk menyatukan tulang belakang, dokter bedah dapat tidak sengaja menerapkan kekuatan atau tekanan tambahan pada tulang belakang yang dapat terjadi kemudian dalam bentuk berbagai gejala seperti yang tercantum di bawah ini:

- Kelemahan dalam kandung kemih dan atau fungsi usus
- Kelemahan parsial atau seluruhnya, mati rasa, kesemutan di satu atau kedua kaki
- Penurunan kaki
- Disfungsi ereksi

Untuk mencegah dan mendeteksi gangguan tersebut pada tahap awal, dokter bedah Anda akan menggunakan serangkaian tes intraoperatif seperti tes yang bangun Stagnara untuk memastikan apakah saraf Anda berfungsi secara optimal.

6. Pembekuan Darah

Sebagai efek gabungan dari pembedahan, Anda mungkin akan mengalami pembekuan darah di kaki Anda. Dalam banyak kasus gumpalan darah bisa lepas dari tulang belakang. Bahkan, pembekuan tersebut dapat terbukti sangat berbahaya jika mereka melepaskan diri dan berjalan menuju paru-paru. Jika Anda sudah melakukan pembedahan untuk skoliosis, Anda dapat mengawasi tanda-tanda peringatan berikut yang menunjukkan adanya bekuan darah:

- Pembengkakan di pergelangan kaki, betis atau kaki
- Kemerahan yang berlebihan atau nyeri sampai atau melebihi lutut
- Nyeri yang kuat di betis

Untuk melindungi tubuh Anda dari pembekuan tersebut, dokter bedah Anda mungkin memberikan Anda pengencer darah atau menggunakan perangkat khusus seperti stoking kompresi.

Informasi Penting ...

Jika bekuan darah terlepas dan berjalan ke paru-paru Anda, Anda akan merasakan nyeri dada yang tiba-tiba dan kuat bersama dengan batuk dan sesak napas. Hal ini dapat mengancam jiwa Anda jika tidak diobati dengan segera ..

---

7. Pseudarthrosis

Secara medis, *pseudarthrosis* didefinisikan sebagai suatu kondisi dimana tulang tidak menyatu bersama-sama dengan baik karena sejumlah alasan. Setelah cangkok tulang telah ditempatkan, instrumentasi ditambahkan untuk menjaga keselarasan tulang belakang sementara fusi berlangsung .. Namun, dalam kasus *pseudarthrosis*, terdapat gangguan dalam proses normal ini.

Terjadi dengan sekitar 5% sampai 10% dari kasus dan sangat umum bagi para perokok, *pseudarthrosis* akhirnya dapat menyebabkan ketidaknyamanan dan bahkan hilangnya sebagian koreksi. Dalam sebagian besar kasus, *pseudarthrosis* membutuhkan pembedahan tambahan di mana lebih banyak materi cangkok ditempatkan di daerah tertentu dimana fusi telah gagal untuk terjadi.

8. Penghambatan Pertumbuhan

Kita mengetahui bagaimana pembedahan skoliosis akan menyatukan dua atau lebih dari vertebra dengan bersama-sama dan mengubah struktur asli tulang belakang. Meskipun mungkin tidak membuat banyak perbedaan pada orang dewasa atau bahkan pada remaja, namun proses fusi tersebut cenderung menghambat pola pertumbuhan alami anak dalam beberapa kasus. Pertumbuhan terjadi di semua area tubuh anak dan pertumbuhan tulang belakang yang tepat sangat penting dan memiliki kemampuan untuk mempengaruhi perubahan dalam banyak struktur rangka serta fungsi-fungsi organ anak.

Oleh karena itu, pertumbuhan yang terhambat tetap menyisakan suatu komplikasi jangka panjang dari pembedahan skoliosis pada anak-anak.

9. Peningkatan deformitas

Meskipun pembedahan skoliosis bertujuan untuk mengurangi deformitas dari punggung Anda, namun dalam beberapa kasus, hasilnya mungkin saja sebaliknya. Terdapat dua jenis kelainan yang bisa terjadi:

- Peningkatan deformitas torso, dimana punuk tulang rusuk akan memperburuk karena model yang diterapkan untuk meluruskan tulang belakang melalui prosedur bedah. Karena fungsi normal dari tulang rusuk dapat terpengaruh secara permanen, penampilan fisik Anda dapat secara drastis berubah
- Punggung datar, deformitas sagital dapat memperburuk karena penurunan kurva lateral dari punggung bagian tengah, menyebabkan hilangnya kurva alami dari punggung Anda. Ini adalah gangguan postural yang mungkin timbul dari pembedahan dan menyebabkan sejumlah kelainan postural, yang paling jelas adalah hilangnya lumbal lordosis.

10. Lain-lainnya

Beberapa komplikasi langka dan jangka panjang lainnya, meliputi:

- Infeksi Saluran Kemih
- Batu empedu
- Obstruksi usus
- Pankreatitis

Kisah Nyata Skoliosis: Skoliosis, Balet dan Sekrup

Skoliosis sering memiliki potensi untuk melengahkan pasien dan mengganggu semua goal dan rencana saat ini.

Bagi seseorang yang selalu berkeinginan dan berlatih keras untuk menjadi penari balet, didiagnosa menderita skoliosis merupakan sebuah pukulan yang cukup keras. Samantha (nama diubah) seorang gadis remaja ketika dia menyadari bahwa dia memiliki kurva tulang belakang dan segera menggunakan brace, dia terus memakainya selama dua tahun ke depan. Namun, ini tidak berpengaruh dan kurva telah berkembang menjadi sekitar 52 derajat di bagian atas dan 45 derajat di bagian bawah pada saat ia merupakan mahasiswa tingkat dua. Saat itulah ia melakukan fusi tulang belakang pertamanya dari T4 hingga L3.

Sayangnya, pemeriksaan dilakukan hanya setelah beberapa bulan dari pembedahannya mengungkapkan bahwa kait di bagian atas tulang belakangnya telah copot. Dia melakukan fusi tulang belakang keduanya tak lama kemudian. Hanya dalam dua minggu setelah pembedahan, telah ditemukan bahwa kait tingkat atas telah copot lagi, yang kemudian diikuti dengan pembedahan yang ketiga. Pada pembedahan yang terakhir, instrumentasi di tulang belakang bagian atas telah dihilangkan sementara kait yang lebih rendah ditinggal sebagaimana mestinya. Namun, semua ini tidak bekerja dan kondisinya terus memburuk sampai beberapa tahun ke depan.

Beruntunglah, Samantha datang ke dokter bedah yang melakukan pembedahan keempat dengan menggunakan pendekatan posterior dan fiksasi sekrup pedikel untuk berhasil menyembuhkan kurva-nya.

BAB 20

Pembedahan −50 FAQ Anda Yang Paling Penting

M elalui seluruh perjalanan dari bagian buku ini, kami sudah memperkenalkan Anda dengan semua aspek penting dari pembedahan skoliosis. Persis mulai dari memutuskan untuk melakukan pembedahan hingga menjelaskan prosedur yang sebenarnya, bagian dari buku ini menjelaskan masing-masing aspek tersebut. Sebagaimana kita telah pergi ke bagian kedua, sekarang saatnya untuk menjawab semua pertanyaan yang mungkin pernah Anda dengar mengenai pembedahan skoliosis.

Untuk kenyamanan Anda, kami telah membagi semua pertanyaan ini menjadi 3 kategori yang mudah dipahami sehingga Anda mengetahui dimana untuk mencari jawaban atas pertanyaan-pertanyaan spesifik Anda. Misalnya, untuk mengetahui tentang perubahan gaya hidup tertentu yang akan diperlukan, hanya pergi ke bagian 3 yang akan menjawab pertanyaan yang paling umum, pasca pembedahan.

Bacalah terus karena kami menjawab semua keprihatinan utama Anda tentang pembedahan skoliosis melalui serangkaian dari 50 jawaban dan penjelasan terperinci dan tertata dengan baik. Meskipun berbagai pertanyaan dan keraguan memang tidak berujung, namun kami sudah berusaha untuk memenuhi semua pertanyaan yang mungkin dari setiap pasien pembedahan potensial yang mungkin miliki.

A) Perhatian Anda sebelum membuat keputusan

Jika Anda berada pada tahap dimana dokter bahkan jauh telah menyarankan pembedahan skoliosis untuk diri Anda sendiri atau anak Anda, maka bagian ini adalah untuk Anda. Mencari jawaban atas pertanyaan-pertanyaan yang paling penting Anda karena Anda memutuskan tentang manfaat dan risiko-risikonya. Rangkaian pertanyaan berikut akan bertindak sebagai sebuah panduan, yang akan membantu Anda melalui proses pengambilan keputusan.

Q1. Apakah pembedahan benar-benar diperlukan?

Ini mungkin merupakan pertanyaan yang pertama dan paling umum yang dimiliki oleh seorang pasien skoliosis. Menjadi sangat invasif dan juga membawa potensi komplikasi di kemudian hari, pembedahan skoliosis biasanya tampil sebagai konsep yang sangat menakutkan. Oleh karena itu, pasien idealnya ingin mengetahui semua kemungkinan pilihan sebelum memilih untuk melakukan pembedahan.

Meskipun setiap pasien akan memiliki riwayat kesehatan yang berbeda dan kekhawatiran mengenai kurva mereka, terdapat beberapa faktor yang mengindikasikan kebutuhan akan pembedahan. Sebuah koreksi bedah skoliosis biasanya akan diperlukan jika Anda mengalami salah satu di bawah ini:

→ Jika kurva Anda lebih dari 45 atau 50 derajat menggunakan Metode Cobb (lihat kolom di bawah) dan Anda telah mencapai kematangan skeletal, yaitu terdapat pertumbuhan tulang utama yang tertunda .. Ini terutama berlaku untuk anak-anak, remaja muda, dan remaja dewasa. Jika pertumbuhan tulang masih tertunda, maka idealnya Anda harus menunggu untuk pembedahan.

→ Jika terdapat permasalahan utama dari perkembangan kurva Anda (sesuai dengan usia Anda, tingkat keparahan dan lokasi kurva), maka Anda harus pergi untuk melakukan pembedahan.

→ Jika Anda menghadapi cacat dan keterbatasan yang parah dalam kegiatan rutin keseharian Anda

→ Jika Anda mengalami masalah penampilan luar yang parah, dengan kurva yang memberikan anda penampilan punggung yang bungkuk

---

Apakah Metode Cobb itu?

Metode Cobb adalah sebuah prosedur untuk mengukur tingkat kurva skoliotik terstandar dan diikuti secara universal. Hal ini diidentifikasikan pada sebuah gambar x-ray dari kurva. Ujung tulang vertebrae dari bagian yang melengkung akan dilihat dan sebuah garis tegak lurus ditarik untuk membentuk sebuah sudut pengukuran.

Anda dapat melihat pada Bab 6 untuk mengetahui lebih banyak tentang Metode Cobb.

Selain itu, untuk memiliki pemahaman yang lebih baik tentang keadaan Anda dan apakah pembedahan merupakan sebuah pilihan yang tepat bagi Anda, tanyakan 7 pertanyaan penting yang telah kita bahas pada Bab 9 kepada diri Anda sendiri, yaitu:

→ Status kurva Anda

→ Kematangan tulang Anda

→ Risiko perkembangan kurva

→ Hasil tindakan-tindakan non-invasif yang digunakan sebelumnya

→ Status kesehatan Anda saat ini

→ Keterbatasan yang disebabkan oleh kurva Anda

→ Status keuangan Anda saat ini

Q2. Apakah pembedahan sangat menyakitkan?

Anda akan berada di bawah pengaruh anestesi selama pembedahan, sehingga Anda tidak akan merasakan sakit di ruang pembedahan. Setelah pembedahan selesai, Anda mungkin mengalami sakit akut, yang secara bertahap akan mereda. Pada beberapa pasien, ketidaknyamanan umum akan terasa bersamaan dengan mati rasa dan kesemutan, sementara pasien yang lainnya mungkin juga merasakan nyeri yang kuat di lokasi pencangkokan tulang. Selain itu, mungkin akan sedikit menyakitkan jika Anda lebih muda dan telah mengalami pembedahan yang tidak rumit.

Namun, Anda harus siap secara mental untuk rasa nyeri yang terkait dengan suntikan intravena dan tes awal. Secara keseluruhan, besarnya rasa nyeri akan tetap dalam kendali dan diatur oleh ahli anestesi dan spesialis manajemen nyeri Anda, baik sebelum ataupun setelah pembedahan.

Q3. Berapa banyak biaya yang akan dikenakan untuk pembedahan skoliosis?

Jumlah keseluruhan dari biaya pembedahan skoliosis Anda akan tergantung pada sejumlah faktor, termasuk:

- → Tingkat keparahan kurva dan teknik yang digunakan
- → Jenis instrumen yang digunakan dalam pembedahan Anda
- → Lokasi geografis Anda, karena perkiraan biaya bervariasi di negara dan daerah yang berbeda
- → Penutupan biaya dari penyedia asuransi Anda untuk prosedur tersebut
- → Jumlah komplikasi atau rawat inap tambahan di rumah sakit Anda mungkin diperlukan pasca pembedahan
- → Pilihan dokter bedah serta rumah sakit Anda

Meskipun biaya yang sebenarnya mungkin berbeda-beda, pembedahan skoliosis adalah dianggap sebagai prosedur yang mahal, dikenakan biaya apapun mulai dari US $75.000 hingga $300.000 per pembedahan.

Q4. Apakah kurva saya akan benar-benar hilang?

Nah, ini tergantung pada keadaan tulang belakang Anda saat ini dan seberapa fleksibelkah ini setelah pembedahan. Berapa banyak tulang belakang Anda akan terluruskan setelah pembedahan tergantung pada banyak faktor seperti usia Anda, tingkat keparahan kurva Anda, status kesehatan secara keseluruhan dan sebagainya. Misalnya, penelitian menunjukkan bahwa untuk remaja belasan tahun dan remaja adolescents, sebanyak 50% dari kurvanya dapat diluruskan, yang dapat tidak mungkin terjadi pada pasien yang lebih tua,. Dengan kata lain, berapa banyak kurva akan hilang akan bervariasi dan terbaik diprediksi oleh dokter bedah Anda.

Q5. Akankah saya atau anak saya mengalami cacat permanen di kemudian hari?

Secara klinis, tingkat komplikasi yang parah setelah pembedahan tidaklah sangat tinggi. Namun, jika Anda mempertimbangkan pembedahan untuk anak Anda, ada kemungkinan kecil bahwa hal itu bisa menghambat pola pertumbuhan normalnya, juga dikenal sebagai hambatan pertumbuhan. Pada beberapa orang dewasa, vertebra yang menyatu memungkinkan membuat kegiatan membungkuk atau memutar tulang belakang yang normal menjadi agak sulit atau bahkan tidak mungkin. Tidak ada cacat besar lainnya yang dilaporkan setelah pembedahan kecuali beberapa komplikasi serius dan tak terduga yang terjadi selama prosedur tersebut, seperti yang telah dibahas pada Bab 19.

Q6. Akankah pembedahan skoliosis mempengaruhi kesempatan saya untuk mendapatkan kehamilan yang sehat?

Terdapat hubungan yang pasti dari sckoliosis dengan kehamilan dan membesarkan anak, karena kehamilan dan pengasuhan anak keduanya meningkatkan tekanan pada tulang belakang dan karena itu dapat mempengaruhi perkembangan atau pengembangan kelengkungan tulang belakang.

Jika Anda memiliki kurva utama dan berpikir untuk melakukan pembedahan dan juga mempertimbangkan untuk melahirkan, yang terbaik adalah tidak untuk waktu yang bersama-sama. Meskipun wanita yang pernah menjalani pembedahan skoliosis biasanya memiliki kehamilan yang sukses juga, penting untuk mendapatkan bimbingan dari spesialis Anda pada waktu pembedahan serta konsepsi dan kehamilan.

HARUS DIBACA!

Jika Anda telah didiagnosa dengan skoliosis dan sedang hamil atau berencana untuk hamil, itu pasti akan sangat berguna untuk mendapatkan salinan dari "Panduan Esensial untuk Skoliosis dan Kesehatan Kehamilan" oleh Dr. Kevin Lau. Buku ini akan bertindak sebagai sebuah panduan bulanan dari semua yang ingin Anda ketahui tentang bagimana merawat tulang belakang dan bayi Anda!

Q7. *Kapan saya harus memutuskan untuk melakukan pembedahan anak saya? Akankah kurva akan hilang dengan sendirinya?*

Nah, itu semua tergantung pada usia dan tingkat keparahan kurva dari anak Anda. Jika anak Anda masih muda (4-11 tahun) dan kemungkinan untuk mencapai banyak pertumbuhan fisik, yang terbaik adalah menunggu pembedahan, karena pertumbuhannya mungkin akan terkena dampak dan kemungkinan kurva untuk kambuh akan menjadi lebih tinggi. Anda dapat membaca lebih lanjut tentang fenomena ini pada Bab 7 (Tingkat Risser-Ferguson).

Namun, satu hal yang tidak harus diharapkan adalah bahwa kurva akan hilang dengan sendirinya. Deteksi dan pengelolaan bahkan pada kurva yang terkecil-pun pada usia dini dapat membuat semua perbedaan tentang bagaimana skoliosis nantinya akan mempengaruhi kehidupan sang anak.

Q8. *Apakah ada teknik minimal invasif yang baru yang dapat saya pertimbangkan?*

Berdasarkan desain aslinya, sebuah pembedahan skoliosis adalah invasif berat dan membawa risiko komplikasi yang tinggi. Adalah wajar bagi pasien untuk menjadi terintimidasi dan mencari pilihan yang kurang invasif. Anda dapat mendiskusikan teknik-teknik berikut ini dengan dokter bedah Anda jika Anda ingin mengetahui pilihan-pilihan invasif yang minimal:

→ Pengapit tubuh vertebra

→ Vertical expandable prosthetic titanium rib (VEPTR)
→ Video assisted thoracoscopic surgery (VATS)
→ Pendekatan endoskopi
→ Thoracoplasty

Anda dapat membaca lebih lanjut tentang masing-masing teknik ini dan bagaimana mereka menjadi kurang invasif dalam sifatnya pada Bab 15. Secara keseluruhan, koreksi bedah, baik yang dilakukan melaluhi fusi tulang belakang, bedah konvensional atau metode invasif minimal di atas, sebagian besar dipandang sebagai satu-satunya cara untuk koreksi kurva jangka panjang.

Namun, sebelum Anda memilih untuk pembedahan, juga dianjurkan untuk menggunakan terapi non-invasif seperti diet dan olahraga, untuk tujuan koreksi kurva. Mengacu "Program Pencegahan dan Penyembuhan Skoliosis untuk Anda" oleh Dr. Kevin Lau dimana Anda dapat menemukan semua yang Anda ingin ketahui tentang penyembuhan skoliosis dengan cara non-invasif.

Q9. Bagaimana saya bisa mempersiapkan mental diri/anak saya?

Langkah pertama adalah dengan mendapatkan informasi yang maksimal. Mendidik diri sendiri atau anak Anda tentang semua aspek pembedahan. Jelaskan kepadanya tentang tes yang akan berlangsung. Jika dia cukup tua untuk memahami, Anda juga dapat menjelaskan prosedur singkatnya. Namun, aspek pasca pebedahan adalah yang paling penting dan karenanya perlu dijelaskan dengan hati-hati. Jelaskan kepada anak Anda tentang perbedaan utama yang akan muncul bersama setelah pembedahan. Ini harus mencakup informasi tentang bagaimana pembedahan akan mengubah penampilannya, gaya hidupnya dan mempengaruhi dirinya di kegiatan rutin setiap harinya, setidaknya selama beberapa bulan.

Q10. Akankah biaya pembedahan skoliosis ditanggung oleh asuransi?

Ya, dalam sebagian besar kasus. Jika pembedahan skoliosis merupakan prosedur yang cukup umum, sebagian besar akan ditutup oleh penyedia asuransi di AS dan akan berada di bawah naungan

NHS di Inggris. Secara keseluruhan, jumlah yang tepat dan tingkat biaya penutupan di AS akan ditentukan oleh polis asuransi tertentu.

Q11. Apakah saya perlu untuk melakukan banyak tes?

Tes pra-pembedahan dan pemeriksaan yang bertujuan untuk membantu dokter bedah Anda dalam memutuskan apakah Anda secara medis adalah cukup fit untuk pembedahan. Tes ini juga penting untuk mendeteksi setiap gangguan besar atau penyakit yang mungkin diderita oleh pasien. Mengacu pada bab 13 untuk mengetaui lebih banyak tentang tes dan pemeriksaan tersebut. Adalah selalu terbaik bagi Anda untuk sepenuhnya bekerja sama dengan tim medis dan melakukan semua langkah-langkah diagnostik yang diperlukan dengan benar. Beberapa tes yang paling penting adalah meliputi:

→ Skrining Fisik
→ X-ray
→ Pulmonary function tests (PFT)
→ MRI dan Mielografi
→ Elektrokardiogram (EKG)
→ Electroencephalogram (EEG)
→ Tes darah
→ Tes urin

Q12. Bagaimana cara memilih ahli bedah dan rumah sakit yang tepat?

Pilihan ahli bedah dan rumah sakit Anda dapat membuat semua perbedaan keberhasilan pembedahan Anda. Terdapat banyak faktor yang dapat Anda pertimbangkan ketika memutuskan keduanya, seperti yang telah kami jelaskan pada Bab 12. Di sini kami hanya akan menjelaskan beberapa dari mereka.

Untuk rumah sakit

→ Kedekatan secara fisik atau jarak dari rumah Anda
→ Infrastruktur dan fasilitas lain yang tersedia
→ Reputasi umum
→ Penutupan biaya oleh polis asuransi Anda

Untuk dokter bedah

→ Kualifikasi academik/profesional
→ Sertifikasi dan lisensi
→ Pengalaman terdahulu, khususnya dalam jenis kasus Anda
→ Tingkat kesuksesan/kegagalan
→ Referensi pasien sebelumnya
→ Penutupan biaya oleh polis asuransi Anda

Beberapa pasien mendapatkan masalah karena dokter bedah mereka tidak bekerja di rumah sakit terdekat. Dalam kasus tersebut, Anda dapat mendiskusikannya dengan dokter bedah Anda dan rumah sakit dan mencoba untuk mencari sebuah pilihan yang mungkin.

B) Selama prosedur

Q13. Dokter berbicara banyak tentang fusi tulang belakang. Apakah itu?

Fusi tulang belakang pada dasarnya merupakan sebuah proses dimana dua atau lebih vertebra sepanjang kurva Anda bergabung secara permanen atau 'menyatu' bersama-sama untuk meluruskan tulang belakang Anda. Dalam proses ini, cangkok tulang akan ditempatkan di antara tulang belakang. Instrumen seperti batang, sekrup dan pelat akan digunakan untuk menjaga materi cangkok berada di tempat sampai menyatu dengan tulang.

Q14. Apa 'instrumen' yang digunakan dalam pembedahan itu?

'Instrumen' pada dasarnya merupakan istilah umum yang diberikan kepada perangkat keras yang digunakan dalam pembedahan Anda. Semua batang, sekrup, kait dan piring yang akan digunakan untuk meluruskan tulang belakang dan menjaga cangkok tulang tetap berada di tempat adalah dikenal sebagai instrumen atau instrumentasi.

Q15. Apakah endoskopi dan terbuka operasi satu dan sama hal?

Tidak, mereka tidak sama. Sebuah pembedahan terbuka akan mencakup hanya satu atau beberapa sayatan besar. Di sisi lain, pembedahan endoskopi akan mencakup sejumlah sayatan kecil. Dipandu oleh endoskopi (yang merupakan perangkat yang terdiri dari tabung panjang dan tipis yang berisi lampu dan kamera video dan memungkinkan ahli bedah untuk melihat daerah bedah melalui sayatan kecil), instrumen bedah kecil dimasukkan dan proses fusi kemudian dilakukan.

Q16. Berapa lama pembedahan akan berlangsung?

Total waktu yang dibutuhkan untuk pembedahan Anda dapat bervariasi tergantung pada beratnya kurva dan pendekatan yang digunakan oleh dokter bedah Anda. Rata-rata, pembedahan skoliosis khas bisa berlangsung mulai dari 3 sampai 8 jam.

Q17. Ceritakan tentang berbagai jenis teknik pembedahan skoliosis yang tersedia.

Secara umum, terdapat 4 jenis utama dari teknik pembedahan skoliosis yang Anda dan dokter bedah Anda dapat pilih. Ini termasuk:

→ Pendekatan posterior, dimana tulang belakang Anda akan diakses dari belakang

→ Pendekatan anterior, dimana tulang belakang Anda akan diakses dari depan, yaitu dinding dada

→ Tendekatan gabungan, yang akan menggunakan kedua pendekatan di atas. Sementara tulang belakang akan diakses dari depan, fusi akan dilakukan melalui jalur posterior

→ Teknik invasif minimal seperti pendekatan endoskopi (melibatkan beberapa sayatan kecil), thoracoplasty, pengapitan tubuh vertebral dan sejenisnya.

Q18. Manakah prosedur yang lebih baik?

Seorang ahli bedah yang terampil dan analisis medis yang tepat akan membuat masing-masing teknik yang dibahas di atas sama efektifnya. Setiap prosedur memiliki manfaatnya sendiri dan juga resiko yang terlibat. Selain itu, terdapat jenis kurva tertentu yang merespon dengan lebih baik terhadap teknik tertentu. Misalnya, pendekatan anterior biasanya dipertimbangkan untuk kurva yang terletak di wilayah torakolumbalis (T12-L1). Ahli bedah Anda akan berada pada posisi terbaik untuk memutuskan teknik pembedahan manakah yang tepat bagi Anda.

Q19. Apakah saya akan menjadi sadar selama pembedahan?

Anda akan berada di bawah pengaruh anestesi setelah Anda mencapai OT. Anda akan sadar setelah seluruh prosedur berakhir dan tidak akan terjaga untuk melihat salah satu kejadian dari keseluruhan pembedahan.

Q20. Berapakah panjang sayatannya?

Panjang sayatan akan tergantung pada dua hal, termasuk jenis teknik yang digunakan dan juga jumlah vertebrae yang akan disatukan. Misalnya, pada rata-rata, pendekatan posterior yang khas mencakup sayatan mulai dari 6 sampai 12 inci, yang dimulai dari tengah-tengah punggung.

Q21. Apakah saluran air itu dan mengapa/kapan mereka akan ditempatkan?

Sebuah saluran pada dasarnya adalah sebuah tabung yang ditempatkan ke dalam luka setelah pembedahan berakhir dan sayatan ditutup. Hal ini dilakukan dengan tujuan untuk mengalirkan cairan dari daerah bedah guna melindungi sayatan dari setiap kerusakan atau infeksi.

Q22. Dapatkah sesuatu yang salah terjadi dengan serius selama pembedahan?

Ya mereka dapat. Meskipun jarang terjadi, terdapat kemungkinan komplikasi serius yang terjadi selama pembedahan, meliputi:

→ Masalah bernapas/pernapasan yang parah
→ Masalah jantung
→ Kehilangan darah berlebihan
→ Kerusakan saraf
→ Infeksi
→ Nyeri kronis
→ Pembekuan darah

→ Kematian

Q23. Dapatkah saya melihat instrumen yang akan digunakan?

Jika Anda tertarik, dokter bedah Anda dapat menunjukkan dan membiasakan Anda dengan instrumen yang akan dipasang di tubuh Anda, sebelum pembedahan Anda. Jika Anda cukup mendapatkan pengetahuan, Anda bahkan dapat meminta dokter bedah Anda untuk menunjukkan instrumen ini di salah satu pertemuan pra-pembedahan Anda.

Q24. Bagaimana Anda akan mengambil cangkok tulang? Akankah ini sakit untuk waktu yang lama?

Ada tiga pilihan dimana dokter bedah Anda akan mengambil cangkok tulang. Ini termasuk:

→ Autograft, dimana cangkok tulang akan diperoleh dari krista iliaka di daerah pinggul Anda selama pembedahan

→ Allograft, dimana dokter bedah Anda akan mendapatkan materi cangkok tulang dari bank tulang sebelum pembedahan

→ Cangkok tulang sintetis, yang mencakup penggunaan beberapa bahan cangkok tulang buatan sintetis yang tersedia secara komersial

Jika dokter bedah Anda telah memilih untuk mengambil cangkok tulang dari krista iliaka, biasanya tidak akan menghasilkan komplikasi utama apapun atau nyeri yang berlebihan di kemudian hari.

Q25. Apakah saya akan kehilangan banyak darah?

Beberapa darah akan hilang adalah alami selama pembedahan berkat sifat prosedur invasive berat. Hal ini sangat umum bagi pasien untuk membutuhkan beberapa jumlah transfusi darah karena kehilangan darah tersebut. Namun, kecuali ada kehilangan darah yang berlebihan, tidak mungkin bahwa Anda akan menderita komplikasi utama karena ini.

C) Kekhawatiran Anda pasca pembedahan

Q26. Apa yang akan saya rasakan segera setelah pembedahan?

Meskipun Anda masih akan berada di bawah pengaruh obat nyeri, sakit parah mungkin masih akan terasa. Anda mungkin juga akan merasakan rasa sakit di lokasi cangkok tulang. Selain itu, Anda masih akan berada di bawah pengaruh anestesi dan akan merasa seperti dibius dari semua obat. Selain itu, semua perlengkapan tabung dan kateter bisa membuat Anda bingung. Oleh karena itu, penting bahwa Anda mempersiapkan diri secara mental terlebih dahulu untuk hal tersebut.

Q27. Setelah berapa lama saya akan dapat berjalan lagi?

Jika semua telah berjalan dengan baik dengan pembedahan Anda, staf rumah sakit mungkin akan membantu Anda untuk berjalan sedikit dengan tongkat atau tongkat berjalan pada hari ke-2 atau ke-3 setelah pembedahan Anda. Anda secara bertahap akan didorong berjalan dengan jarak yang lebih besar (seperti koridor rumah sakit Anda) tanpa harus melelahkan punggung Anda. Selain itu, Anda mungkin juga diinstruksikan untuk melanjutkan penggunaan alat bantu berjalan selama 4-6 minggu setelah Anda dioperasi. Seorang ahli terapi fisik akan melatih Anda di rumah sakit; membantu Anda menggunakan perangkat bantu yang sesuai seperti tongkat atau walker, menginstruksikan Anda dengan benar untuk melakukan transisi dan ambulasi dengan tujuan untuk memastikan keamanan dan perlindungan punggung Anda. Mereka juga akan memastikan bahwa Anda dapat melakukan semua gerakan yang diperlukan sebelum Anda dilepaskan ke rumah Anda.

Q28. Seberapa cepat saya akan bisa makan atau minum setelah pembedahan?

Sebagian besar pasien dapat mengambil tegukan sedikit cairan segera setelah 4 sampai 5 jam pembedahan. Dokter Anda akan secara bertahap meningkatkan asupan dan frekuensinya sesuai dengan kesehatan Anda.

Q29. Seberapa cepat saya bisa mandi setelah pembedahan saya?

Ketentuan waktu minimum untuk ini setidaknya 72 jam, sebelum Anda diizinkan untuk mandi dan maka akan dimandikan dengan spons mandi. Namun, rentang waktu ini bisa lebih lama jika luka Anda memerlukan lebih banyak waktu untuk sembuh. Dalam situasi tersebut Anda tidak boleh membasahi luka Anda tersebut.

Q30. Apakah saya perlu menghilangkan jahitan saya?

Saat ini, sebagian besar ahli bedah hanya menggunakan jahitan larut di bawah kulit. Namun, Anda pasti memerlukan jahitan Anda agar diperiksa dari setiap infeksi atau kebutuhan untuk mengulang berpakaian setelah sekitar 10 hari pembedahan Anda.

Q31. Apakah jadwal pemulihan rata-rata?

Nah, meskipun jumlah hari dan minggu mungkin bervariasi pada pasien yang berbeda, jadwal pemulihan yang paling umum akan terlihat seperti ini:

→ Rawat inap di rumah sakit - Sekitar 3 sampai 5 hari
→ Mampu melakukan rutinitas sehari-hari Anda dengan sendiri – Sekitar 7 sampai 10 hari
→ Kembali ke sekolah - Sekitar 4 sampai 6 minggu
→ Mampu mengemudi - 2 sampai 4 minggu
→ Pembatasan mengangkat- Untuk sekitar 6 bulan
→ Pemulihan penuh - Kira-kira 8 sampai 12 bulan

Q32.Kapan saya akan dapat hidup normal?

Nah, proses fusi lengkap membutuhkan minimal 6 bulan. Ini berarti bahwa tubuh Anda membutuhkan setidaknya banyak waktu untuk penyembuhan dan pemulihan. Anda perlu perlahan-lahan dengan aktivitas fisik Anda dan mengubah rutinitas Anda agar sesuai. Misalnya dokter Anda akan menempatkan pembatasan pada jumlah berat yang diijinkan untuk Anda angkat selama beberapa bulan pertama dan seterusnya.

Q33. Akan menjadi seberapa mandiri-kah diri saya ketika saya kembali ke rumah?

Anda akan membutuhkan banyak uluran tangan nanti. Mulai dari bergerak di sekitar dan memasak, untuk mengangkat dan bahkan mengubah posisi di tempat tidur, Anda akan membutuhkan jumlah bantuan yang memadai. Bahkan jika Anda adalah tipe orang yang lebih suka melakukan semua pekerjaan dengan sendiri, Anda tidak mampu untuk menegangkan punggung Anda pasca pembedahan dan karenanya akan membutuhkan setidaknya satu anggota keluarga, teman atau perawat profesional untuk membantu Anda di sekitar. Idealnya, para ahli menyarankan agar Anda memiliki seseorang di dekat Anda setidaknya 3-4 minggu setelah pembedahan Anda.

Tambahan, Anda akan mungkin untuk pulih dan menjadi mandiri dengan sangat cepat jika Anda masih muda, sehat, energik dan terutama jika Anda sudah memiliki kehidupan yang aktif sebelum pembedahan.

Q34. Apakah saya bisa mengambil dan mengangkat sesuatu dengan mudah nantinya?

Dengan beberapa kendala dan perawatan, Anda harus mampu mengangkat sesuatu dari tanah dengan mudah. Namun, karena Anda sekarang memiliki tulang belakang yang tegak, Anda harus belajar untuk mengangkat dengan menekuk lutut Anda dan jongkok.

Q35. Apakah tinggi saya akan bertambah?

Kemungkinan besar, ya. Karena tulang belakang Anda menjadi tegak, tinggi badan Anda kemungkinan akan bertambah setidaknya I sampai 2 cm.

Q36. Apakah saya perlu melakukan latihan apapun untuk memfasilitasi pemulihan dari pembedahan?

Setelah Anda dianggap fit untuk itu, dokter bedah Anda akan merujuk Anda untuk pergi ke fisioterapis yang akan meresepkan satu set latihan tertentu untuk dilakukan setiap hari guna mempercepat pemulihan Anda. Jenis latihan paling umum yang disarankan pasca pembedahan akan mencakup:

→ Latihan penguatan punggung

→ Latihan penguatan bagian tengah tubuh

→ Cara berjalan reguler

→ Latihan pernapasan untuk memperkuat fungsi paru-paru Anda

Fisioterapis anda akan meresepkan satu set latihan khusus berdasarkan usia dan status kesehatan Anda.

Q37. Akankah ketidakrataan di bahu/dada saya benar-benar lenyap?

Terutama, operasi akan mengurangi rusuk yang menonjol di bawah payudara pada sisi skoliosis. Meskipun sebuah perbaikan penampilan besar adalah diharapkan, ini adalah mungkin untuk beberapa ketidakrataan yang akan masih tetap ada.

Q38. Apakah saya harus membuat perubahan gaya hidup yang besar?

Ya, tentu saja. Bahkan, persiapan untuk tahap ini akan harus dimulai sebelum pembedahan Anda. Untuk memulai, Anda perlu mengubah bagaimana benda-benda harus ditempatkan di rumah Anda. Anda perlu untuk menjaga segala sesuatu pada ketinggian yang dapat diakses sehingga Anda tidak perlu membungkuk terlalu rendah atau terlalu tinggi untuk mencapai apapun. Anda mungkin juga perlu mengubah penempatan saklar listrik dan menempatkan tempat tidur yang mudah dijangkau di dekatnya. Anda akan perlu untuk membuat pengaturan alternatif untuk memasak dan menyetir dan sebagainya. Singkatnya, Anda perlu melihat setiap aspek dari rutinitas harian Anda dan melihat apakah semua yang Anda akan butuhkan dengan melakukan persiapan terlebih dahulu sehingga Anda akan merasa nyaman nantinya. Misalnya Anda mungkin merasa bahwa Anda perlu memiliki kursi yang memiliki punggung yang tepat dan juga sandaran tangan pasca pembedahan untuk dukungan sepenuhnya dan sebagainya.

Q39. Apakah saya perlu mengubah kasur saya setelah pembedahan?

Tidak juga. Semua yang Anda perlukan adalah kasur keras yang akan cukup mendukung punggung Anda, terutama untuk 3-4 minggu pertama setelah pembedahan Anda.

Q40. Apakah saya perlu membuat perubahan besar untuk diet saya setelah pembedahan?

Ya, tentu saja. Anda perlu untuk membuat sedikit perubahan penting, yang meliputi di bawah ini:

→ Makan dengan porsi sedikit namun sering
→ Menjaga menu makanan tetap ringan, tidak pedas dan rendah kalori
→ Benar-benar menghindari alkohol dan merokok
→ Mengkonsumsi makanan tertentu yang akan membantu pemulihan

Q41. Akankah kurva terulang kembali?

Nah, pada sebagian besar kasus, fusi adalah permanen dan kemungkinan terulangnya kurva adalah tidak terlalu tinggi, kecuali jika Anda sudah tua dan menderita degenerasi yang besar. Namun, punuk yang sangat kecil atau ketidakrataan pada penampilan mungkin masih tetap ada.

Q42. Akankah perangkat keras di punggung saya dapat terlihat?

Kejadian ini sangatlah jarang. Penelitian menunjukkan bahwa perangkat keras yang dimasukkan ke punggung Anda hampir tidak akan pernah terlihat oleh mata telanjang, kecuali jika Anda sangat ramping atau kurus.

Q43. Akankah instrumen yang berada di dalam tubuh saya mengalami kerusakan di kemudian hari?

Hal ini sebagian besar tidak terjadi. Batang dan instrumen lainnya telah secara ilmiah dirancang untuk tetap berada di tubuh manusia dan memberikan dukungan yang memadai. Namun, dalam beberapa kasus, batang mulai menyebabkan beberapa ketidaknyamanan dan rasa sakit setelah beberapa waktu, yang biasanya ditangani dengan obat penghilang rasa sakit. Namun, pada kasus yang berat, pembedahan tambahan mungkin diperlukan untuk mengambil batang tersebut dan instrumentasi lainnya.

Q44. Apakah bekas luka akan tetap ada untuk waktu yang lama? Akankah terlihat jelek?

Pada umumnya, tempat sayatan pada pembedahan skoliosis berada di tempat yang biasanya tertutup oleh pakaian. Kecuali jika Anda melakukan bedah korektif penampilan, bekas luka akan tinggal dengan Anda untuk seumur hidup. Jika Anda adalah tipe orang yang bereksperimen, Anda mungkin bisa mendapatkan beberapa perubahan penampilan yang dilakukan di sekitar bekas luka Anda. Namun, pastikan Anda mendapatkan nasihat dari dokter bedah Anda sehingga tidak satu pun dari hal yang negatif yang akan mempengaruhi kesehatan bekas luka dan luka Anda.

Q45. Apakah fenomena crankshaft atau poros engkol itu?

Fenomena crankshaft merupakan komplikasi yang berhubungan dengan penggunaan prosedur Harrington dan lebih sering terjadi pada anak-anak yang lebih muda dan mempunyai sistem tulang yang belum matang. Setelah fusi tulang belakang telah dilakukan, bagian depan tulang belakang yang menyatu masih akan terus untuk tumbuh. Karena tulang belakang yang menyatu tidak bisa tumbuh lagi, akhirnya akan mulai memutar dan mengembangkan kelengkungan tambahan.

Q46. Apakah sindrom punggung datar itu?

Yang satu ini juga berhubungan dengan penggunaan prosedur Harrington. Dalam kondisi ini, punggung bawah pasien kehilangan kurva dalam normalnya (lordosis). Akibatnya, setelah beberapa tahun, cakram akan merosot di bawah titik fusi, sehingga sulit bagi pasien untuk berdiri tegak dan juga menyebabkan banyak rasa nyeri.

Q47. Apakah yang dimaksud dengan tes bangun itu dan mengapa dilakukan?

Tes bangun Stagnara merupakan salah satu dari banyak tes intra-operatif (selama operasi) yang dilakukan untuk mendeteksi kemungkinan kerusakan saraf yang mungkin terjadi selama pembedahan.

Q48. Berapa banyak obat yang akan diberikan kepada saya pasca pembedahan?

Ini merupakan suatu kekhawatiran, terutama bagi pasien yang alergi terhadap obat tertentu. Segera setelah pembedahan, Anda akan diberikan dosis berat dari patient controlled analgesia (PCA) yang berarti bahwa jumlah obat dapat dikendalikan sesuai dengan rasa sakit. Selain ini, Anda mungkin mendapatkan obat manajemen nyeri dan obat pelawan infeksi untuk beberapa waktu setelah pembedahan. Oleh karena itu, penting bagi Anda untuk membicarakan faktor-faktor tersebut dengan dokter bedah Anda terlebih dahulu.

Q49. Apakah saya akan merasa sangat lemah setelah saya kembali ke rumah?

Nah, itu semua tergantung pada seberapa baik Anda mengurus diri sendiri. Anda pasti akan merasa lemah dan rentan untuk beberapa waktu setelah pembedahan. Namun, jika Anda mengikuti gaya hidup yang sehat dan aktif sebelum pembedahan, Anda mungkin akan mendapatkan kembali kekuatan Anda dengan jauh lebih cepat.

Q50. Kapan pembedahan revisi diperlukan?

Sebuah pembedahan revisi merupakan kebutuhan yang cukup jarang dan akan dibutuhkan dalam satu atau lebih dari kasus-kasusu berikut:

→ Terulangnya kurva

→ Ketidaknyamanan parah atau rasa sakit yang disebabkan karena batang/instrumen lainnya

→ Jika penataan ulang tulang belakang diperlukan

→ Jika dokter bedah Anda telah menggunakan teknik usang seperti instrumentasi Harrington

→ Jika terdapat kecelakaan besar atau trauma yang mempengaruhi proses fusi

→ Jika kegagalan perangkat keras atau pseudarthrosis telah terjadi

Kisah Nyata Skoliosis: Rasa sakit terus berlangsung ...

Hasil dari pembedahan skoliosis adalah bervariasi di antara individu yang berbeda dan pengalaman yang mungkin tidak sama dengan yang lainnya.

Claudia didiagnosis dengan skoliosis 25 derajat ketika dia berumur sebelas tahun. Dia segera menggunakan brace untuk membantu menghentikan perkembangan kurva-nya. Karena ia berada pada tahun-tahun pertumbuhan, Claudia merasakan semua ketidaknyamanan dan kejanggalan yang seorang remaja biasanya laluhi ketika dia terlihat berbeda dari yang lainnya.

Sayangnya, pada usia 12, kurva-nya sudah berkembang menjadi 59 derajat meskipunmenggunakan brace. Pada tahap ini, ia menjalani pembedahan untuk menyatukan tulang belakangnya ketiga atasnya dengan cangkok tulang dari pinggul. Lama setelah pembedahan selesai, Claudia terus merasakan sakit dan ketidaknyamanan. ketika dia berumur 19 tahun, Claudia harus menjalani pembedahan lainnya untuk mengambil beberapa sekrup dan perangkat keras yang menyebabkan ketidaknyamanannya.

Namun, bahkan setelah mencoba serangkaian metode pengendali rasa nyeri, Claudia melaporkan nyeri konstan yang dia rasakan di punggungnya dan juga melaporkan kerugian efisiensi serius dalam keseluruhan rutinitasnya karena skoliosis dan pembedahan.

Kata-kata Penutup

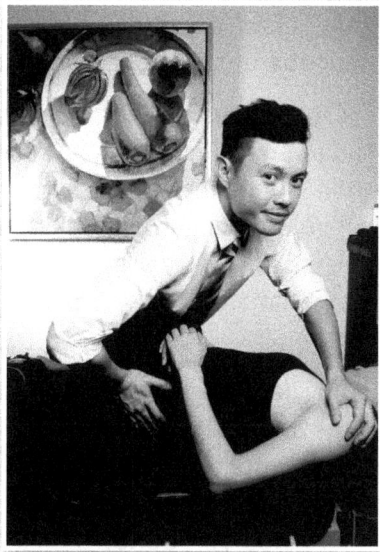

Dunia kedokteran sering dapat menjadi dunia yang membingungkan. Seorang yang awam umumnya akan menemukan semua jargon teknis yang cukup ambigu dan biasanya tidak dapat memahami terminologi apapun tanpa sebuah bantuan.

Namun, di dalam sebuah dunia dengan jutaan organisme yang hidup, adalah hampir tidak mungkin untuk tetap terbebas dari penyakit. Bagaimanapun juga, hal ini juga menarik untuk dimatai bahwa keadaan yang berpenyakit tidaklah sama seperti dalam keadaan tidak sehat. Bahkan individu yang paling sehat pun adalah tidak terlepas dari akibat gangguan dan penyakit yang mengancam kehidupan. Semua yang diperlukan untuk melawan dampak penyakit tersebut adalah dengan gaya hidup yang sehat, sistem kekebalan yang kuat dan yang lebih penting adalah, suatu sikap yang positif.

Sehat adalah suatu keadaan yang kita dapat secara sadar pertahankan selama jangka waktu yang panjang. Beberapa diktat penting dari pikiran dan tubuh yang sehat termasuk diet yang seimbang,

Olahraga teratur, keadaan bebas stres dan positif dan yang lebih penting agi adalah, memiliki sistem kekebalan tubuh yang kuat.

Ketika kita memiliki kondisi fisik dan kesehatan mental yang optimal, maka kita akan terlindungi dengan baik untuk melawan penyakit dan kelainan bentuk seperti skoliosis. Pada dasarnya sebuah penyakit ketidaklurusan, skoliosis akan menciptakan ketidakseimbangan dalam struktur tulang belakang normal Anda. Dibutuhkan serangkaian langkah mulai dari diagnosis dan analisis hingga pilihan pengobatan yang diteliti dengan baik untuk mengembalikan keseimbangan norma dari tubuh Anda. Ini adalah jaan menuju pengobatan yang Anda perlukan untuk mendidik kembali diri Anda pentingnya membuat pilihan dengan wawasan yang besar. *"Program Pencegahan dan Penyembuhan Skoliosis untuk Anda"* akan bertindak sebagai panduan yang benar ketika Anda mencoba untuk mengobati skoliosis Anda dengan cara yang alami.

Obat-obatan, pembedahan dan terapi adalah sahabat penting Anda sebagaimana Anda berusaha untuk penyembuhkan skoliosis Anda. Akan tetapi, sementara sebagian dari Anda mungkin hanya mengelola dengan pendekatan konservatif, dan non invasif, mereka dengan kondisi yang lebih parah mungkin memiliki pilihan untuk pembedahan.

Ingatlah untuk berbicara dengan dokter bedah Anda tentang semua kemungkinan komplikasi yang terkait dengan pembedahan untuk mempersiapkan mental Anda. Dapatkan dilengkapi dengan semua informasi yang penting tentang pembedahan, prosesnya, peralatan yang digunakan dan sebagainya. Untuk semua yang Anda tahu, Anda dan dokter Anda mungkin secara kolektif memutuskan bahwa Anda lebih baik hidup dengan kurva moderat bukan menghadapi bahaya yang berhubungan dengan pembedahan. Jika Anda berada di kelompok usia tua atau sudah menderita penyakit yang lebih melemahkan, ini akan biasanya terjadi!

Ingat, kesehatan Anda benar-benar berada di tangan Anda sendiri. Lakukanlah penelitian, berbicara dengan para ahli dan pastikan Anda melakukan yang terbaik untuk menyembuhkan dan mengelola kurva Anda. Makan yang benar, olahraga yang Anda bisa dan carilah dukungan. Jika Anda melakukan untuk memilih pembedahan, Anda akan perlu untuk membuat semua modifikasi di rumah dan tempat kerja dan juga mengumpulkan dukungan yang cukup. Identifikasi beberapa anggota keluarga atau teman yang dapat hadir untuk Anda di rumah sakit dan yang lebih penting, ketika Anda kembali ke rumah. Ingatlah bahwa Anda akan membutuhkan bantuan untuk bahkan naik ke kursi, ada banyak persiapan yang harus Anda lakukan dalam hal ini.

Setelah Anda membaca buku ini, silakan cari rekomendasi atau umpan balik yang dapat Anda miliki di scoliosis.feedback@gmail.com. Anda juga dipersilakan untuk pergi mendapatkan banyak informasi dalam buku-buku informatif berikut ini:

- Program Pencegahan dan Penyembuhan Skoliosis untuk Anda
- Jurnal Perawatan Skoliosis Natural Anda
- Panduan Esential untuk Skoliosis dan Kesehatan Kehamilan

Sementara DVD *Olahraga untuk Pencegahan dan Perbaikan Skoliosis* bisa menjadi audio visual yang akan sangat membantu, Aplikasi-aplikasi berikut hanya tepat untuk generasi ramah teknologi hari ini:

- ScolioTrack untuk iPhone dan Android
- Skoliometer untuk iPhone dan Android
- Skoliometer Pro untuk iPad

Anda juga dapat mempelajari lebih lanjut tentang masing-masing dari semua itu dan masih banyak lagi yang lainnya di www.HIYH.info.

Ini akan sangat menyenangkan untuk mendengarkan saran dari Anda dan membuat semua pekerjaan saya menjadi lebih berharga. Waktu untuk bertindak adalah saat ini juga. Ambilah hidup Anda di tangan Anda sendiri dan tingkatkan jalan Anda menuju ke kehidupan yang lebih sehat.

Dr. Kevin Lau D.C.

Referensi

1. Coventry MB. Anatomy of the intervertebral disk. Clin Orthop 67:9-15, 1969.

2. Jinkins JR: MRI of enhancing nerve roots in the unoperated lumbosacral spine. AJNR 14:193-202, 1993.

3. Langenskio¨ ld A, Michelsson JE. "Experimental progressive scoliosis in the rabbit," J Bone Joint Surg [Br] 1969;43:116–20.

4. Yamada K, Ikata I, Yamamoto H, et al. "Equilibrium function in scoliosis and active plaster jacket for the treatment.,"Tokushima J Exp Med 1969;16:1–7.

5. Yamada K, Yamamoto H, Nakagawa Y, et al. "Etiology of idiopathic scoliosis," Clin Orthop 1984;184:50–7.

6. Piggott, H.: "The natural history of scoliosis in myelodysplasia," J. Bone Jt Surg. 62: 54-58 (1980).

7. Kinetic Imbalance due to Suboccipital Strain Newborns. The Journal of Manual Medicine

8. Ikuyo Kou, Yohei Takahashi, Todd A Johnson, Atsushi Takahashi, Long Guo, Jin Dai, Xusheng Qiu, Swarkar Sharma, Aki Takimoto, Yoji Ogura, Hua Jiang, Huang Yan, Katsuki Kono, Noriaki Kawakami, Koki Uno, Manabu Ito, Shohei Minami, Haruhisa Yanagida, Hiroshi Taneichi, Naoya Hosono, Taichi Tsuji, Teppei Suzuki, Hideki Sudo, Toshiaki Kotani, Ikuho Yonezawa, Douglas Londono, Derek Gordon, John A. Herring, Kota Watanabe, Kazuhiro Chiba, Naoyuki Kamatani, Qing Jiang, Yuji Hiraki, Michiaki Kubo, Yoshiaki Toyama, Tatsuhiko Tsunoda, Carol A. Wise, Yong Qiu, Chisa Shukunami, Morio Matsumoto, and Shiro Ikegawa.

9. "Genetic variants in GPR126 are associated with adolescent idiopathic scoliosis"

10. Nature Genetics (2013)

11. Wynne–Davies R. "Familial (idiopathic) scoliosis. A family survey," J Bone Joint Surg [Br] 1968;50:24–30.

12. Cowell HR, Hall JN, MacEwen GD. "Genetic aspects of idiopathic scoliosis," Clin Orthop 1972;86:121–31.

13. Scoliosis & Epigenetics, Written by Dr. A. Joshua Woggon, Copyright 2012.

14. New York Times - http://health.nytimes.com/health/guides/disease/scoliosis/causes.html

15. Scoliosis as a Neurologic Condition: 4 Points on Two New Genes Making the Connection. Becker's Orthopedic, Spine and Pain Management Review. © Copyright ASC COMMUNICATIONS 2011.

16. Machida M, Dubousset J, Imamura Y, et al. "An experimental study in chickens for the pathogenesis of idiopathic scoliosis," Spine 1993;18:1609–15.

17. Scoliosis Associated With Typical Mayer-Rokitansky-Küster-Hauser Syndrome. Keri Fisher, PA-S, Richard H. Esham, MD, Ian Thorneycroft, PhD, MD, Departments of Physicians Assistant Studies, Medicine, and Obstetrics and GynecologyUniversity of South Alabama, Mobile. Posted: 02/01/2000; South Med J. 2000;93(2) © 2000 Lippincott Williams & Wilkins.

18. Arai S, Ohtsuka Y, Moriya H, et al. "Scoliosis associated with syringomyelia," Spine 1993; 18: 1591-2.

19. Emery E, Redondo A, Rey A. "Syringomyelia and Arnord Chiari in scoliosis initially classified as idiopathic: Experience with 25 patients," Eur Spine J 1997; 6: 158-62.

20. Harrenstein RJ. Die Skoliose bei, Sauglingen und ihre Behandlung. Z Orthop Chir 1 930;52:1.

21. Lloyd-Roberts GC, Pilcher MF. "Structural idiopathic scoliosis in infancy,". J Bone Joint Surg [Br] 1965;47-B:520-23.

22. Juvenile Idiopathic Scoliosis. Curve Patterns and Prognosis in One Hundred and Nine Patients. C. M. ROBINSON, B.MED.SCI., F.R.C.S.†; M. J. MCMASTER, M.D., F.R.C.S.†, EDINBURGH, SCOTLAND. The Journal of Bone & Joint Surgery.1996; 78:1140-8. Copyright © The Journal of Bone and Joint Surgery, Inc.

23. Cobb JR: Outline for the study of scoliosis. Instructional course lectures. American Academy of Orthopedic Surgeons 5:261–275, 1948

24. Pritchett JW, Bortel DT: "Degenerative symptomatic lumbar scoliosis," Spine 18:700–703, 1993

25. O'Brien MF, Newman, PO, "Nonsurgical Treatment of Idiopathic Scoliosis," Surgery of the Pediatric Spine, ed. Daniel H. Kim et al. (Thieme Medical Publishers, 2008), 580. books.google.com.

26. Good CR, "The Genetic Basis of Idiopathic Scoliosis," Journal of the Spinal Research Foundation, 2009:4:1:13-5, www.spinemd.com.

27. Pearsall, D.J., Reid, J.G., and D.M. Hedden. (1992). "Comparison of three noninvasive methods for measuring scoliosis," Physical Therapy 72(9):648-657.

28. Wong, H., Hui, J.H.P., Rajan, U., and H. Chia. (2005). "Idiopathic scoliosis in Singapore schoolchildren," SPINE 30(10):1188-1196.

29. Yawn, B.P., Yawn, R.A., Hodge, D., Kurland, M., Shaughnessy, W.J., Ilstrup, D., and S.J. Jacobsen. (1999). "A population-based study of school scoliosis screening," JAMA 282(15):1427-1432.

30. Screening for adolescent idiopathic scoliosis. Policy statement. US Preventive Services Task Force. JAMA. 1993;269:2664–6.

31. Yawn BP, Yawn RA, Hodge D, Kurland M, Shaughnessy WJ, Ilstrup D, et al. "A population based study of school scoliosis screening," JAMA. 1999;282:1427–32.

32. Karachalios T, Sofianos J, Roidis N, Sapkas G, Korres D, Nikolopoulos K. "Ten-year follow-up evaluation of a school screening program for scoliosis," Is the forward-bending test an accurate diagnostic criterion for the screening of scoliosis? Spine. 1999;24:2318–24.

33. Screening for adolescent idiopathic scoliosis. Policy statement. US Preventive Services Task Force. JAMA. 1993;269:2664–6.

34. Hagan, J.F., Shaw, J.S., and P.M. Duncan, eds. 2008. Bright Futures: Guidelines for Health

35. Bunnell, W.P. (2005). Selective screening for scoliosis. Clinical Orthopaedics and Related Research 434:40-45.

36. Negrini S, Minozzi S, Bettany-Saltikov J, et al. "Braces for idiopathic scoliosis in adolescents," Spine (Phila Pa 1976). 2010;35(13):1285-1293. 10.1097/BRS.0b013e3181dc48f4.

37. Karachalios, T., Sofianos, J., Roidis, N., Sapkas, G., Korres, D., and K. Nikolopoulos.

38. (1999). "Ten-year follow-up evaluation of a school screening program for scoliosis," SPINE 24(22):2318-2324.

39. Karachalios, T., Sofianos, J., Roidis, N., Sapkas, G., Korres, D., and K. Nikolopoulos. (1999). "Ten-year follow-up evaluation of a school screening program for scoliosis. SPINE 24(22):2318-2324.

40. An evaluation of the Adams forward bend test and the Skoliometer in a scoliosis school screening setting. Grossman TW, Mazur JM, Cummings RJ. Department of Orthopaedics, Naval Hospital, Great Lakes, Illinois, USA. J Pediatr Orthop. 1995 Jul-Aug;15(4):535-8.

41. Amendt, L.E., Ause-Ellias, K.L., Eybers, J.L., Tadsworth, C.T., Nielsen, D.H., and S.L. Weinstein. (1990). "Validity and reliability testing of the Skoliometer," Physical Therapy 70(2):108-117.

42. Spine: Affiliated Society Meeting Abstracts: 23–26 September 2009 - Volume 10 - Issue - p 204 Electronic Poster Abstracts. What Does a Skoliometer Really Measure?: E Poster #73. Cahill, Patrick J. MD (Shriners' Hospital for Children); Ranade, Ashish MD; Samdani, Amer MD; Asghar, Jahangir MD; Antonacci, Darryl M. MD; Clements, David H. MD; MD; Betz, Randal R. MD. © 2009 Lippincott Williams & Wilkins, Inc.

43. Bunnell, W.P. (1984). "An objective criterion for scoliosis screening," J. Bone & Joint Surgery 66(9):1381-1387.

44. Reamy BV, Slakey JB. "Adolescent idiopathic scoliosis: review and current concepts," Am Fam Physician. 2001;64(1):111-116.

45. Lenssinck ML, Frijlink AC, Berger MY, Bierman-Zeinstra SM, Verkerk K, Verhagen AP. "Effect of bracing and other conservative interventions in the treatment of idiopathic scoliosis in adolescents: a systematic review of clinical trials," Phys Ther. 2005;85(12):1329-1339.

46. June 13, 2010: Interview with Dr. Alain Moreau, creator of Scoliosis blood test (http://www.scoliosis.org/forum/showthread.php?10705-Interview-with-Dr.-Alain-Moreau-creator-of-Scoliosis-blood-test)

47. Kane WJ. "Scoliosis prevalence: a call for a statement of terms," Clin Orthop. 1997;126:43–6.

48. Scoliosis Surgery, The Definitive Pateint's Reference. David K. Wolpen

49. Shea KG, Stevens PM, Nelson M, Smith JT, Masters KS, Yandow S. "A comparison of manual versus computer-assisted radiographic measurement: Intraobserver measurement variability for Cobb angles," Spine. 1998; 23:551-555.

50. Variability in Cobb angle measurements in children with congenital scoliosis, RT Loder; A Urquhart; H Steen; G Graziano; RN Hensinger; A Schlesinger; MA Schork; and Y Shyr. 1995 British Editorial Society of Bone and Joint Surgery

51. Chen YL. Vertebral centroid measurement of lumbar lordosis compared with the Cobb technique. Spine, Sept. 1, 1999:24(17), pp1786-1790.

52. J Bone Joint Surg Am. 1984 Sep;66(7):1061-71.The prediction of curve progression in untreated idiopathic scoliosis during growth. Lonstein JE, Carlson JM.

53. Cobb, J.R.: Outlines for the study of scoliosis measurements from spinal roentgenograms. Physical Therapy, 59: 764–765, 1948.

54. Table Peterson, Nachemson JBJS 1995; 77A:823-7

55. Spine (Phila Pa 1976). 2009 Apr 1;34(7):697-700. Curve progression in idiopathic scoliosis: follow-up study to skeletal maturity.

56. The pathogenesis of adolescent idiopathic scoliosis. A systematic review of the literature Kouwenhoven JWM Castelein RM.

57. Bull Acad Natl Med. 1999;183(4):757-67; discussion 767-8. [Idiopathic scoliosis: evaluation of the results]

58. Several factors may predict scoliosis progression Wu H. Eur Spine J. doi:10.1007/s00586-010-1512-9.

59. Assessment of curve progression in idiopathic scoliosis. Soucacos PN, Zacharis K, Gelalis J, Soultanis K, Kalos N, Beris A, Xenakis T, Johnson EO. Source: Department of Orthopedic Surgery, University of Ioannina, School of Medicine, Greece. Eur Spine J. 1998;7(4):270-7.

60. Roach JW. Adolescent idiopathic scoliosis. Orthop Clin North Am. 1999;30:353–65.

61. Nykoliation JW, Cassidy JD, Arthur BE, et al: An Algorithm for the Managemment of Scoliosis. J. Manipulative Physiol Ther 9:1, 1986

62. Spine (Phila Pa 1976). 2006 Aug 1;31(17):1933-42. Progression risk of idiopathic juvenile scoliosis during pubertal growth.

63. Kesling KL, Reinker KA. Scoliosis in twins. A meta-analysis of the literature and report of six cases. Spine. 1997;22:2009–14.

64. Cho KJ, Suk SI, Park SR, Kim JH, Kim SS, Choi WK, et al. Complications in posterior fusion and instrumentation for degenerative lumbar scoliosis. Spine (Phila Pa 1976) 2007;32:2232–7.

65. Brooks HL, Azen SP, Gerberg E, Brooks R, Chan L. Scoliosis: a prospective epidemiological study. J Bone Joint Surg Am 1975;57:968–72.

66. Specific exercises in the treatment of scoliosis--differential indication. Weiss HR, Maier-Hennes A.Source: Asklepios Katharina Schroth Spinal Deformities Rehabilita.tion Centre, Korczakstr. 2, 55566 Bad Sobernheim, Germany. hr.weiss@asklepios.com

67. The postural stability control and gait pattern of idiopathic scoliosis adolescents. Po-Quang Chen, Jaw-Lin Wang, Yang-Hwei Tsuang, Tien-Li Liao,Pei-I Huang, Yi-Shiong Hang. Section of Spinal Surgery, Department of Orthopedic, National Taiwan University Hospital, Taipei, Taiwan, ROC.

68. Relations Between Standing Stability and Body Posture Parameters in Adolescent Idiopathic Scoliosis Nault, Marie-Lyne BSc,*†; Allard, Paul PhD, PEng,*†; Hinse, Sébastien MSc,*†; Le Blanc, Richard PhD,†; Caron, Olivier PhD,‡; Labelle, Hubert MD,§; Sadeghi, Heydar PhD*†.

69. "Influence of Different Types of Progressive Idiopathic Scoliosis on Static and Dynamic Postural Control," Gauchard, Gérome C. PhD*†; Lascombes, Pierre MD‡; Kuhnast, Michel MD§; Perrin, Philippe P. MD, PhD*†. Spine: 1 May 2001 - Volume 26 - Issue 9 - pp 1052-1058.

70. Weiss HR: "The effect of an exercise programme on VC and rib mobility in patients with IS," Spine 1991, 16:88-93.

71. Worthington V, Shambaugh P: "Nutrition as an environmental factor in the etiology of idiopathic scoliosis,"

72. J Manipulative Physiol Ther 1993, 16(3):169-73.

73. Heijmans BT, Tobi EW, Lumey LH, Slagboom PE: "The epigenome: archive of the prenatal environment," Epigenetics 2009, 4(8):526-31.

74. Correction of Spinal Curvatures by Transcutaneous Electrical Muscle Stimulation AXELGAARD, JENS MS, PhD; NORDWALL, ANDERS MD; BROWN, JOHN C. MD.

75. Surface Electrical Stimulation Versus Brace in Treatment of Idiopathic Scoliosis. DURHAM, JOHN W. MD; MOSKOWITZ, ALAN MD; WHITNEY, JOHN BS.

76. http://sciencestage.com/d/573038/transcutaneous-electrical-stimulation-tces-for-the-treatment-of-adolescent-idiopathic-scoliosis-prel.html

77. "Transcutaneous electrical muscle stimulation for the treatment of progressive spinal curvature deformities," 1984, Vol. 6, No. 1 , Pages 31-46. Rancho Los Amigos Rehabilitation Engineering Center, Rancho Los Amigos Hospital, University of Southern California.

78. Morningstar, Mark W. "Outcomes for adult scoliosis patients receiving chiropractic rehabilitation: a 24-month retrospective analysis," Journal of Chiropractic Medicine. January 2011; 10: 179-184.

79. Blount, W. P.; Moe, J. H.: The Milwaukee Brace. Baltimore, Williams & Wilkins, 1973.

80. Goldberg, C. J.; Moore, D. P.; Fogarty, E. E.; Dowling, F. E.: "Adolescent idiopathic scoliosis: the effect of brace treatment on the incidence of surgery," Spine, 26(1):42-47, 2001.

81. Braces for idiopathic scoliosis in adolescents Negrini S, Minozzi S, Bettany-Saltikov J, Zaina F, Chockalingam N, Grivas TB, Kotwicki T, Maruyama T, Romano M, Vasiliadis ES - See more at: http://summaries.cochrane.org/CD006850/braces-for-idiopathic-scoliosis-in-adolescents#sthash.8CQkzUr1.dpuf

82. Nachemson, A.; Peterson, L. E.; and members of the Brace Study Group of the Scoliosis Research Society: "Effectiveness of treatment with a brace in girls who have adolescent idiopathic scoliosis. A prospective, controlled study based on data from the Brace Study of the Scoliosis Research Society," J. Bone and Joint Surg., 77-A: 815-822, June 1995.

83. Effectiveness of the Charleston Night-time Bending Brace in the Treatment of Adolescent Idiopathic Scoliosis. Lee CS, Hwang CJ, Kim DJ, Kim JH, Kim YT, Lee MY, Yoon SJ, Lee DH. Scoliosis Center, Asan Medical Center, College of Medicine, University of Ulsan, Seoul, Korea.J Pediatr Orthop. 2012 Jun;32(4):368-72.

84. Rowe, D. E.; Bernstein, S.M.; Riddick, M. F.; Adler, F.; Emans, J. B.; Gardner-Bonneau, D.: "A meta-analysis of the efficacy of non-operative treatments for idiopathic scoliosis," JBJS, 79A-5:664-674, 1997.

85. The estimated cost of school scoliosis screening Spine 2000 Sep 15;25(18):2387-91 Yawn & Yawn. Department of Research, Olmsted Medical Center, Rochester, Minnesota 55904, USA. Spine (Phila Pa 1976). 2000 Sep 15;25(18):2387-91.

86. Patil CG, Santarelli J, Lad SP, et al. Inpatient complications, mortality, and discharge disposition after surgical correction of idiopathic scoliosis: a national perspective. Spine J. 2008 Mar 19 [Epub ahead of print]

87. Risks for Complications After Scoliosis Surgery Identified. Complications after scoliosis surgery more likely in nonambulatory patients, large pre-op curve. Spine. Publish date: Apr 1, 2011

88. The estimated cost of school scoliosis screening Spine 2000 Sep 15;25(18):2387-91 Yawn & Yawn. Department of Research, Olmsted Medical Center, Rochester, Minnesota 55904, USA. Spine (Phila Pa 1976). 2000 Sep 15;25(18):2387-91.

89. http://www.europeanmedicaltourist.com/spine-surgery/scoliosis.html

90. Sharrock NE. Anesthesia. In: Callaghan JJ, Rosenberg AG, Rubash HE, eds. The Adult Hip Philadelphia: Lippincott - Raven Publishers, 1998.

91. [Anesthesia for scoliosis surgery: preoperative assessment and risk screening of patients undergoing surgery to correct spinal deformity]. Rev Esp Anestesiol Reanim. 2005 Jan;52(1):24-42; quiz 42-3, 47.

92. Engelhardt T, Webster NR. Pulmonary aspiration of gastric contents in anaesthesia. Br J Anaesth 1999; 83: 453–60

93. Genever EE. Suxamethonium-induced cardiac arrest in unsuspected pseudohypertrophic muscular dystrophy. Br J Anaesth 1971; 43: 984–6

94. Kafer ER.Review article: Respiratory and cardio vascular functions in scoliosis and the principles of anesthetic management. Anesthesiology 1980; 52:339-351.

95. Peterson DO, Drummond DC, Todd MM. Effects of halothane, enflurane, isoflurane and nitrous oxide on somatosensory evoked potentials in humans. Anesthesiology 1986; 65: 35–40

96. Pelosi L, Stevenson M, Hobbs GJ, et al. Intraoperative motor evoked potentials to transcranial electrical stimulation during two anesthetic regimens. Clin Neurophysiol 2001; 112: 1076–87

97. Anterior approach to the thoracolumbar spine: technical considerations. Burrington JD, Brown C, Wayne ER, Odom J., Arch Surg. 1976 Apr;111(4):456-63.

98. Posterior vertebrectomy in kyphosis, scoliosis and kyphoscoliosis due to hemivertebra. Aydogan M, Ozturk C, Tezer M, Mirzanli C, Karatoprak O, Hamzaoglu A. Istanbul Spine Center, Florence Nightingale Hospital, Istanbul, Turkey. J Pediatr Orthop B. 2008 Jan;17(1):33-7.

99. Combined anterior and posterior instrumentation in severe and rigid idiopathic scoliosis, Viola Bullmann, Henry F. H. Halm, Tobias Schulte, Thomas Lerner, Thomas P. Weber, Ulf R. Liljenqvist. European Spine Journal April 2006, Volume 15, Issue 4, pp 440-448

100. Posterior only versus combined anterior and posterior approaches to lumbar scoliosis in adults: a radiographic analysis. Pateder DB, Kebaish KM, Cascio BM, Neubaeur P, Matusz DM, Kostuik JP. Department of Orthopaedic Surgery, Johns Hopkins Hospital, Johns Hopkins University School of Medicine, Baltimore, MD, USA.Spine[2007, 32(14):1551-1554]

101. Vendoscopic Anterior Surgery for Idiopathic Thoracic Scoliosis; Preliminary Report on Pre-operative CT Examination and Small Thoracotomy for Safe and Accurate Screw Insertion.Authors: KAMIMURA M (Shinshu Univ. School Of Medicine) KINOSHITA T (Shinshu Univ. School Of Medicine) ITOH H (Shinshu Univ. School Of Medicine) YUZAWA Y (Shinshu Univ. School Of Medicine) TAKAHASHI J (Shinshu Univ. School Of Medicine). Journal Title: Spinal Deformity. Journal Code: L0113A.

102. MECHANICAL COMPLICATIONS DURING ENDOSCOPIC SCOLIOSIS SURGERY. J.R. Crawford, M.T. Izatt, C.J. Adam,R.D. Labrom and G.N. Askin.

103. Thoracoplasty in thoracic adolescent idiopathic scoliosis. Thoracoplasty in thoracic adolescent idiopathic scoliosis.

104. Se-Il Suk, Jin-Hyok Kim, Sung-Soo Kim, Jeong-Joon Lee, Yong-Tak Han. Seoul Spine Institute, Inje University Sanggye Paik Hospital, Seoul, Korea.

105. U.S. Army Medical Department Center and School, Fort Sam Houston, Texas. Spine[1994, 19(14):1636-1642]. Geissele AE, Ogilvie JW, Cohen M, Bradford DS.

106. Surgical technique: modern Luqué trolley, a self-growing rod technique. Ouellet J. Division of Orthopaedic Surgery, McGill University Health Centre, Montreal Children Hospital, 2300 Tupper Street, Montreal, QC H3H 1P3, Canada. jean.ouellet@muhc.mcgill.ca. Clin Orthop Relat Res. 2011 May;469(5):1356-67.

107. Hardware complications in scoliosis surgery. Bagchi K, Mohaideen A, Thomson JD, Foley LC. Present address: 5302 Bishop's View Circle, Cherry Hill, NJ 08002, USA. Pediatr Radiol. 2002 Jul;32(7):465-75. Epub 2002 Apr 4.

108. Scoliosis surgery : correction not correlated with instrumentation, quality of life not correlated with correction or instrumentation. Rolf SOBOTTKE, Jan SIEWE, Jan HOKEMA, Ulf SCHLEGEL, Thomas ZWEIG, Peer EYSEL. The University of Cologne, Germany, and the University of Bern, Switzerland.

109. Segmental pedicle screw instrumentation in idiopathic thoracolumbar and lumbar scoliosis. Halm H, Niemeyer T, Link T, Liljenqvist U. Center for Spine Surgery and Scoliosis Center, Klinikum Neustadt, Germany. Eur Spine J. 2000 Jun;9(3):191-7.

110. Comparative analysis of pedicle screw versus hook instrumentation in posterior spinal fusion of adolescent idiopathic scoliosis. Kim YJ, Lenke LG, Cho SK, Bridwell KH, Sides B, Blanke K. Washington University School of Medicine, Department of Orthopaedic Surgery and Shriners Hospitals for Children, St. Louis Unit, St. Louis, MO, USA. Spine (Phila Pa 1976). 2004 Sep 15;29(18):2040-8.

111. Pedicle screw instrumentation for adult idiopathic scoliosis: an improvement over hook/hybrid fixation. Rose PS, Lenke LG, Bridwell KH, Mulconrey DS, Cronen GA, Buchowski JM, Schwend RM, Sides BA. Spine (Phila Pa 1976). 2009 Apr 15;34(8):852-7; discussion 858. doi: 10.1097/BRS.0b013e31818e5962.

112. Pedicle screw instrumentation in adolescent idiopathic scoliosis (AIS), Se-Il Suk, Jin-Hyok Kim, Sung-Soo Kim, Dong-Ju Lim. European Spine Journal. January 2012, Volume 21, Issue 1, pp 13-22

113. Comparative analysis of pedicle screw versus hook instrumentation in posterior spinal fusion of adolescent idiopathic scoliosis. Kim YJ, Lenke LG, Cho SK, Bridwell KH, Sides B, Blanke K. Washington University School of Medicine, Department of Orthopaedic Surgery and Shriners Hospitals for Children, St. Louis Unit, St. Louis, MO, USA. Spine (Phila Pa 1976). 2004 Sep 15;29(18):2040-8.

114. Square-lashing technique in segmental spinal instrumentation: a biomechanical study. Eur Spine J. 2006 July; 15(7): 1153–1158.Published online 2006 February 10. doi: 10.1007/s00586-005-0010-y

115. Cobalt chromium sublaminar wires for spinal deformity surgery. Spine (Phila Pa 1976). 2006 Sep 1;31(19):2209-12. Cluck MW, Skaggs DL. University Hospitals of Cleveland Spine Institute, Cleveland, OH, USA.

116. Safety of sublaminar wires with Isola instrumentation for the treatment of idiopathic scoliosis. Girardi FP, Boachie-Adjei O, Rawlins BA. Scoliosis Service, Hospital for Special Surgery, New York, New York, USA.

117. Use of the Universal Clamp for deformity correction and as an adjunct to fusion: preliminary results in scoliosis. J Child Orthop. 2010 February; 4(1): 73–80. Published online 2009 November 28. doi: 10.1007/s11832-009-0221-6

118. Use of the Universal Clamp for deformity correction and as an adjunct to fusion: preliminary results in scoliosis. Jean-Luc Jouve, Jérôme Sales de Gauzy, Benjamin Blondel, Franck Launay, Franck Accadbled, Gérard Bollini. Journal of Children's Orthopaedics. February 2010, Volume 4, Issue 1, pp 73-80

119. Analysis of complications in scoliosis surgery. Xu RM, Sun SH, Ma WH, Liu GY, Gu YJ, Huang L, Ying JW, Jiang WY. Department of Orthopedics, the Sixth Hospital of Ningbog, Ningbo 315040, Zhejiang, China.

120. Scoliosis Research Society Morbidity and Mortality of Adult Scoliosis Surgery. Sansur, Charles A.; Smith, Justin S.; Coe, Jeff D.; Glassman, Steven D.; Berven, Sigurd H.; Polly, David W. Jr.; Perra, Joseph H.; Boachie-Adjei, Oheneba; Shaffrey, Christo.

121. Complications of scoliosis surgery in Prader-Willi syndrome. Accadbled F, Odent T, Moine A, Chau E, Glorion C, Diene G, de Gauzy JS. Spine (Phila Pa 1976). 2008 Feb 15;33(4):394-401. doi: 10.1097/BRS.0b013e318163fa24.

122. Results of surgical treatment of adults with idiopathic scoliosis. J Bone Joint Surg Am 1987 Jun;69(5):667-75

123. Sponseller PD, Cohen MS, Nachemson AL, Hall JE, Wohl ME.

124. Intraoperative blood loss during different stages of scoliosis surgery: A prospective study. Hitesh N Modi, Seung-Woo Suh*, Jae-Young Hong, Sang-Heon Song and Jae-Hyuk Yang

125. Complications and risk factors of primary adult scoliosis surgery: a multicenter study of 306 patients. Charosky S, Guigui P, Blamoutier A, Roussouly P, Chopin D; Study Group on Scoliosis. Spine (Phila Pa 1976). 2012 Apr 15;37(8):693-700. doi: 10.1097/BRS.0b013e31822ff5c1.

126. Complications of pedicle screw fixation in scoliosis surgery: a systematic review. Hicks JM, Singla A, Shen FH, Arlet V. Spine (Phila Pa 1976). 2010 May 15;35(11):E465-70. doi: 10.1097/BRS.0b013e3181d1021a.

127. Hardware complications in scoliosis surgery. Bagchi K, Mohaideen A, Thomson JD, Foley LC. Pediatr Radiol. 2002 Jul;32(7):465-75. Epub 2002 Apr 4.

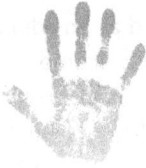

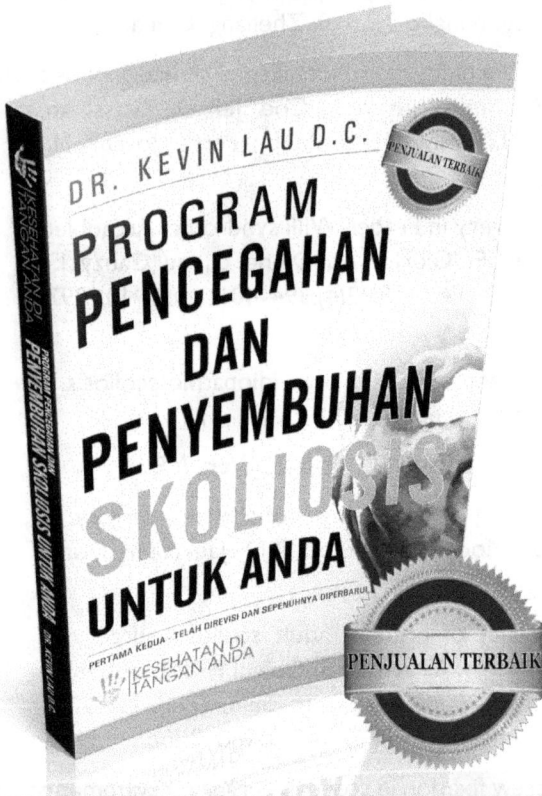

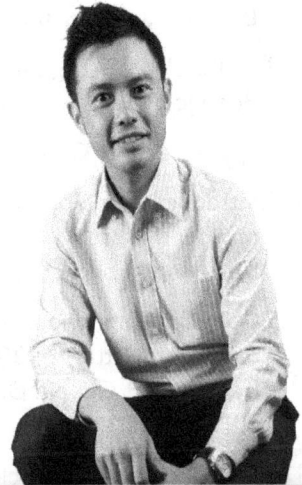

DVD Olahraga untuk Pencegahan dan Perbaikan Skoliosis

merupakan hasil seleksi seksama atas latihan-latihan fisik yang bisa Anda lakukan untuk membalikkan skoliosis di tengah kenyamanan rumah Anda.

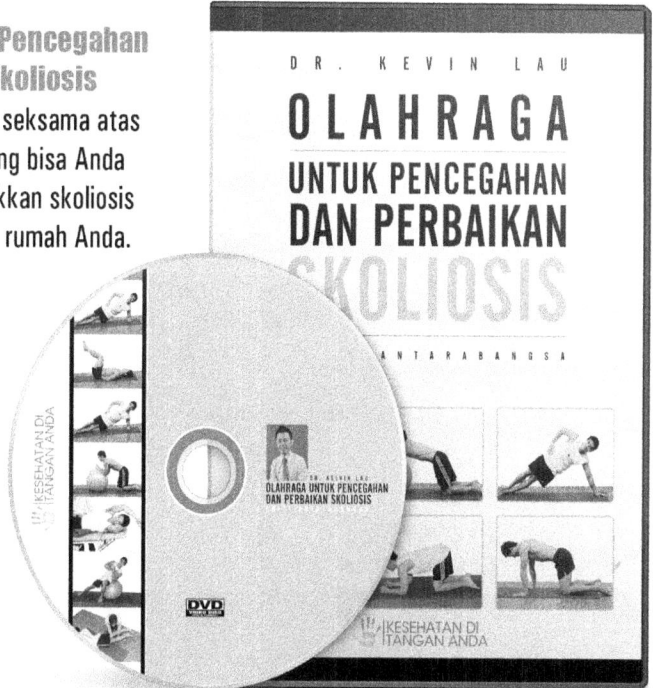

DR. KEVIN LAU

OLAHRAGA
UNTUK PENCEGAHAN
DAN PERBAIKAN
SKOLIOSIS

ANTARABANGSA

DR. KEVIN LAU
OLAHRAGA UNTUK PENCEGAHAN
DAN PERBAIKAN SKOLIOSIS

KESEHATAN DI
TANGAN ANDA

Terbagi ke dalam tiga bagian yang mudah dicerna, DVD ini akan menghantar Anda melewati berbagai langkah untuk mulai membangun kembali dan menjadikan tulang belakang Anda kembali seimbang. Bagian-bagian yang komprehensif mencakup segalanya, mulai dari Peregangan Penyeimbangan Tubuh untuk Membangun Poros Tubuh Anda dan sejumlah Olahraga Penjajaran Tubuh yang telah dirancang dan dipilih secara cermat oleh dr. Kevin Lau.

Bagi siapa pun yang menderita skoliosis, keuntungan utama dari DVD ini adalah:

- Menyajikan enam puluh-menit pengembangan ringkas atas buku dr. Lau dengan judul yang sama, Program Pencegahan dan Penyembuhan Skoliosis untuk Anda.

- Bagian Penyeimbangan Tubuh dalam DVD menjabarkan secara terperinci teknik peregangan yang benar untuk pengidap skoliosis guna menghilangkan kekakuan.

- Bagian Membangun Poros Tubuh menitikberatkan penguatan otot yang memberikan tulang belakang Anda stabilitas.

- Olah Raga Penjajaran Tubuh akan memperbaiki secara menyeluruh kesejajaran tulang belakang Anda.

- Semua latihan fisik yang merupakan bagian penting di dalam DVD cocok untuk rehabilitasi pra- dan pasca-operasi skoliosis.

- Aman, bahkan bagi mereka yang sedang kesakitan.

Untuk informasi yang lebih lanjut tentang DVD, ScolioTrack atau buku kunjungi: **www.HIYH.info**

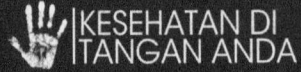

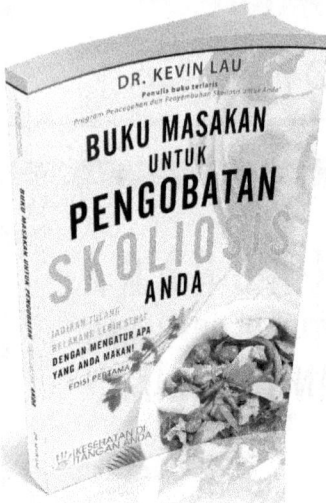

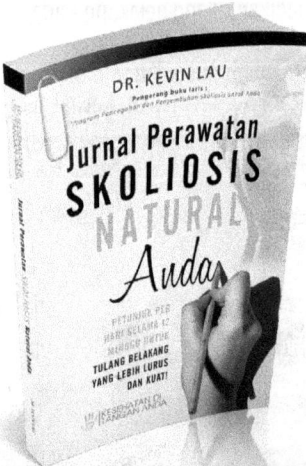

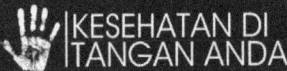

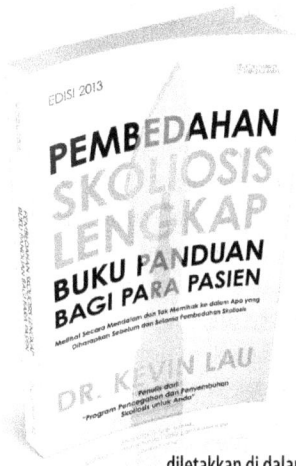

Melihat secara mendalam dan tak memihak ke dalam apa yang diharapkan sebelum dan selama pembedahan skoliosis

Pembedahan skoliosis tidak harus menjadi suatu pengalaman menakutkan, bermasalah dan mencemaskan. Kenyataannya, dengan informasi, saran dan pengetahuan yang tepat Anda dapat miliki kemampuan untuk membuat keputusan yang pasti dan berpengetahuan tentang pilihan pengobatan yang terbaik dan paling sesuai.

Buku terbaru Dr. Kevin Lau akan membantu Anda untuk menemukan informasi terkini dan penting yang akan memandu Anda dalam membuat keputusan tentang kesehatan tulang belakang Anda di masa depan.

Anda akan:

- **Mempelajari** lebih lanjut tentang rincian pembedahan skoliosis - Termasuk memahami komponen pembedahan itu sendiri seperti mengapa batang diletakkan di dalam tubuh Anda selama pembedahan (fusi) yang dimaksudkan untuk tetap berada di sana.
- **Mengungkap** fakta serius - Sebagai contoh, Anda akan mengetahui bahwa setelah pembedahan, ada kemungkinan Anda tidak akan kembali ke keadaan normal sepenuhnya, dalam penampilan atau tingkat aktivitas.
- **Menemukan** faktor yang menentukan prognosis jangka panjang Anda, termasuk studi kasus terperinci.
- **Mempelajari** bagaimana cara mengevaluasi risiko dengan benar yang terkait dengan berbagai jenis pembedahan skoliosis.
- **Mendapatkan** tips tentang cara untuk mengusahakan pembedahan Anda dan bagaimana memilih waktu, tempat dan dokter bedah yang terbaik untuk kebutuhan Anda.
- **•Menemukan** lebih dari 100 ilustrasi untuk membantu membuatnya mudah untuk dibaca dan dipahami.

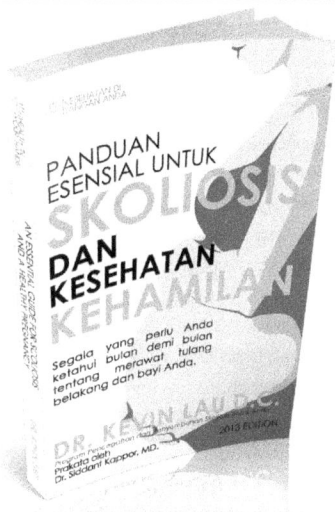

Segala yang perlu Anda ketahui bulan demi bulan tentang merawat tulang belakang dan bayi Anda.

"Panduan Esensial untuk Skoliosis dan Kesehatan Kehamilan" merupakan panduan bulan demi bulan yang mencakup segala yang perlu diketahui tentang perawatan tulang belakang dan bayi Anda. Buku ini mendukung dan memperkuat perasaan Anda di sepanjang perjalanan mempesona Anda menuju kelahiran bayi sehat Anda.

Buku ini menyediakan jawaban dan nasihat pakar untuk wanita hamil yang menderita skoliosis. Penuh dengan informasi untuk mengatasi gejolak fisik dan emosi kehamilan selama skoliosis. Sejak mengandung hingga melahirkan dan seterusnya, panduan ini akan menuntun Anda menjadi seorang ibu yang bahagia dan bangga dengan kelahiran seorang bayi baru yang sehat.

ScolioTrack

ScolioTrack merupakan cara aman dan inovatif untuk melacak keadaan skoliosis seseorang bulan demi bulan dengan menggunakan meteran akselerator iPhone sebagaimana dokter melakukannya dengan skoliometer. Skoliometer adalah alat yang digunakan untuk memperkirakan besarnya lengkungan pada spina seseorang dan dapat juga digunakan sebagai alat bantu selama proses pendeteksian, atau sebagai tindak lanjut terhadap skoliosis, suatu kelainan bentuk spina karena spina melengkung secara abnormal.

Unduh di **App Store**   DAPATKAN DI **Google** play

Keistimewaan Program

- Dapat digunakan oleh banyak pengguna dan data mereka dapat disimpan dengan aman dalam iPhone untuk pemeriksaan mendatang
- Melacak dan menyimpan ukuran Sudut Rotasi Poros Spina (Angle of Trunk Rotation, ATR), suatu ukuran kunci dalam mendeteksi dan merencanakan terapi terhadap skoliosis

- Melacak tinggi dan berat badan ideal remaja yang sedang bertumbuh dan mengidap skoliosis atau orang dewasa yang peduli terhadap kesehatan
- Perkembangan skoliosis ditunjukkan dalam grafik sehingga perubahannya bulan demi bulan dapat diamati dengan mudah.
- Menampilkan umpan berita terbaru tentang skoliosis agar pengguna tetap mendapatkan info terbaru

---

KESEHATAN DI TANGAN ANDA

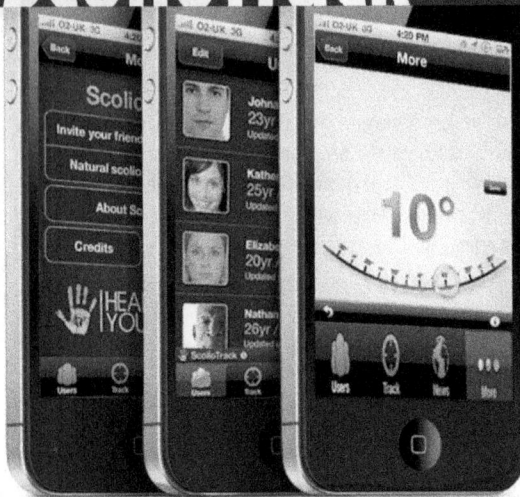

Skoliometer

Telah hadir pemindai skoliosis mutakhir : Aplikasi skoliometer

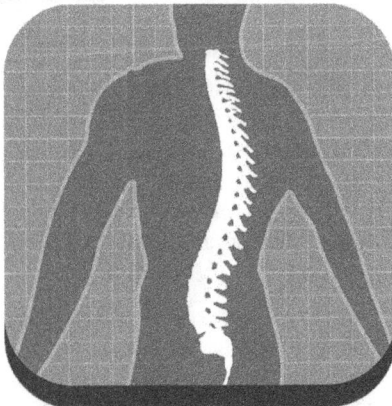

Skoliometer adalah perangkat bermanfaat dan berinovasi tinggi bagi para professional di bidang medis, para dokter dan siapa saja yang ingin melakukan pemeriksaan skoliosis di rumah. Kami persembahkan perangkat yang selalu tersedia, memiliki tingkat akurasi yang tinggi namun dengan harga yang lebih terjangkau. Para dokter dan professional di bidang medis yang mencari sebuah metode yang sederhana, cepat dan sempurna untuk mengukur pembengkokan pada tulang belakang dapat beralih menggunakan perangkat ini. Sebelumnya para dokter menggunakan skoliometer sebagai alat efektif untuk mengukur skoliosis selama bertahun-tahun, dan sekarang Anda dapat melakukannya dengan smartphone.

Gunakan perangkat seluler Anda untuk mengukur skoliosis dengan aplikasi skoliometer digital.

Unduh di **App Store**   DAPATKAN DI **Google** play

Bergabunglah dengan Kami

Dapatkan tips kesehatan terbaru, berita dan kabar terkini dari Dr. Lau dengan bergabung bersama jejaring media sosial berikut. Bergabunglah dengan laman Kesehatan di Tangan Anda di Facebook agar berkesempatan mengajukan pertanyaan pada Dr. Lau mengenai buku, pertanyaan umum tentang skoliosis, Aplikasi iPhone ScolioTrack dan Skoliometer ataupun DVD latihan skoliosis :

facebook — www.facebook.com/Skoliosis.id

You Tube — www.youtube.com/DrKevinLau

Blogger — www.DrKevinLau.blogspot.com

twitter — www.twitter.com/DrKevinLau

Linked in — www.linkedin.com/in/drkevinlau/in

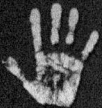

KESEHATAN DI TANGAN ANDA

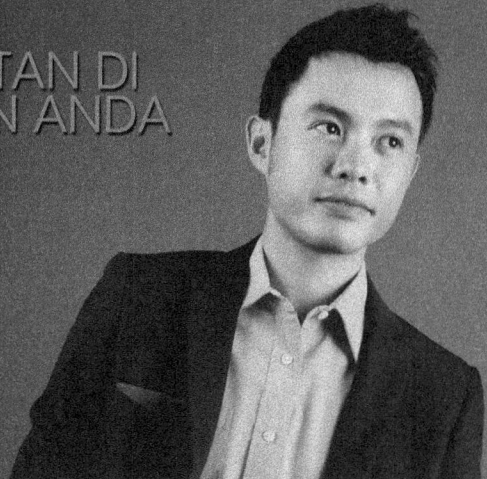

www.ingramcontent.com/pod-product-compliance
Lightning Source LLC
Chambersburg PA
CBHW060317200326
41519CB00011BA/1754